U0069275

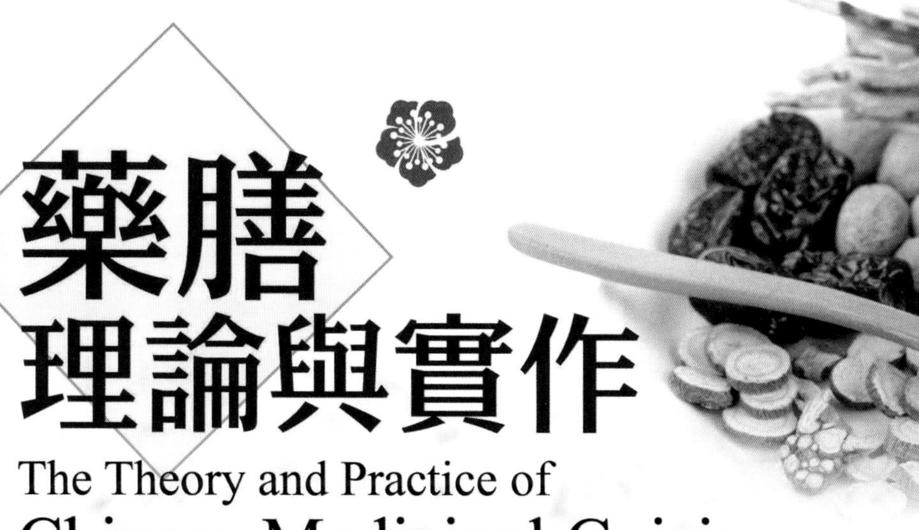

藥膳理論與實作

The Theory and Practice of Chinese Medicinal Cuisine

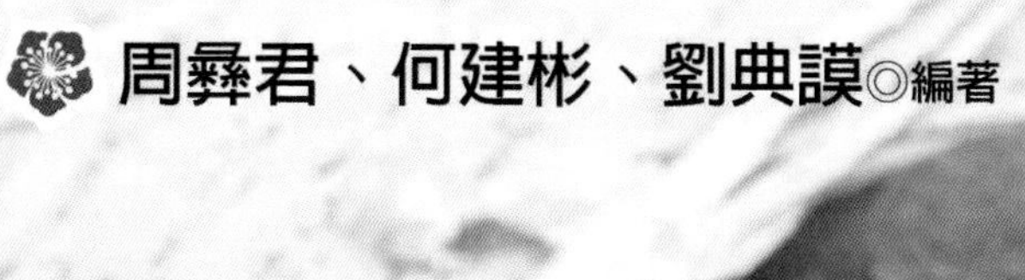

周彝君、何建彬、劉典謨◎編著

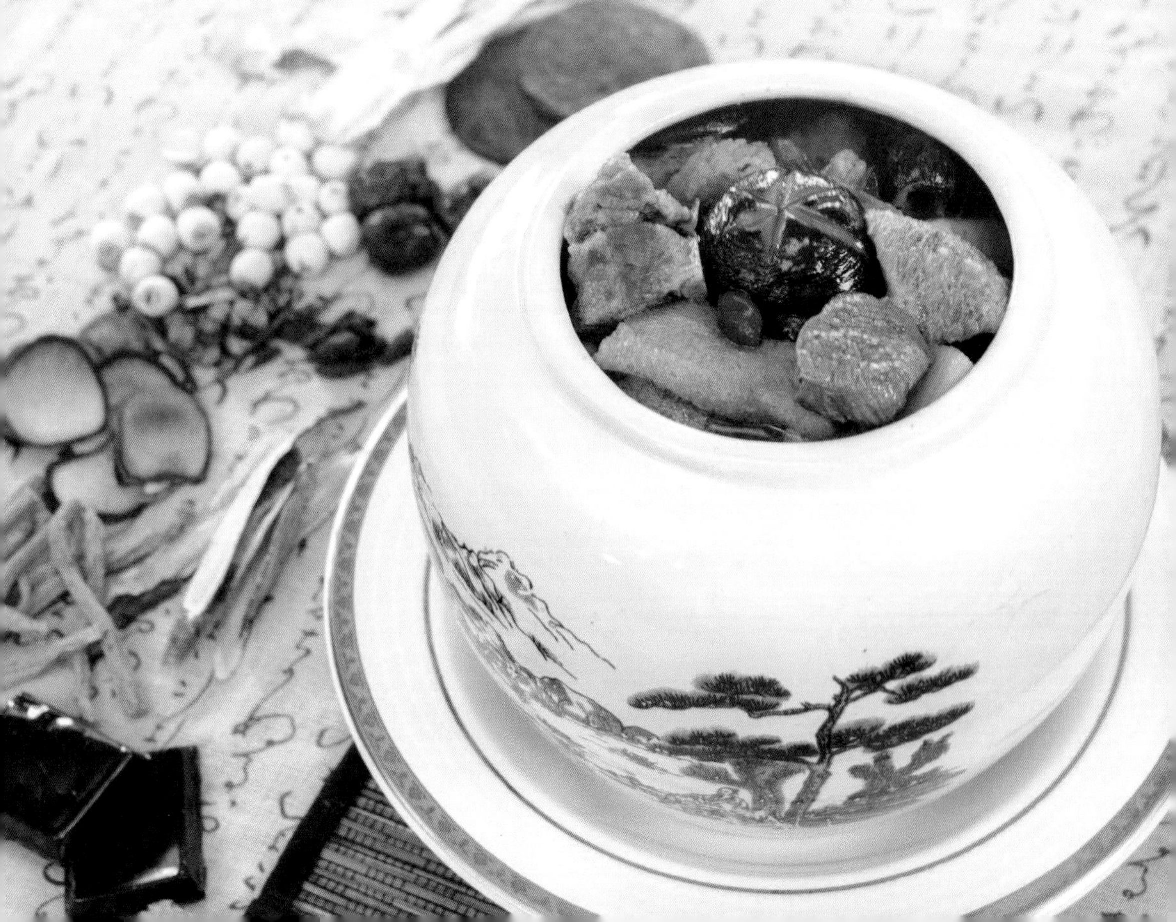

楊 序

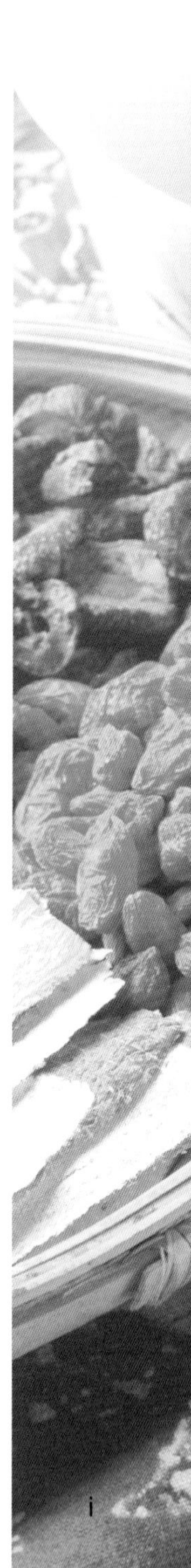

「藥膳理論與實作」課程十幾年來一直是本校廚藝科系學生重要的一門課程，很慶幸能得到當時任職於高雄市立中醫醫院周彝君藥師的協助，來到高餐指導學生，再搭配何建彬師傅的手藝，將這門看似深奧乏味的課程，變成極受學生歡迎的熱門選修課。

周老師一直希望能夠將自己中醫藥學的知識廣為傳授於社會，尤其是台灣面臨著高齡化，老年族群快速增加的現況，如果能夠從預防醫學的角度，去讓學生及社會大眾具備食物療養的觀念，相信銀髮族可以更健康、更快樂飲食。

對於將來要從事廚藝餐飲行業的學生來說，學習藥膳更提升了廚藝者的服務層次，可以讓自己在菜單擬定和菜餚製作更有信心，提供健康且美味的食物給消費者。

經過了近三年的規劃和撰寫，這樣一本既實務又實用的藥膳書終於出版了，相信這本書可以讓更多的餐飲科系學生，甚至社會大眾，很快速地掌握藥膳的概念和製作的技巧。

感謝周彝君老師的用心，更感謝何建彬師傅的廚藝傳授。同時也謝謝揚智文化公司閻總編輯及編輯同仁的努力協助。

國立高雄餐旅大學廚藝學院院長

楊昭景 謹誌

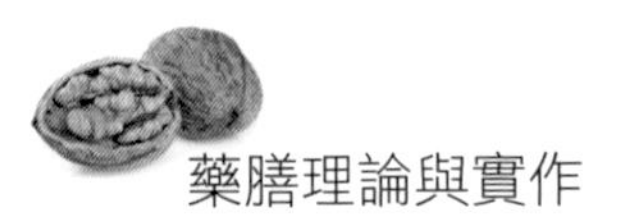

自　序

《藥膳理論與實作》是一本理論與實作並重的書籍。要瞭解藥膳理論，就需要腳踏實地、按部就班，從中醫藥的基本功做起，一步一腳印慢慢累積，才能有所成。瞭解理論後再進行實作，就能得心應手。所謂「知難行易」，在學習藥膳上來說可謂至理名言。

藥膳是在中醫的理論基礎之下發展出來的一門學問與技術，中醫講求的是人體內陰陽的平衡，偏陽或偏陰（陰陽偏勝或偏虛）都屬於失衡狀態，利用藥膳來調整體質，使體內恢復陰陽平衡的健康狀態，是讀者研讀《藥膳理論與實作》的最大益處。

本書是作者在國立高雄餐旅大學中廚科系十餘年來的教學理論與實作的心得結晶，有感於同學及一般社會大眾，對藥膳理論或實作的學習常不得其門而入，因此作者針對藥膳的定義、歷史、理論基礎、應用原則及製作藥膳時應有的觀念入門，再輔以認識各種不同的體質，讓讀者首先得以對中醫維持健康所重視的體質調整的大原則「寒者熱之，熱者寒之」有所體認，進而使得體內陰陽的失衡得以借助藥膳的調整，歸於陰陽平衡的無病境界。

中藥與食物是上天恩賜給人類的珍寶，認識中藥材與食材的各種特質，進而利用藥材、食材及調料的組合，來製作出色、香、味俱全的養生藥膳，並將其應用在各種體質的調節上，再視不同體質應用不同的配方來調整，使身體達到健康的狀態。長遠來看，更能進一步以中藥及藥膳來達到保健身體，最後透過各種烹調方法製作出各式各樣的美味藥膳來養生，從而達到延年益壽的效果。讀者透過本書可循序漸進地由理論進入藥膳實作之殿堂，在中醫醫學理論與中藥及食材的不同性味、不同功效等配合之下，有能力製作出合適的藥膳，並對民眾的健康做出貢獻。

本書的出版要特別感謝國立高雄餐旅大學廚藝學院楊院長昭景的策劃與鼓勵，中廚系何建彬副教授（前台北市福華飯店主廚）協助製作全部藥膳，景天生技公司劉典謨藥師合作授課，以及提供各項的中醫藥典籍及藥膳資料，來作為引用參考資料。在此謹向曾經或現今持續給我幫助的人，以及引用的參考文獻的作者，致上十二萬分之敬意與謝意。本書編寫雖已盡力而為，然作者才疏學淺，謬誤之處在所難免，尚望同道先進不吝指教，是所至盼。

周彝君 謹誌

2018年1月於金門

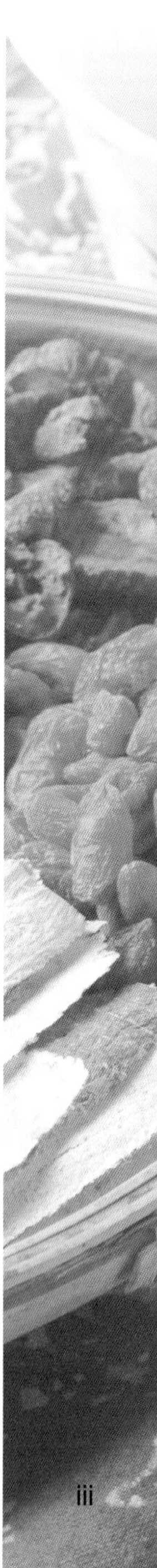

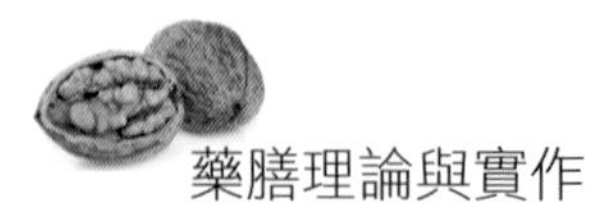

目　錄

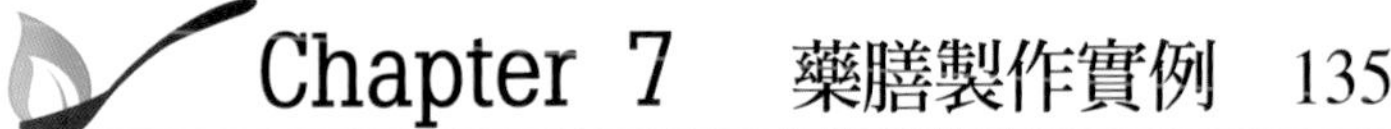

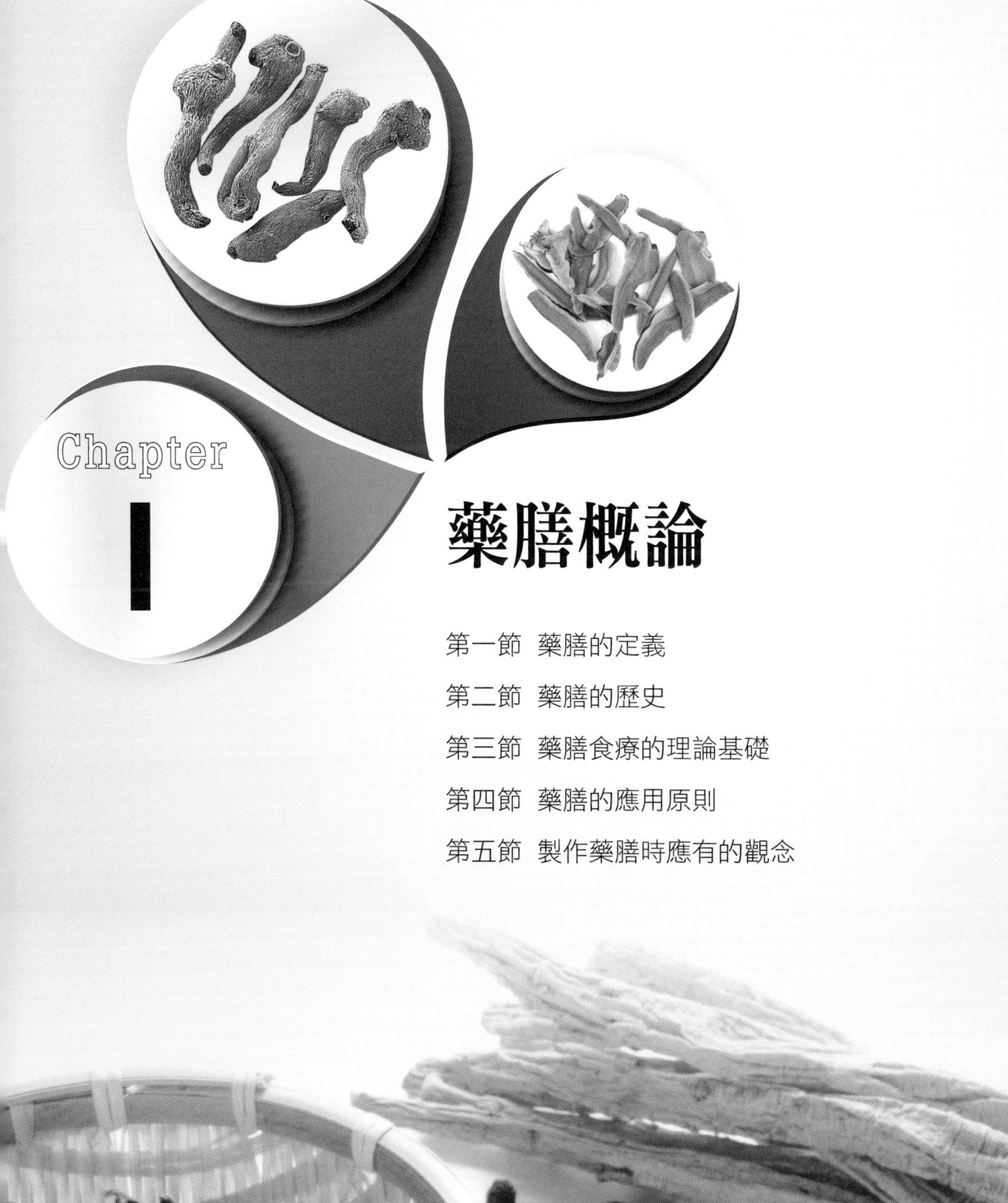

Chapter

1

藥膳概論

面對高齡化的社會來臨，醫療保健的課題更顯得重要，縱然現代醫學科技神速地發展，但都不如預先防治的行動來得具體有效，避免病痛與減少藥物的使用是保持身體健康的首要目標，適當且正確的飲食是一個重要的方法。藥膳是中國醫學特有的養生保健方法之一，它注重在預防疾病及治療疾病、滋補強身、對抗衰老及延年益壽等方面，對人體有很好的助益，幾千年來數十億人群的實證應用，在西方醫學發達的今天，它同時也成為東西方研究應用的一門知識，因此，藥膳的概念及日常應用當能對我們的身體保養有極大的貢獻。

第一節　藥膳的定義

自古就有「醫食同宗」、「藥食同源」的說法，土地上生長之食材本就是提供人類生命生存的來源，不只飽足身心，同時也是能量來源。後來在許多前人的細心體驗下，慢慢歸納整理出一些較為特殊的食材和理論，漸漸有中醫藥學的論證與知識系統。在中醫辨證配膳理論指導下，在食物中加入某些藥材和調料配製而成，能夠發揮明顯保健和醫療功效的食品，稱為「藥膳」。它是具有藥物的功效，又兼有食物的美味，可以用來預防疾病、治病及強身益壽的特殊食品。而利用藥膳來治療或預防各種疾病的方法則稱為「藥膳療法」。

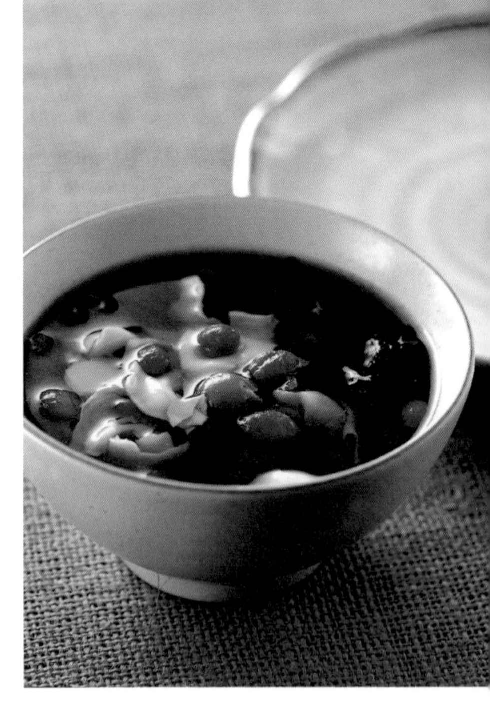
藥膳必須兼具醫療保健功效與美味

藥膳療法在東方醫學上有著悠久的歷史，優良的藥膳必須講究烹調的技術，來達到色、香、味俱全的美食料理，且要能保持食物和藥材的特性，才能使食物與藥材緊密結合，這樣才能發揮補身養生的作用。需要提醒的是，藥膳食譜的設計在搭配上還是要適量，短期間內是不能進食過多的，應該根據自己身體的狀況少量食用，配合自己的體質長期調整食用，一定會有相當良好的養身保健效果。

第二節　藥膳的歷史

烹調的歷史發展遠自史前時代，但有食療藥膳制度則在西周時代，根據《周禮・天官篇》中的記載，在當時將醫分科為食醫、疾醫、瘍醫、獸醫四種醫療，其中食醫被列為四醫之首。所謂的「食醫」，就是醫者透過調配膳食來為帝王的養生、保健服務，有「以五味、五穀、五藥養其病」、「以酸養骨、以辛養筋、以鹹養脈、以苦養氣、以甘養肉、以滑養竅」等言論。這就說明了食醫（即食療）本身就是中醫學的一個重要內容，也是當時用來促進健康的一個非常重要的方式。

《黃帝內經》是戰國時期中醫藥的經典著作，此書是最早記載用藥膳來治療疾病的最重要書籍。書中對使用飲食來養生和治療疾病已有系統性的闡述，例如書中提到「凡欲診病，必問飲食居處」、「治病必求其本」等的治療原則，《黃帝內經》中所記載的一些藥膳，為後世藥膳理論和應用奠定了良好的基礎，同時也提供了相當豐富的實際經驗。戰國時期的醫家都很重視藥膳療法，當時的名醫扁鵲曾說：「為醫者，當洞察病源、知其所犯，以食治之，食療不癒，然後用藥。」又云：「安身之本，必須於食；急救之道，惟在於藥。不知食者，不足以全身；不明藥性者，不能以除病。」扁鵲的思想對後世醫學保健的影響是相當巨大的。

在秦漢時期重要的藥學專著《神農本草經》中記載了許多既是藥物又是食物的品種。根據史書記載，《神農本草經》為藥膳的始祖，《神農本草經》總共記載了365種中藥，其中有上品120種為君藥，主養命以應天，無毒，多服久服不傷人，欲輕身益氣、不老延年者，本上經。大多屬於營養強壯藥，例如人參、茯苓、大棗、枸杞子、薏苡仁、五味子、蓮藕、山藥、蜂蜜、地黃、川芎等等，可經常服用。中品120種為臣藥，主養性以應人，無毒有毒，斟酌其宜，欲遏病補虛羸者，本中經，指對疾病有治療的效果，例如當歸、黃耆、芍藥、百合、生薑、蔥白、貝母、烏梅、鹿茸等等，可斟酌使用於藥膳中。下品125種為佐使藥，主治病以應地，多毒不可久服，欲除寒熱邪氣、破積聚愈疾者，本下經，指有劇毒之藥物，如大戟、附子、芫花等等。

漢代還有名醫張仲景的學術思想，在其醫學著作《傷寒雜病論》中首度記載疾病變化的六經傳變的辨證論治方藥，更有在臨床上對米藥合用的豐富經驗，促進了藥膳學的發展，更記載有一些藥膳名方，例如當歸生薑羊肉湯、百合雞子黃湯、豬膚湯等，至今還是有實用的價值，張仲景承接了《黃帝內經》的精髓更加以創新，並確立了「辨證施治」、「辨體施食」的原則，承先啟後的著作影響著後世的中醫學者，更被後世尊稱為中國的醫聖。

唐代名醫孫思邈著作的《備急千金要方》和《千金翼方》專列有「食治」、「養老食療」等方面的記載，孫思邈在《備急千金要方》中設立了〈食治篇〉專論，它是中國現存最早食療的專門著作，書中記載：「凡欲治療先以食療，即食療不癒，後乃用藥爾。」這就說明了中國古代醫家是非常重視藥膳的養生保健功效及防治疾病的作用。後有孫思邈弟子孟詵、張鼎等人陸續努力研究增補許多食物藥方，對後世膳食療養貢獻甚多。

西元第八世紀（中國唐代時期），傑出的西藏醫學家宇妥．元丹貢布在融合印度醫學、中醫、阿拉伯醫學以及藏族傳統醫學等中外醫學精華的基礎上，著成了偉大的藏醫巨著《四部醫典》，此後歷代藏醫學家在這部醫典的指導下進行了不斷的闡釋和補充，產生了很多優秀的著作和典籍，將藏醫學推向了高度發展。也可以說，《四部醫典》是整個藏醫體系的理論基礎，它不僅建構了完整的理論體系和診療體系，而且還累積了豐富的內科、外科、婦科、兒科疾病的治療經驗以及防病養生的知識。尤其是書中的養生理論更是精闢。在《四部醫典》中非常重視養生，其養生經驗豐富而獨特，堪與中醫最為著名的養生聖典《黃帝內經》相媲美。事實上，如果將這兩部不同年代、不同地區的古老醫學典籍進行比較，會發現其養生思想還有一些相似的地方。另外，《四部醫典》中還收錄了單科藥材911種、治病配方3,456種，被譽為醫學臨床百科全書。書中將這些繁複的醫學理論、養生知識以及臨床治療分為四部，採用由淺入深、由概括到具體的結構方式，循序漸進，層次分明，對民眾的健康維護有一定的貢獻。

宋朝王懷隱等編輯的《太平聖惠方》中則論述了許多疾病的藥膳療法；另外陳直的《養老壽親書》是中國現存的早期老年醫學專著，在其所載的方劑中，藥膳方約占百分之七十。書中強調：「凡老人之患，宜先以食治，食治未癒，然後命藥。」這是宋朝比較有名的二位醫藥膳食專家的說法。

接著元朝御醫忽思慧所著的藥膳專書《飲膳正要》，書中記載的藥膳方和食療藥非常豐富，他編寫的這本藥膳和營養著作中記載的藥膳菜餚有94種，湯類有35種，抗老藥膳處方有29種，使得藥膳的發展又達到了另一個高峰時期。

明朝著名的醫藥大師李時珍總結了歷代中國醫藥學知識，編纂了本草學巨著《本草綱目》，《本草綱目》共52卷，載藥1,892種（其中李時珍新增藥物374種），書中附有藥物圖1,109幅，全書約190萬字，分為16

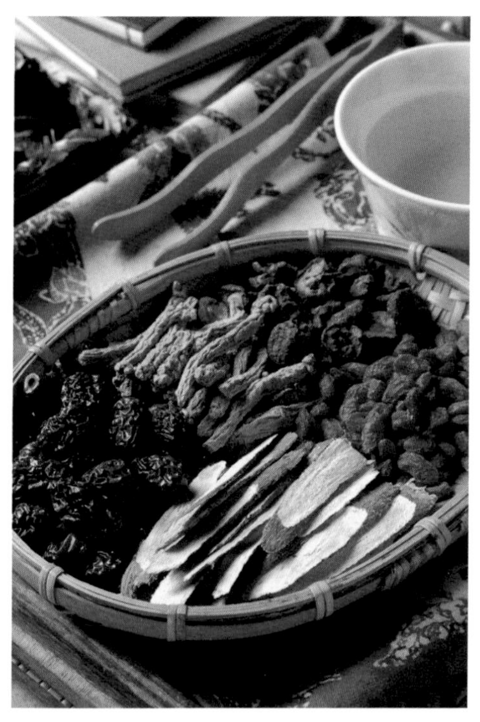

要充分瞭解藥材的功效與禁忌，才能調配出有效的藥膳配方

部（水、火、土、金石、草、穀、菜、果、木、服器、蟲、鱗、介、禽、獸、人）60類。每種藥物分列釋名（確定名稱）、集解（敘述產地）、正誤（更正過去文獻的錯誤）、修治（炮製方法）、氣味、主治、發明、附方（蒐集民間流傳的藥方）等項。全書收錄植物藥有881種，附錄61種，共942種，再加上具名未用植物153種，共計1095種，占全部藥物總數的58%。

李時珍把植物分為草部、穀部、菜部、果部、木部五部，又把草部分為山草、芳草、溼草、毒草、蔓草、水草、石草、苔草、雜草等九類。書裏介紹了眾多藥膳，其中記載有穀物73種、蔬菜105種、果品127種，並收載了444種動物藥，這些穀物及蔬果有許多可供藥膳使用。除此之外，可以治病又可以飲食的藥粥就有42種，藥酒則多達75種。李時珍將大量有療效的食物列進他的書中，又記載許多必須經過生物化學變化產生的食物，如腐乳等。《本草綱目》可說是當時世界上最偉大的本草學巨著，被世界上不少先進的國家翻譯及引用。另外明代還有高濂的養生學專著《遵生八箋》，也記載著不少養生保健的藥膳。

清朝藥膳專著則有汪昂（字訒庵）著作《本草備藥》一書，該書擷取《本草經疏》及《本草綱目》二書之精義而備其要，記載二書常用藥品大約三百種，其中有很多中藥材也是常常被藥膳學者拿來在臨床上使用。另有趙學敏撰的《本草綱目拾遺》，收錄《本草綱目》一書所未載，或已載而未備，或雖備而有誤的藥物，分為水、火、土、金、石、草、木、藤、花、果、諸穀、諸蔬、器用、禽、獸、鱗、介、蟲等18類共921種（包括附記藥品205種）。其中新增716種為《本草綱目》所未載；161種屬於對《本草綱目》已收藥物的補訂內容。作者廣泛參考了多種文獻資料，結合個人採集種植草藥的實踐知識和臨床經驗，對921種藥物進行系統考證和論述，並對《本草綱目》中的一些錯誤作了訂正。此外袁枚

中國歷代藥膳代表著作

<table>
<tr><th>朝代</th><th>代表著作名稱</th><th>作者</th><th>備註</th></tr>
<tr><td>戰國時期</td><td>《黃帝內經》</td><td>不詳</td><td></td></tr>
<tr><td>秦漢時期</td><td>《神農本草經》</td><td>不詳</td><td></td></tr>
<tr><td>漢代</td><td>《傷寒雜病論》</td><td>張仲景</td><td>《傷寒雜病論》分為《傷寒論》和《金匱要略》</td></tr>
<tr><td rowspan="4">唐代</td><td>《備急千金要方》</td><td>孫思邈</td><td></td></tr>
<tr><td>《千金翼方》</td><td>孫思邈</td><td></td></tr>
<tr><td>《食療本草》</td><td>孟詵</td><td></td></tr>
<tr><td>《四部醫典》</td><td>宇妥．元丹貢布</td><td>融合印度醫學、中醫、阿拉伯醫學以及藏族傳統醫學等中外醫學精華的基礎上，著成了偉大的藏醫巨著《四部醫典》。被翻譯成日文、俄文、德文、英文、中文等多種文字。</td></tr>
<tr><td rowspan="2">宋朝</td><td>《太平聖惠方》</td><td>王懷隱</td><td></td></tr>
<tr><td>《養老壽親書》</td><td>陳直</td><td></td></tr>
<tr><td>元朝</td><td>《飲膳正要》</td><td>忽思慧</td><td></td></tr>
<tr><td>明朝</td><td>《本草綱目》</td><td>李時珍</td><td>英國生物學家達爾文稱讚《本草綱目》是中國的百科全書。
被翻譯成拉丁文、義大利文、法文、德文、英文、俄文等多種文字。</td></tr>
<tr><td rowspan="5">清朝</td><td>《本草備要》</td><td>汪昂（訒庵）</td><td></td></tr>
<tr><td>《本草綱目拾遺》</td><td>趙學敏</td><td></td></tr>
<tr><td>《隨園食單》</td><td>袁枚</td><td></td></tr>
<tr><td>《隨息居飲食譜》</td><td>王士雄</td><td></td></tr>
<tr><td>《老老恆言》</td><td>曹庭棟</td><td></td></tr>
</table>

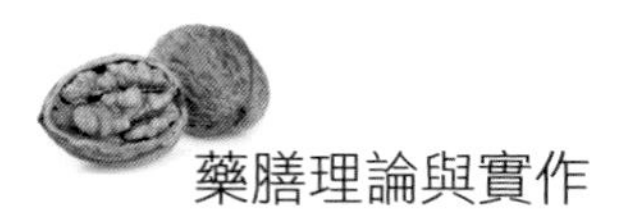

的《隨園食單》則記載了很多種藥膳的烹調原理和方法，王士雄的《隨息居飲食譜》書中記載了藥用食物七門共300多種，而在曹庭棟的《老老恆言》（又名《養生隨筆》）中，則記載了老年保健藥粥百種。

目前藥膳受到中醫藥和餐飲界等廣大民眾的重視與喜愛，不只在中國一些中醫藥研究機構已經發展出有關藥膳的系列科學研究，在歐美國家也有專門的學術研究機構發展「藥食同源」的研究。有的醫院也設立了食療科或食療門診，甚至設立了專門製作藥膳的餐廳，在很多地方都能吃到色、香、味俱全的養生藥膳。而在臺灣地區，藥膳也是普遍受到民眾的信賴和喜愛，例如在各地的大街小巷常見到的當歸羊肉湯、十全大補排骨湯、四物雞湯、薑母鴨、燒酒雞、四神湯等等大家耳熟能詳的養生藥膳，在臺灣的養生保健市場中占有重要的地位，也是被大家肯定及接受的傳統養生保健藥膳。

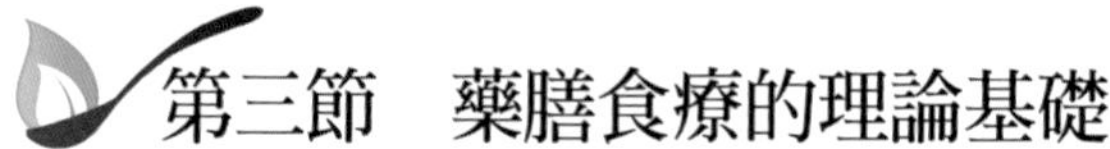

第三節　藥膳食療的理論基礎

藥膳食療的理論基礎有下列三點：

一、醫食同源，養醫兼備

《史記‧補三皇本紀》記載：「神農始嚐百草，始有醫藥。」相傳在古時候「神農嚐百草以療民疾」，也正因為有了神農氏的研究與實驗精神，古人在生活實驗中發現了有些動物及植物擁有裹腹充飢與治療疾病的雙重功能，這些經驗累積起來就成為了藥膳食療的物質基礎（食物）。而這些動物與植物既是能夠醫治疾病的藥物，又是能夠吃飽肚子的食物，這樣具備了醫療與保養的藥物及食物是同一個來源，而又能兼具治病與充飢

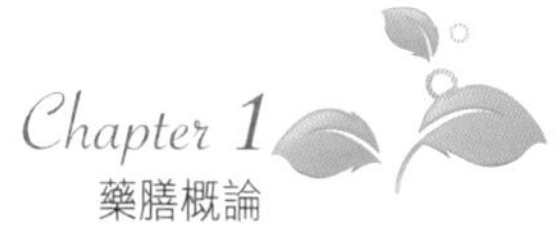

的功能。古人把這些經驗用文字與圖畫記錄起來，便成為後人學習藥膳的理論基礎。

「醫食同源」一詞顧名思義，這是指醫藥的來源，原本和食物如出一轍。這是長久歷史的經驗累積。基本上，只要是食物對疾病有積極作用者，稱為藥品；至於作用溫和者，則稱為食品。

另一詞「養醫兼備」，即指醫食同源的食品（或藥品）同時具有保養身體和治療疾病的功能。古希臘的醫聖希波克拉底（Hippocrates，西方被尊稱為醫學之父的偉大醫師）說：「你的食物就是你的醫藥。」這句話就是他所說的至理名言。

可見「醫食同源，養醫兼備」具備了保養與醫病（預防疾病）的療養功能，同時也被中外醫藥及營養學家所重視。

二、藥食同用，療效顯著

東周戰國時期的醫者扁鵲（在宋代被奉為「醫者之師」）說：「安身之本，必須於食；急救之道，惟在於藥。不知食者，不足以全身；不明藥性者，不能以除病。」又說：「食能排邪，而安臟腑；藥能宜神養性，以資四氣。」中藥的「四氣」是指中藥的藥效有寒、熱、溫、涼四種藥性，又稱之為「四性」。中藥的四氣是中藥分類的最基本方法，四氣的特性源自於古人在長期觀察中藥療效的基礎上，進一步歸納總結出來的。扁鵲又說：「故醫者需深知食藥二性，服食即可當藥爾。」藥食同用是取藥物之性，用食物之味，食藉藥力，藥助食威，二者相輔相成，相得益彰，這就說明了中藥與食物的互補作用進而使療效增加。

藥膳絕對不是普通的食物。藥膳既不是一般的中藥方劑，也不是一般的普通食物，它特別強調中藥和食物的合理調配，在藥物或食物的配伍組合上，要按照中藥及食物的特殊性，有目的地進行選擇調配組合，而不是隨意的湊合。求其所宜，避其所忌，「辨證論治」、「對證下藥」，才能獲得良好的效果，這也正是藥膳食療的精髓所在。嚴格來說，藥膳也不是藥。藥膳強調的就是一個「膳」字，主要還是應該以食物為主角，再配以少量的中藥，因此藥膳不該有太多的中藥異味，而是應該食藉藥力，藥助食威，如果能夠把自古以來「良藥苦口」的中藥製作成為「良藥可口」的藥膳，來滿足一般社會大眾「厭於藥，喜於食」的天性，這是現代藥膳專家最重要的課題。

三、先食後藥，減少毒性

《養老奉親書》書中注重藥食結合，重在食療，強調在食療和藥療先後問題上，先食後藥，此乃老人保養治病之大法。在《養老奉親書・序》中提到：「若有疾患，且先詳食醫之法，審其疾狀以食療之，食療未癒，然後命藥，貴不傷其臟腑也。」也就是說，若是患了疾病，要根據其症狀，宜先採取食療的方法。「食療未癒，然後命藥，貴不傷其臟腑也。」「善服藥者，不如善保養。」這些觀念解釋了食治的重要性，並且將這種思想貫穿在書中。當然，治病必須依賴藥物，但始終應以飲食調護為根本。「有病先以食治，食治不癒，然後命藥」，這是藥膳食療的基本原則。「大毒治病，十去其六，常毒治病，十去其七，小毒治病，十去其八，無毒治病，十去其九，穀肉果菜，食養盡之，無使過之，傷其正也，不盡，行復如法。」「大毒、常毒、小毒、無毒」用語出自《黃帝內經》〈素問・五常政大論〉：大毒是藥物毒性劇烈的，常毒藥的毒性次於大毒，小毒藥的毒性小，無毒藥即平性藥。由此可知，某些藥物具有毒性及副作用，使用時應減低其用量，以降低其毒副作用，未盡之部分則「以食盡養之，以竟其全功」。意思是說，使用大毒的藥物治病，只要治到六成好就行了，其餘四成的病用穀肉果菜來調養就可以了，因為毒性大

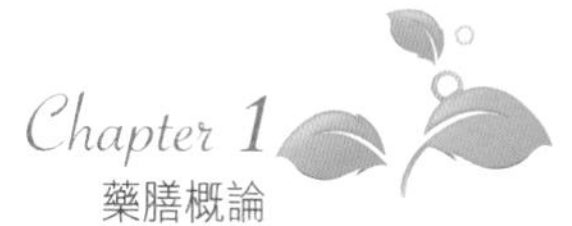

的藥副作用也大，怕傷了正氣對人體就會有傷害。因此，常毒藥也只能治到七成好，小毒藥治到八成好，無毒的藥治到九成好，剩下的就用穀肉果菜來調養。這樣如果一次沒治好，可以再照同樣的方法再治療一次，直到痊癒為止，治療時要注意千萬不可傷了人體的正氣，這樣才能保證我們身體健康的維護。

第四節　藥膳的應用原則

藥膳它具有養生保健、治病防病等多方面的功能，它在應用時應該遵守一定的應用原則。藥物是祛病救疾的，見效快，重在治病；而藥膳多用以養身防病，見效慢，重在養生與預防。藥膳在保健、養生、康復中占有很重要的地位，但藥膳不能代替藥物療法，兩者各有所長，各有所短，應該看具體的人與病情的狀況來選擇適合的方法，千萬不可以隨便濫用、亂用。

藥膳的應用原則有下列四點：

一、因證用膳

中醫治病的方法是「辨證論治」，因此藥膳的應用也應在辨證的基礎上來選料配伍，例如血虛的病人要多選用補血的中藥，可用熟地黃、當歸、阿膠、桂圓肉等補血，以及食物例如豬肝、紅肉、花生、菠菜等來補血；陰虛的病人要多使用玉竹、百合、麥門冬等中藥材來補陰；陽虛的病人要多選用補陽的中藥，例如高麗參、鹿茸、乾薑、肉桂等，以及補陽的食物例如羊肉、大蒜、韭菜、蝦子、辣椒等。因為只有因證用料，才能發揮藥膳應有的保健養生功效。

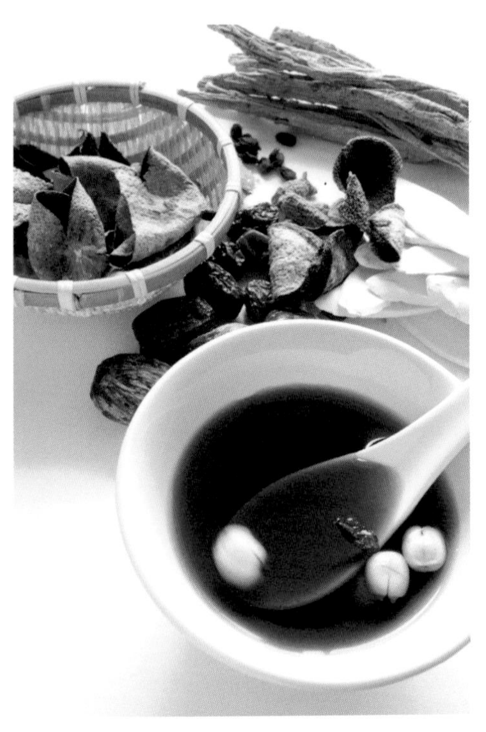

藥膳配方必須依症狀、食用者、氣候、地區等因素而選擇及調整

二、因人用膳

每個人的體質、年齡不相同，在使用藥膳時也要有所差別，例如小孩子體質較嬌嫩，選擇原料就不要使用大寒、大熱的材料，例如黃連大苦、大寒，肉桂辛甘、大熱。老人家多肝腎不足，用藥就不適合使用太溫燥的藥膳，例如麻油雞、薑母鴨、羊肉爐、十全大補湯都不能常吃。孕婦恐怕會動到胎氣，就不適合使用活血、滑利的材料，例如當歸、紅花、薏苡仁等，也不要吃四物雞等活血、補血的藥膳，以免造成孕婦流產或滑胎等意外。這些都是在藥膳使用中應該特別注意的地方，只有小心謹慎才不會出差錯。

三、因時而異

中醫認為，人與日月相應，人的臟腑氣血的運行，和自然界的氣候變化有著密切的關係。「用寒遠寒，用熱遠熱」是因應氣候變化的原則，意思是說，在使用性屬寒涼的藥物時，就應避開寒冷的冬天，而在使用性質溫熱的藥物時，就應該避開炎熱的夏天，只有隨時注意氣候的變化，來使用合適的藥膳，才是最佳的配膳高手。一年四季之中，春溫、夏熱、秋燥、冬寒，上天造物，四季各有不同，中藥加入菜餚，也應該四季有別。如果用中藥做膳不分季節，就會進之不當，食之無益，反而有害。例如當歸羊肉湯，當歸性溫補血，羊肉甘溫益氣，二者均屬溫熱之

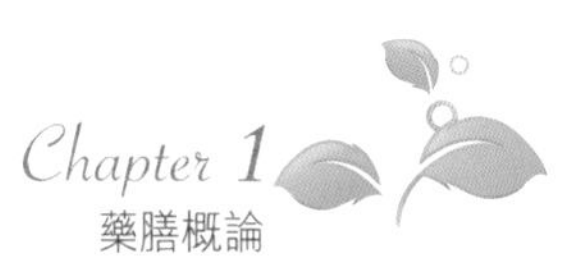

物，適宜於冬天進補，而在夏天因為天氣炎熱，經常進食就不太適合，如若食之，就會熱上加熱，火上加油，可使人患上熱病，嚴重者可導致「熱中風」的發生。「熱中風」一般是指在酷暑氣溫誘發的中風，在氣候炎熱情況下，老人出汗多，體內水分散失快，如不及時補充水分，常會因為血容量不足和血液黏稠度增高，而誘發腦血管堵塞，導致缺血性腦中風。但它的病變實質還是腦血管病的改變，因此在夏天就少吃溫熱性的藥膳，多補充水分，可減少罹患熱中風的危險。

四、因地而異

不同的地區，不同的氣候條件、生活習慣一定會有所差異，人體的生理活動和病理變化也會有所不同，因地制宜，依地域挑食物吃。如住在炎熱地方要少吃溫熱性食物，住在寒冷地區要少進食寒涼食物。

又例如住在比較潮濕的地方，飲食就要選擇性味比較溫燥辛辣的藥膳，一般所說的「燥」或「熱」的食物，即是指溫熱性食物，例如薑母鴨及當歸生薑羊肉湯，就是屬於溫燥辛辣的藥膳。而在比較寒冷的地方，飲食就要選擇性味比較熱而滋膩的藥膳，例如十全大補羊肉湯（中藥材的人參要使用溫熱的高麗參片）。地處中國南方的廣東省飲食大多選擇清涼甘淡的藥膳，例如龜苓膏。這些都是在應用藥膳選料時要特別注意的地方，在不同的地區，使用不同的藥膳。

第五節　製作藥膳時應有的觀念

本書主要針對一般人日常製備的藥膳食品，食材中含有部分藥性較強的常用材料，此藥膳食療的重點在於「膳」而非「藥」，所以製備者要能對一般食材、藥用食材的特性有所瞭解，並能透過正確的烹調方式去進行調理。後續的資料將會整理介紹一般食材的性味特徵和作用，及一般常見藥用食材的性味特徵和作用，建構一般調理者的基礎概念，至於調理藥膳時應該注意的重點則有下列幾點：

一、食材和藥材的新鮮度

要選擇安全的食材及來源清楚、保存狀況良好的藥材，這是確保飲食安全的第一步。

二、注意清潔衛生

烹煮前應先對材料有適當的清潔過程，以確保食物的乾淨衛生。

三、用料要精確

如果是為身體有恙的人烹製的藥膳，則烹調時一定要依處方劑量去製作，而一般人的藥膳也要注意藥材不宜過多，藥材多於食材，過多的藥味也會令人反感而不樂食用。

四、藥食製作方式

1.藥食共煮：把藥材和食材同時一起煮。

2.藥食分別製作：先將藥材和食材分別用不同的方式去處理或烹煮，然後再將他們一起組合製成。一般都是以見食物不見藥物的形式，以烹調美食的手法進行，凸顯食物的色、香、味。先需要做到藥液的提取，藥液和食材的結合也分別有烹調前（如陳皮雞）、烹調中

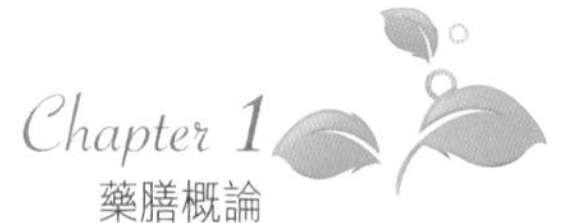

（如杜仲腰花）和烹調後（如大補湯）等方式。

五、注意美味和被接受性

儘量以做料理的角度去製作和呈現藥膳，但是也要注意不可因為追求美味，而濫用調味料去提鮮或增味。

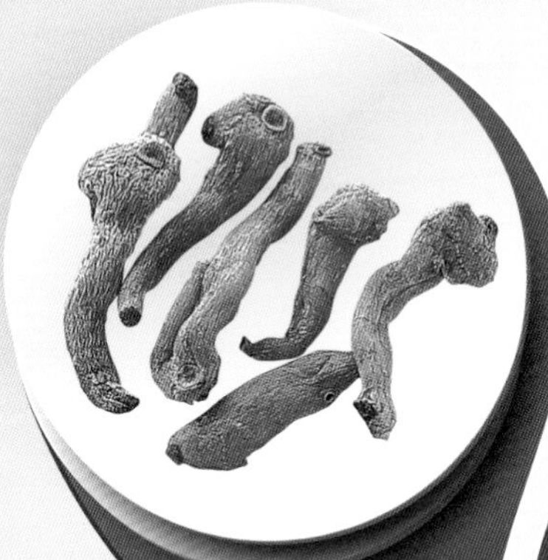

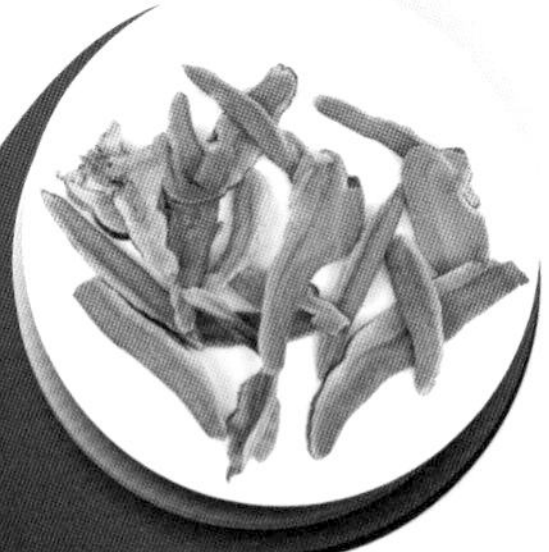

Chapter 2

認識體質

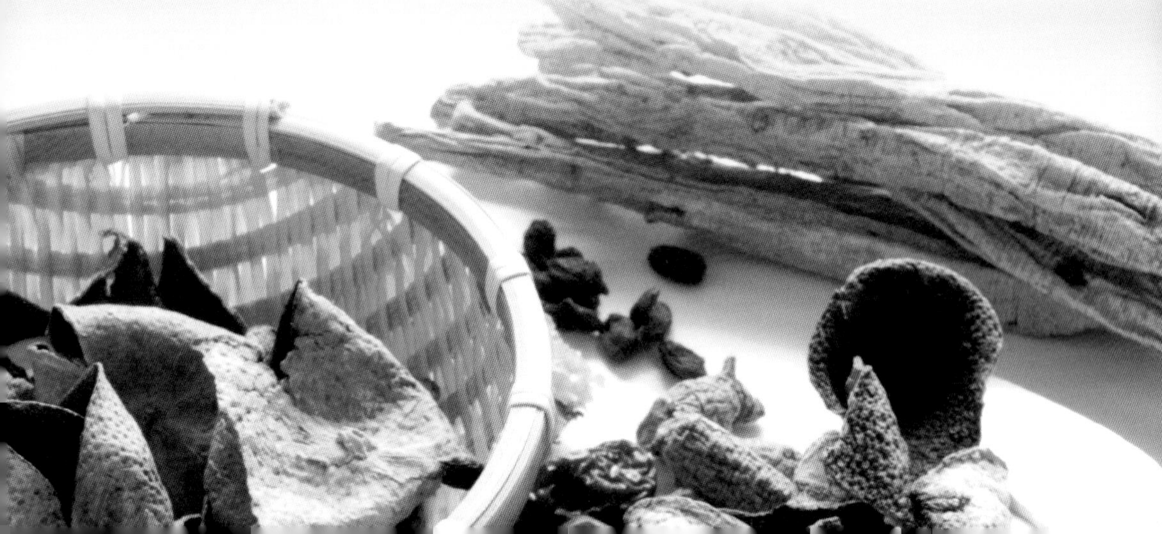

體質是一個人在先天遺傳（父母及祖先）及後天（食物、精神狀態、生活環境、年齡、性別、運動等等）的基礎上面，在人的生命過程中，漸漸形成的一些綜合的、固有的特質，其中包含了生理功能、物質的新陳代謝、形態結構、性格、心理等等的表現。

第一節　陽虛體質

人體的陽氣有溫煦臟腑組織的作用。當人體陽氣不足的時候，臟腑組織失去溫煦而發生的病證稱「陽虛證」。陽虛就是生命（命門）之火不旺盛，主要是腎陽、脾陽、心陽的虧虛。陰就像是水，陽就像是火，陰陽平衡了，水溫就正常。熱量不夠就是陽虛，水就會變成冷水，所以陽虛就會怕冷。補陽能補益陽氣，溫煦臟腑組織，增強臟腑的功能，恢復陰陽之間的動態平衡，治療由陽虛所導致的各種病證。陽虛體質大部分來自先天遺傳，但不當的後天養成也會導致陽虛體質的發生，例如：濫用清熱解毒中藥、貪涼、喜歡吃寒涼或涼性食物、長期在寒濕環境中生活、熬夜等等，都會導致或加重陽虛體質。另外像服藥不當，如濫用抗生素、激素類藥、利尿藥及過度使用清熱解毒中藥，都會壓制陽氣，加重陽虛體質。

陽虛則生內寒，補陽法常用於治療形寒肢冷、神疲嗜睡、面色恍白、嘔吐清水、下痢清穀、筋脈拘攣、肢體關節冷痛、舌質淡、脈沉弱或遲等虛寒所表現出來的病證。

腎為人體陽氣的根本。腎陽不足常常會造成其他臟腑陽氣的不足，例如會引起脾陽虛等證。故補腎陽在補陽法中占有非常重要的地位。不同臟腑的陽虛證臨床表現各有特點，其治法和用藥也會有所差異，所以補陽法又有補心陽、補脾陽、補腎陽等等的不同補法。

補陽藥膳具有溫補人體「陽氣」，可用於「陽虛」諸證的使用，應

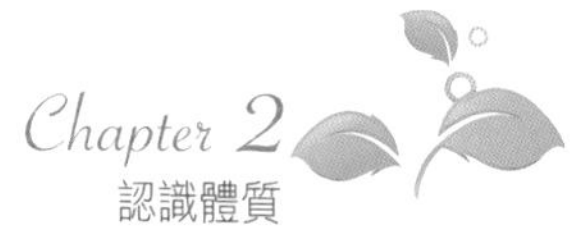

用在防治「腎陽虛衰」為主的藥物，就稱為「補陽藥」。

補陽藥以溫補腎陽為主要功效，主要適用於腎陽虛的全身功能衰退。症狀有頭髮稀疏、怕冷肢寒、 性慾減退、 陽萎早泄、腰膝痠軟、情緒低落、尿頻遺尿、舌質淡白、舌體胖大嬌嫩、腹瀉，由於陽氣鼓動不足，血行無力，所以脈沉細弱（即診脈時必須加重手指的力量，直按到筋骨之間才能察覺它的搏動，而且脈動非常微弱）、黑眼圈、口唇發暗等症狀。

陽虛的人忌食寒涼性的食物，如西瓜、椰子汁、冰品、楊桃汁、柚子、香蕉、柳丁、芹菜、黃瓜等等。

陽虛的人體內陰液偏盛，容易內生濕邪。濕邪的困縛會使脾的運化功能減弱，無法徹底運化食物，如胃口好，就會出現肥胖現象。又因腎主骨，陽虛會影響骨骼的堅實程度，陽虛的人在老年時也容易罹患骨質疏鬆的症狀，容易因意外傷害而造成骨折，要適當的補充鈣及適度的運動，適度的陽光照射，才能保護身上的骨頭不受傷害。

陽虛之人的調養在飲食上應忌吃生冷食物，要吃溫熱食物，生活起居上要注意保暖及適當的活動，不要久居潮濕寒冷的環境中，在夏天時不要貪涼，冬天時則要注意多吃溫補的東西來調養自己的身體。常用的補陽藥物有高麗參、鹿茸、肉蓯蓉、炒杜仲等。

第二節　陰虛體質

氣為陽，水為陰。陰虛主要出現在陰液虧虛上，因此，陰虛的人在身體上會表現出「乾」與「燥」的特點出來。

陰虛的人受到父母遺傳是主要原因，另外像情緒長期壓抑，鬱結成內火，導致向身體內部燃燒而消耗陰液，也會形成陰虛體質。另外，長期吃辛辣食物也會灼傷陰液。女性因為月經、懷孕、生產、哺乳等因素都會消耗大量陰血，很容易傷陰而造成陰虛體質。此外，像心臟病或高血壓病人長期服藥，也會引起陰虛的症狀。在統計上女性的陰虛體質者比例多於男性。

治療陰虛證的方法有滋陰、育陰、養陰、益陰。人體的陰液對臟腑組織有滋潤濡養的功能，因陰液不足所發生的病證稱「陰虛證」。

生理上人體陰陽維持著動態平衡，陰虛的時候，陽即失去制約，並會出現火旺的證候，故補陰常與降火配合使用。補陰能補充人體的陰液，濡潤臟腑組織，增強臟腑功能，恢復機體陰陽之間的動態平衡，治療由陰虛所導致的各種病證。

補陰法也常用於治療形體消瘦、口咽乾燥、兩目乾澀、眩暈、耳鳴、乾咳少痰、痰中帶血、胃中灼熱等證。若是兼有五心（指雙手心、雙足心以及胸口）煩熱的典型表現則包括心煩意亂、難以入睡，且自我感覺手足心發熱不適。凡是有煩熱、潮熱盜汗、舌質紅絳、脈細數等陰虛火旺證時，可使用滋陰降火法。在用藥方面則多選用甘寒滋潤以及清虛熱的藥物。

不同臟腑的陰虛證臨床表現各有特點，其治法和用藥也有會有所差異，故補陰法有補心陰、補肺陰、補肝陰、補腎陰等的不同。例如潮熱和盜汗是陰虛火旺證中最常見的症狀，在治療潮熱（潮熱是指發病按時而至，如潮水按時來潮一樣，故稱為潮熱。多為午後潮熱，係陰虛、濕熱、胃腸實熱而引起）宜用滋陰清虛熱的方法，治療盜汗（入睡後汗出異常，醒後汗泄即止為特徵的一種病證）則要用滋陰、降火、斂汗的方法才有功效。

腎陰為人體陰液的根本，對各臟腑組織有著滋養濡潤的功用。腎陰不足可以導致其他臟腑陰液的不足，例如引起肝陰虛、肺陰虛等證。所以補腎陰在補陰法中占有非常重要的地位。

陰虛則生內熱，會有形體消瘦、兩顴潮紅、口燥咽乾、手足心發熱（但體溫是正常的）、心悸失眠、頭暈眼花、潮熱盜汗、痰少而稠、乾咳短氣、食慾不振、乾嘔噯氣、胃部脹氣、大便成球狀乾而硬、小便短少而色黃、眩暈耳鳴、急躁易怒、失眠多夢、視力減退、腰膝酸軟、健忘、不易睡或失眠等證。男子會有遺精的現象，女子則會有月經週期縮短，甚至陰液減少而發生閉經、陰道乾澀、脈細、舌質紅、苔少的現象，這種人胃火旺、食慾好，但卻吃不胖，脈象的表現為細數脈。

陰虛的人要補陰，凡能滋補體液、改善或消除陰虛症狀的藥物稱為「滋陰藥」。因為陰虛可分為肺陰虛、胃陰虛、腎陰虛及肝陰虛等，所以陰虛主要作用於肺、胃、肝、腎，可用涼性食物及中藥、藥膳來改善。在生活的調養上「靜能生水」，安靜的調養方式能減少陰液消耗，例如靜坐、假寐、做瑜珈、聽聽輕音樂、練習書法、美術等等都有益於陰虛體質的人。

常用的補陰藥物有南沙參、麥門冬、百合、玉竹等。

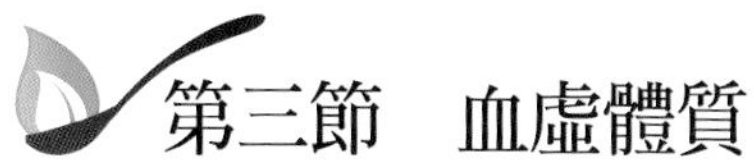

第三節　血虛體質

補血藥能「補肝」、「養心」或「益脾」，用以滋生血液，治療「血虛證」。「血虛」者多由貧血或產後失血過多引起，有面色無華、萎黃或淡白，脈象細弱，口唇淡白，頭暈眼花，視力減退，心悸失眠等症，女子常伴有月經不調。

補血能使臟腑組織得到血液的充分濡養，使臟腑組織的功能恢復正常，從而治療由血虛所引起的各種病證。血虛證主要有心血虛證和肝血虛證。補血法分為補心血和補肝血。此外，氣虛、精虧、血瘀等也可導致血虛證的發生，所以補血還有填精補血、祛瘀生新、補氣生血等方法。常用

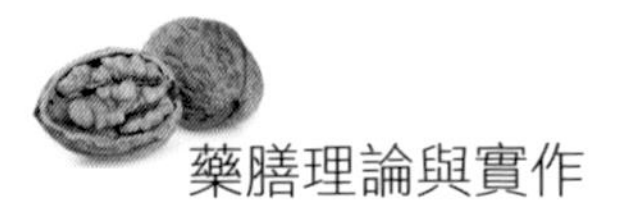

的補血藥物有熟地黃、當歸、何首烏、阿膠等。

一、補心血

補心血適用於治療心血虛證的治法。常見症狀有心悸、健忘、失眠、多夢、面色不華、舌質淡、脈細或脈結代（結脈是脈來遲緩，時或有一次歇止，歇止後又再搏動的現象，這叫做結脈；所謂代脈，就是脈搏動到一定的至數，必然要歇止一次，再行搏動等）。常用養心湯治療。

常用補心血的食物有：

1.牛奶：養生名著《壽親養老新書》裏說：「牛奶最宜人，平補血脈、益心、長肌肉，令人身體健康、面目光悅、志不急，故為子者常須供之，以為常食。」

2.紅豆：既能清心火，也能補心血。其粗纖維物質豐富，臨床上有助降血脂、降血壓、改善心臟活動功能等功效；同時又富含鐵質，能行氣補血，非常適合補心血。

二、補肝血

補肝血適用於治療肝血虛證的治法。常見症狀有頭暈目眩、視物模糊、眼睛乾澀、雀目、爪甲不榮、肢體麻木、筋脈拘急、肌肉顫動、脈細絃或澀（弦脈，挺直而長，如張弓弦般的緊張，用指按下，不會變換，就像琴弦般的弛張有力，從指下通過，穩重端直而有力。澀脈的形象，細小而短，搏動往來遲滯，極不流利，甚至還三五不勻）。

肝血虛指的就是肝臟血液虧虛所引起的病症。肝血虛證是如何發生的呢？肝血來源於脾胃腐熟、運化的水穀精微，同時又化生於腎精。如果人的脾胃虛弱，那麼運化功能失常，以致生血之源不足，引起肝血虛

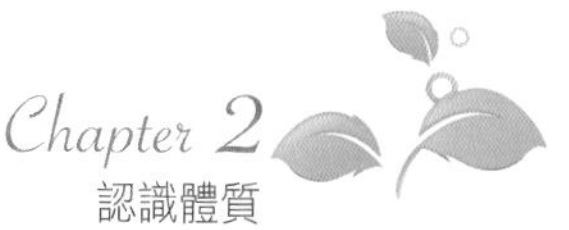

證。另外，如果一個人腎精不足，不能化生肝血，或者其肝臟有病變，或者因各種病證，耗傷肝血，都可造成肝血不足，日積月累形成肝血虛證。那麼肝血虛證有那些現象呢？中醫的理論，肝開竅於目。如果肝血不足、缺血，則雙目就會失去濡養，造成眼睛乾澀、視物模糊，甚至夜盲等；肝血不足還會導致肝陽上亢、逆無所制、氣火上擾，繼而引起眩暈耳鳴、心悸健忘、失眠多夢等症。另外，肝在體合筋，其華在爪，若肝血不足，不能榮筋，爪甲失養，則會出現關節屈伸不利、肢體麻木，指甲軟薄、顏色枯槁、變形脆裂等情況。肝是藏血之臟，對於女性來說，如果肝血虛少將直接影響到月經狀況，常見月經量少、色淡、閉經等症。常用補肝湯或四物湯加首烏、枸杞子、雞血籐等藥治療。

三、填精補血

適用於治療腎精不足所致的血虛證，或血虛所致的腎精不足證，臨床除見血虛的一般症狀外，兼見腰膝酸軟、頭暈耳鳴等腎精虧虛的症狀。常用的填精補血藥有鹿茸、阿膠、熟地黃、淫羊藿等。

四、祛瘀生新

瘀血內阻則新血不生，祛瘀可以生新。祛瘀生新法適用於治療由於血瘀所致的血虛證。臨床除見血虛的一般症狀外，兼見積塊、舌質暗、有瘀斑或瘀點、脈細澀等血瘀症狀。常用的祛瘀生新藥有當歸、丹參、川芎、三七等。

五、補氣生血

氣能生血，適用於治療氣虛所致的血虛證。多表現出氣血兩虛的證候，即除見血虛的一般症狀外，還見倦怠乏力、氣短、納少便溏等氣虛的症狀。常用的補氣生血藥有人參、黨參、山藥、大棗等；配合養血藥，例如熟地黃、當歸、阿膠等。

第四節　陰陽兩虛體質

陰陽兩虛即是陰陽俱虛，多是疾病發展到嚴重階段的時候，因為陰損及陽或陽損及陰，而出現陰虛與陽虛的證候同時並見的病理現象。陰陽雙方本來就是存在著相互依存、相互資生、互為化源和相互為用的特殊關係，任何一方的虧虛或功能減退，就不能資助另一方或促進另一方的化生，這樣必然導致另一方的虛衰或功能的減退。誠如唐朝王冰注《素問．四氣調神大論》所說：「陽氣根於陰，陰氣根於陽，無陰則陽無以生，無陽則陰無以化。」一個人如果生病太久沒有好就會虛，陽虛會損及陰，而陰虛也會損及陽，時間一久就會陰陽兩虛，這就是陰陽兩虛證的由來。同時有陰虛與陽虛之體質，必須陰陽雙補。其主要表現特徵為：「既怕冷又怕熱，冬天特別怕冷，夏天又特別怕熱」，這就是陰陽失調或陰陽兩虛的特殊體質，進補宜採用陰陽並補，養陰溫陽和滋陰壯陽等補法。在臨床症狀表現有：少氣無力、消瘦面黃、聲啗音啞、潮熱盜汗、骨蒸癆熱、泄溏便急、痰白沫狀或血痰、心悸氣短、寡言少欲、納呆、自汗、男子滑精、女子閉經、舌苔黃燥、脉微細或虛大無力（虛脈，脈來浮大而軟，搏動遲緩，稍加重按，便全然無力，在指下有一種隱隱蠕動，豁然空虛的感覺）。這種虛寒體質者又常有面色萎黃、食慾不振、疲乏無力、四肢冰冷、腹部冷痛、容易嘔吐清涎、大便較軟或腹脹、腹瀉等症。在進食滋陰補藥時為避免阻遏陽氣運行，可酌加適量益氣溫陽藥，如黨參、紅棗、生薑、蔥白等，除了可達陰陽雙補的功用外，也可提高固表驅寒、增強抵抗

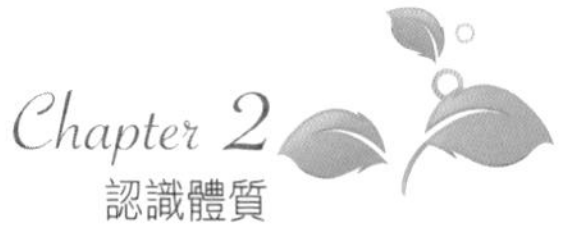

力、減少感冒的作用。手腳冰冷的人忌食寒涼性的食物，如西瓜、椰子汁、冰品、楊桃汁等等。

陰陽兩虛的人忌食山楂、佛手柑、檳榔、大蒜、芫荽（香菜）、蕪菁（大頭菜）、胡椒、紫蘇葉、薄荷、荷葉。忌食或少食蕎麥、柚子、柑、金桔、金桔餅、柳丁、荸薺、生蘿蔔、芥菜、薤白、砂仁、菊花、茶葉、煙酒、狗肉（腦血管患者禁食）、羊肉（肝炎患者禁食）、雀肉、海馬、海龍、獐肉、鍋巴、炒花生、炒黃豆、炒瓜子、爆米花、荔枝、龍眼肉、楊梅、韭菜、辣椒、生薑、草豆蔻、花椒、白豆蔻、大茴香、小茴香、丁香、薄荷、紅參、肉蓯蓉、鎖陽等等。

第五節　實熱體質

強壯的、聲高氣粗的、好動的人，一般大都屬於這種實熱的體質。這種人平常神旺氣粗，舌質有紅苔薄黃（代表有熱），常會煩躁不安，面紅耳赤，眼睛充血，身體易上火發炎，口乾舌燥，口渴喜冷飲，小便短赤或偏黃，大便秘結，手足溫，喜涼怕熱，頭痛目赤，口苦口臭，大便穢臭難聞，肛門灼熱感，腹脹滿按之不舒，血壓偏高，年輕人易長青春痘，煩而多言，脈數或洪數（數脈是指一呼一吸，脈來六至，這種搏動極數的脈稱為數脈。洪脈的脈體浮大，有如波濤般洶湧，來勢強而有力，之後就逐漸衰減，因此脈象在去時比來時顯得勢緩而力弱），婦女月經量少或提前來。

燥熱性體質的人大多身體缺水。體內水分不足，宜注意隨時補充水分。這類人不易患病，一經患病，多為急性病、暴發病，發病則容易發高燒，故飲食方面宜多用滋陰、清淡之品，運動量也要大一些，讓體內積蓄的陽氣儘快散發出去，若個人條件允許的話，每天可進行冷水浴，須常清其過盛之熱，適當補其耗傷之陰。

在飲食方面，燥熱體質者宜清淡飲食，宜食寒涼性之藥材或食物，一般民間所說的冷、涼或退火的食物即指寒涼性食物，例如青草苦茶、生菜沙拉、果菜汁、蘆薈等。可多吃芝麻、蜂蜜、水果（柿、梨、枇杷、西瓜、香蕉、甘蔗、奇異果、楊桃、椰子等）、蔬菜（番茄、蘿蔔、荸薺、竹筍、筊白筍、冬瓜、黃瓜、絲瓜、苦瓜、芹菜、菠菜、金針、茄子、蓮藕、綠豆芽等）、魚類、豆製品（黃豆、豆腐、綠豆）、蛋白、海帶、紫菜、薏仁、茶葉等清淡食物，還可以食用百合粥、枸杞粥、山藥粥等。

熱性體質者少吃燥熱食物，如辛辣（蔥、薑、蒜、韭、椒）、羊肉、龍眼等葷腥溫熱性食品，忌吃蝦、蟹等發物，以及炸烤的食物、薑母鴨、羊肉爐、火鍋等熱性食物。

對於先天體質燥熱、長時間得待在太陽下工作者，以冰品、冷飲來解熱，還不如從調整體質著手。例如先天體質屬燥熱者可以用苦寒的黃連膠囊來中和；如果是後天的燥熱體質或長時間在太陽底下，則可請中醫師依照體質及需要開給中藥，從補氣、養陰、提神、清熱來調整體質，較能提高身體的耐熱度。

燥熱體質之人性情急躁，常常心煩易怒，這是陰虛火旺、火擾神明之故，尤應遵循「恬淡虛無，精神內守」之養神法。平時要加強自我涵養，自覺地養成冷靜、沈著的習慣。部分燥熱體質的人形體瘦小，中醫認為瘦人多火，冬寒易過，夏熱難受，故平時可用六味地黃丸、大補陰丸等中藥來調理。

中醫也依人體熱量代謝狀況將人類定為「熱證體質」代表熱量過剩狀況，患者常有口乾舌燥、興奮的症狀。

實熱體質的人吃進寒涼食物不但不會覺得不妥，反而覺得十分舒服，但若吃太多辛熱的食品，如油炸食品、辣椒、喝酒或一些補品，就會

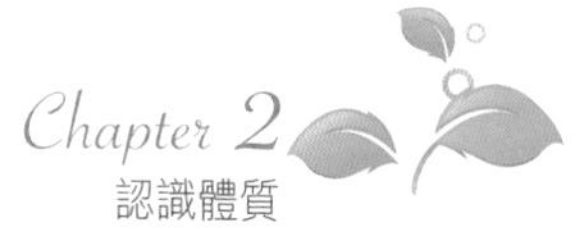

出現便秘、喉痛、口乾、煩熱等症狀。因此，每個人都應當瞭解自己體質的特性，並選擇適當的食物，如此才能維持身心的安定。常用的清實熱藥物有金銀花、黃連、荷葉等。治療實熱宜採用苦寒制火、清熱解毒、瀉實敗火的原則和方法。

第六節　濕熱體質

濕，就是「水濕」，分為外濕和內濕。外濕由外來水濕侵入人體而引起；內濕是由脾胃消化功能障礙引起的水濕停滯，是病理產物。

脾胃虛弱的人很容易內生濕邪，也往往難以抵擋外來的濕邪。

熱，濕熱中的熱，是一種熱象，常與濕並存。濕與熱並存的形式大致有三：(1)夏秋時節天氣炎熱、空氣濕度大，濕與熱結合一起侵襲人體。(2)「陽熱體質」很容易使濕「從陽化熱」。(3)外濕久留不去，也會轉化為熱。

引起濕熱體質的原因有先天遺傳，肝、膽、脾胃功能失調，嗜菸嗜酒，滋補不當。長期生活在濕熱環境，長期心情抑鬱會影響肝膽疏洩，也會影響脾胃功能，肝膽之氣鬱結而化熱，脾虛內生痰濕，體內有濕又熱又悶，穢濁不堪，都是形成濕熱體質的主要原因。

濕熱體質的主要症狀為：面部油膩不潔，牙齦紅，牙齒黃，口臭，體味重，大便燥結、黏滯、異味重，小便深黃、異味重，性情急躁、易發怒。主要症狀表現有：舌質偏紅、舌苔黃膩，脈象多見滑數（滑脈，一來一往，一前一後，極其流利，令人有一種反覆旋轉，圓活自如的感覺），不能耐受濕熱環境。男性多有陰囊潮濕，女性帶下色黃，外陰異味重等。

一般濕熱體質者容易患皮膚病，如脂漏性皮膚炎、酒糟鼻、膿皰、

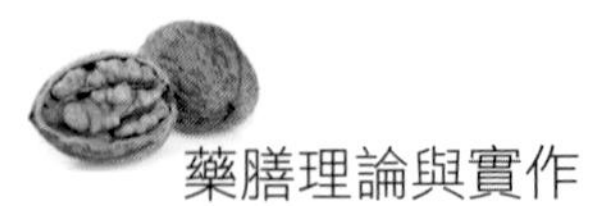

痤瘡、毛囊炎、體癬、股癬、足癬等等。濕熱體質也容易罹患泌尿系統疾病，例如：膀胱炎、尿道炎、腎盂炎、骨盆腔炎、子宮頸炎、陰道炎等等。濕熱體質容易罹患的肝膽疾病有：肝炎病毒帶原、急性黃疸型肝炎、膽結石等等。

濕熱體質的調養首要保持肝膽的疏泄暢達，可使氣機運行暢通無阻，切斷滋生濕熱的源頭，同時也要注意適度鍛鍊身體，飲食要正常，作息要規律合理，保持平和穩定的心態，這些對濕熱體質者幫助很大。常用的清溼熱藥物有茯苓、薏苡仁、玉米鬚等等。

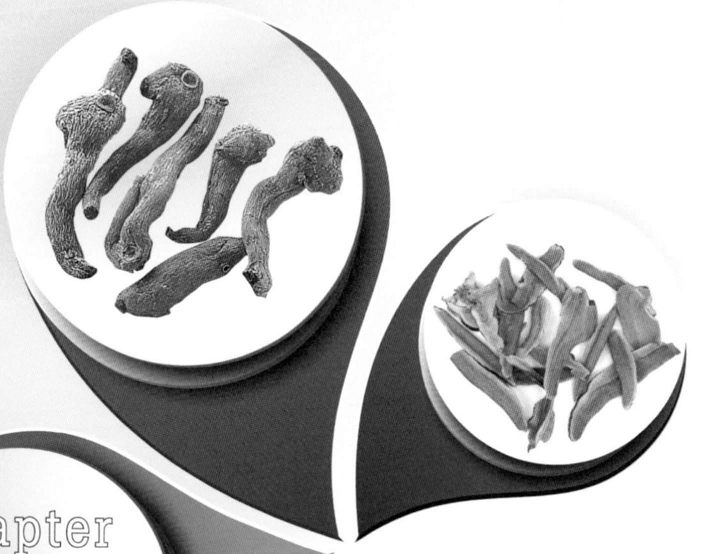

Chapter 3

認識中藥材與食材

第一節　補陽中藥材與食材

第二節　補陰中藥材與食材

第三節　補血中藥材與食材

第四節　清熱中藥材

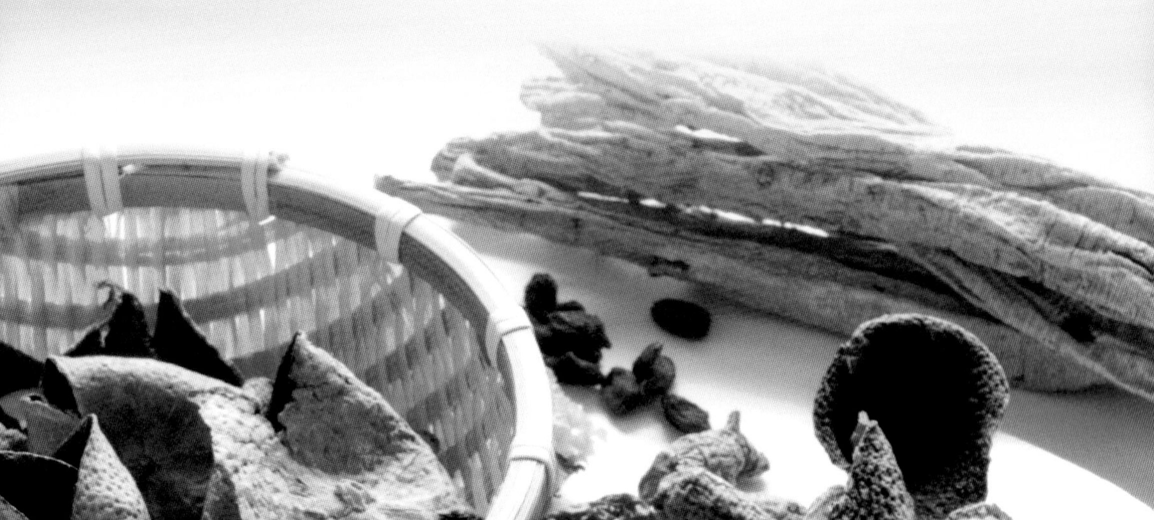

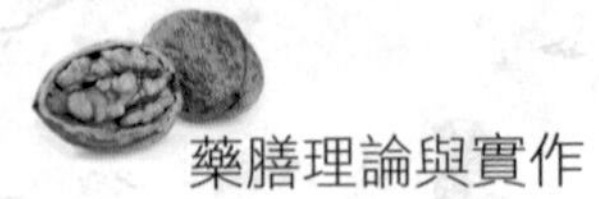

中藥的來源主要來自植物、動物和礦物，而其中使用最多的當推植物類中藥，在古代中藥又被稱為「本草」。那中藥的定義是什麼呢？亦即在中醫理論指導之下使用的藥物，包含有中藥材、中藥飲片和中成藥等，就叫做「中藥」。

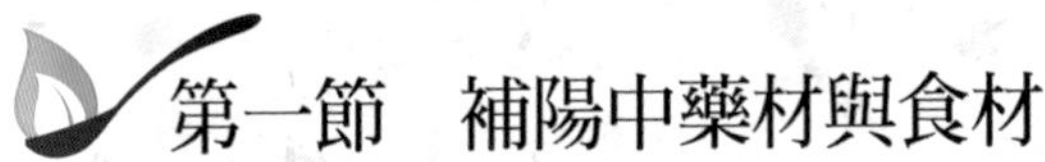

第一節　補陽中藥材與食材

一、補陽中藥材

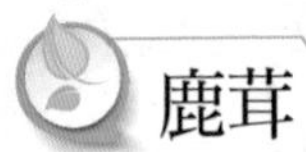

鹿茸

品質　鹿角初生長二三寸，分岐如鞍，紅如瑪瑙，破之如朽木者良（太嫩者，血氣未足無力）。以粗壯、頂端豐滿、毛細柔軟、皮色紅棕、油潤光澤者佳。

來源　鹿科動物梅花鹿或馬鹿的尚未骨化帶茸毛的幼角。

性味　甘、溫；無毒。

歸經　入肝、腎經。

效能　補腎壯陽，益精養血，生精補髓，用於腎陽虛之陽萎、滑精、虛寒帶下、形寒肢冷，虛勞羸瘦、眩暈、耳聾、腰膝酸軟。有提高機體工作能力、降低肌肉疲勞、促進紅血球增生、強心、強壯及促進潰瘍、骨折的癒合和性激素樣作用。

用量　0.5~1.5克（一天量）。

用法　蒸、煮、燉、泡酒。

禁忌　服用鹿茸要從少量開始，慢慢再增加藥量，但陰虛內熱者忌用。

鹿鞭

品質 又名鹿腎、鹿沖。宰鹿後，割取陰莖及睾丸，除淨殘肉及油脂，固定於木板上風乾即成。以粗大、油潤、無殘肉及油脂、無蟲蛀、乾燥者為佳。

來源 鹿科動物梅花鹿或馬鹿雄性的外生殖器。

性味 甘、鹹、溫。

歸經 入肝、腎經。

效能 補腎，壯陽，益精。用於腎陽虛衰之證，如陽萎、腰膝酸軟、耳鳴、女性子宮寒冷不孕等。有興奮性功能的作用。

用量 9~15克（一天量）。

用法 煮、燉、煨、熬。

禁忌 陽盛內熱者不宜食用。

蛤蚧

品質 以體大、肥壯、尾全不破碎者佳。口含少許，奔走不喘者真，其藥力在尾。

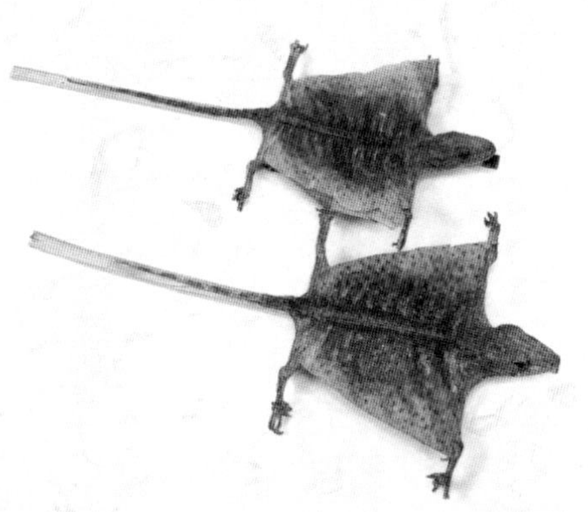

來源 為壁虎科動物蛤蚧除去內臟的乾燥全體。

性味 鹹、平；有小毒。

歸經 入肺、腎經。

效能 補腎益精，納氣定喘。用於陽萎、遺精、勞嗽、支氣管哮喘等。有激素樣作用。

用量 3~6克（一天量）。

用法 燉、煮、煨、浸。

禁忌 外感風寒咳喘者忌服。

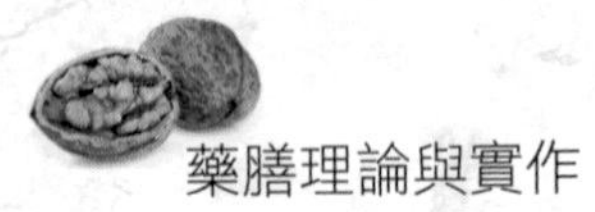

冬蟲夏草

品質 以蟲體色黃發亮、豐滿肥壯、斷面黃白色、菌座短小者為佳。

來源 為麥角科植物冬蟲夏草菌的子座，及寄主蝙蝠蛾科昆蟲蟲草蝙蝠蛾等的幼蟲屍體的複合體。

性味 甘、平。

歸經 入肺、腎經。

效能 補腎助陽，滋肺止咳。用於病後體虛、陽萎遺精、勞嗽咯血、自汗盜汗、腰膝酸痛等。

用量 3~10克（一天量）。

用法 煮、燉、煨、蒸、浸泡。

禁忌 1.體內虛火旺盛者、外感和急性咳嗽、感冒期間、發熱現象腦出血、較重炎症的人群不宜進服。

2.孕婦和哺乳期間的婦女及兒童均不宜食用。

肉蓯蓉

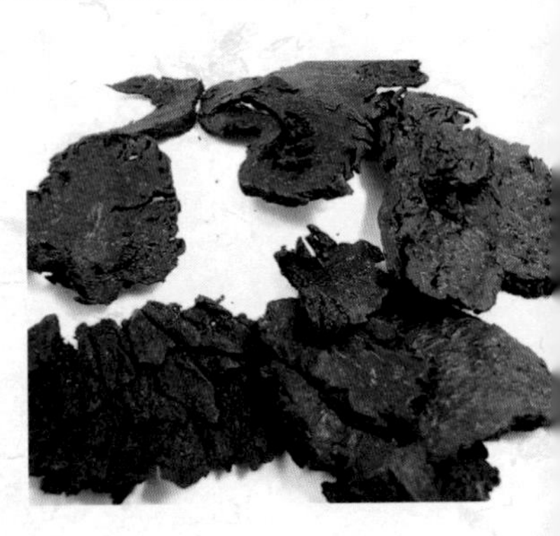

品質 長大如臂、重至斤許、肉質棕褐色、油性大、柔軟、有松子鱗甲者良。

來源 為列當科植物肉蓯蓉或迷肉蓯蓉的肉質莖。

性味 甘、鹹、溫。

歸經 入腎、大腸經。

效能 補腎壯陽，強筋健骨，潤燥滑腸。用於陽萎、腰膝冷痛、腸燥便秘、女性不孕、崩漏，有提高免疫力、調整內分泌、促進代謝、抗衰老、降血壓及強壯作用。

用量 10~12克（一天量）。

用法 煮、燉、煨、浸。

禁忌 胃弱便溏、陰虛火旺禁服，未成年的青少年忌服。

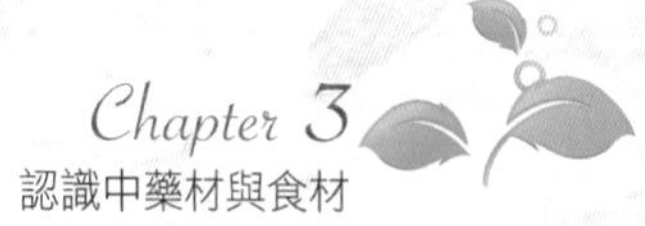

鎖陽

品質 鱗甲櫛比，狀類男陽，以體肥大、質重實、表面棕色、斷面油潤者佳。

來源 為鎖陽科植物鎖陽的肉質莖。

性味 甘、溫。

歸經 入肝、腎經。

效能 補腎助陽，潤燥養筋，潤腸通便。用於陽萎遺精、筋骨腰膝痿弱、腸燥便結等。

用量 10~l5克（一天量）。

用法 浸泡、煮、燉、熬、炸。

禁忌 1.陰虛火旺、脾虛泄瀉及實熱便秘者禁服。長期食用會引起便秘。
2.大便滑、精不固、火盛便秘、陽道易舉、心虛氣脹者皆禁用。《得配本草》

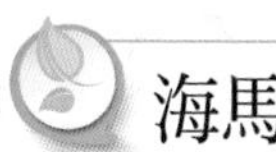

海馬

品質 以體大、色白、堅實完整者為佳。

來源 為海龍科動物線紋海馬、刺海馬、大海馬等除去皮膜及內臟的乾燥全體。

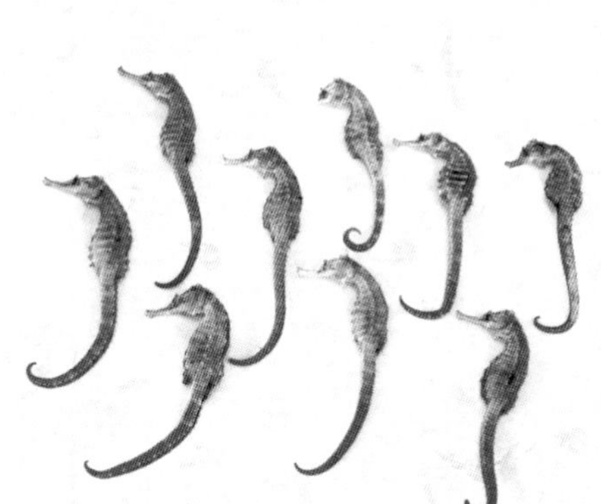

性味 甘、溫；無毒。

歸經 入肝、腎經。

效能 溫腎助陽，調氣活血。用於陽萎、遺尿、癥瘕積聚、跌打損傷等，有增強人體免疫功能和抗衰老作用。

用量 3~9克（一天量）。

用法 煮、燉、蒸、浸。

禁忌 孕婦、陰虛火旺及外感發熱者忌用。

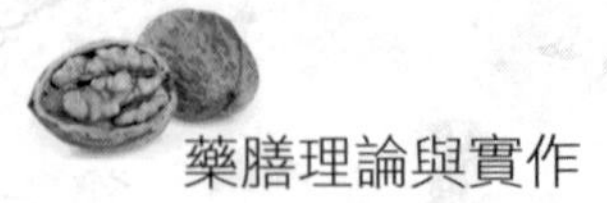

山茱萸

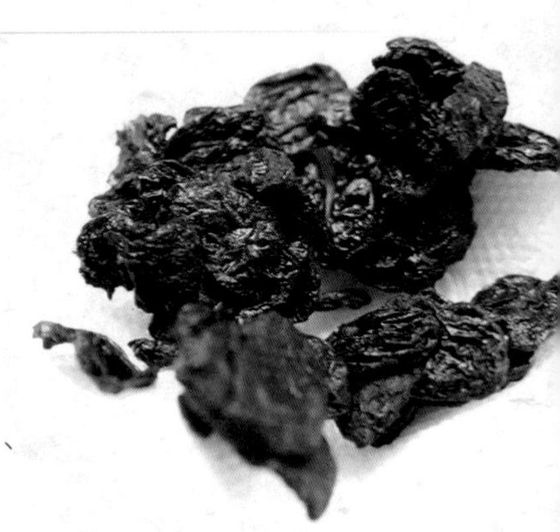

品質　以色紫紅、肉肥厚、油潤、無核者佳。

來源　為山茱萸科山茱萸的成熟果實。

性味　甘、酸、微溫。

歸經　入肝、腎經。

效能　溫補肝腎、澀精固脫。用於耳鳴、眩暈、腰膝酸軟、陽萎遺精、小便頻數、虛汗不止、女性月經量多、帶下等。有利尿、降壓、升高白血球及抗菌作用。

用量　6~15克（一天量）。

用法　煮、燉、煨。

禁忌　1.命門火熾和強陽不痿者不適合服用。
2.凡素有濕熱、小便淋澀者不適合服用。
3.孕婦不適合服用。
4.不可長期服用。

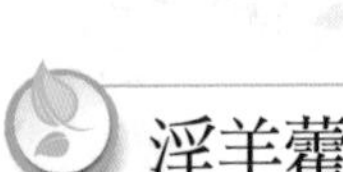

淫羊藿

品質　以枝梗少、葉多、色黃綠、不破碎者佳。

來源　小蘗科植物淫羊霍、心葉淫羊霍的莖葉。

性味　辛、甘、溫。

歸經　入肺、腎經。

效能　補腎壯陽、祛風除濕。用於陽萎不舉、小便淋漓、腰膝無力、風濕痺痛、健忘等。能明顯提高性機能和腎上腺皮質功能，有促進蛋白質合成、調節免疫、抗衰老、抗心肌缺血、抗心律失常、抑制血小板聚集、降血壓及抗炎作用。

用量　10~15克（一天量）。

用法　煮、燉、煨、泡。

禁忌　陰虛火旺者不宜用。強陽不痿忌食。

杜仲

品質　以皮厚、完整、去淨粗皮、斷面白絲多、內表面黑褐色或紫褐色者佳；出漢中，厚潤者良。

來源　杜仲科植物杜仲的乾燥樹皮。

性味　甘、溫。

歸經　入肝、腎經。

效能　溫補肝腎，強筋壯骨，安胎止漏。用於腰脊酸痛、足膝痿軟、小便餘瀝、胎漏欲墮。能降低血壓、降低膽固醇、提高血糖、增強免疫功能、抗過敏反應、抗衰老、抗發炎、利尿、鎮痛、鎮靜、治先兆流產等。

用量　10~15公克（一天量）。

用法　煮、燉、煨、泡。

禁忌　陰虛火旺及大便燥結者謹慎服用。

雪蓮花

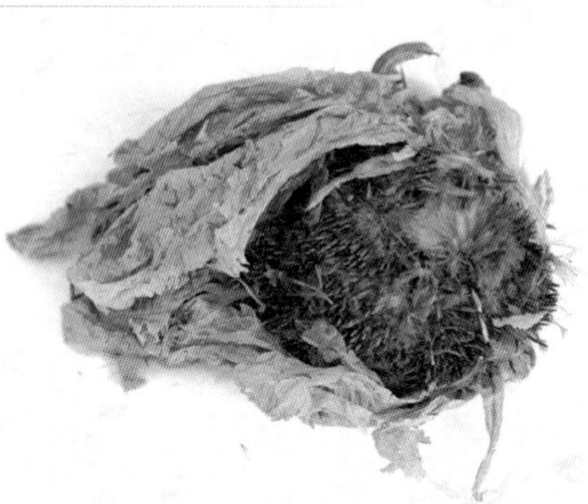

品質　以花未開放、毛色白、個大、株形完整、不刺手者佳。

來源　為菊科草本植物多種雪蓮花的帶花全草。

性味　甘、苦、溫。

歸經　入肝、脾、腎經。

效能　補腎壯陽，調經止血。用於陽萎、腰膝酸軟、風濕痺痛、月經不調、崩漏帶下等。

用量　3~9克（一天量）。

用法　煮、燉、煨、泡。

禁忌　孕婦忌服。

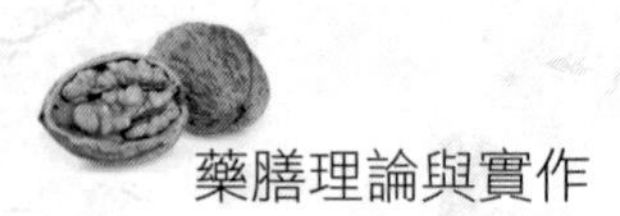

仙茅

品質 葉如茅而略闊，根小如指，黃白多涎；以條粗、質堅實、外表黑褐色者佳。

來源 為石蒜科草本植物仙茅的根莖。

性味 辛、溫、有毒。

歸經 入肝、腎經。

效能 溫腎壯陽，強筋壯骨，祛寒通痹。用於陽萎遺精、小便失禁、崩漏、腰腿冷痺等。能振奮精神、促進消化、增強食飲，對性腺機能有強壯作用。

用量 3~10公克（一天量）。

用法 煮、燉、煨。

禁忌 凡陰虛火旺者忌服；本品不宜與牛肉同燉，以免減低功效，用量也不可過大。

二、補陽類食材

麻雀

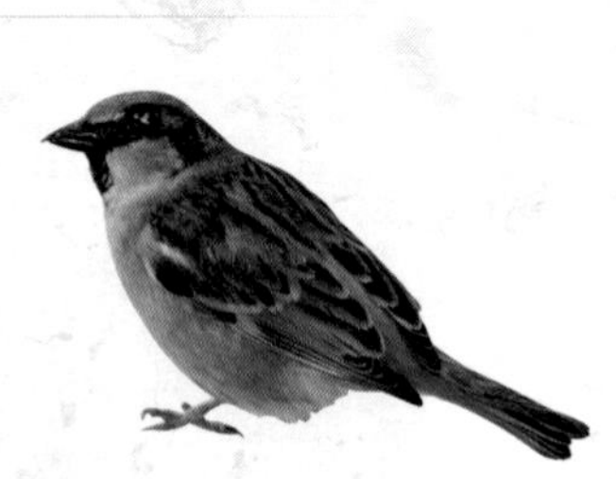

來源 文鳥科動物麻雀的肉和全體。

性味 甘、溫；無毒。

歸經 入腎、脾經。

效能 麻雀肉能壯陽益氣，暖腰膝，縮小便；現代研究能防治：

1.小兒疳積。　　2.神經衰弱經常失眠者。

3.抵抗力差，容易感冒。　　4.夜盲症。

5.精力不足。

禁忌 陰虛火旺者或陽盛及陽強易舉者忌用；孕婦、大便秘結、小便短赤、各種血液病、各種炎症者也均應忌食。

鹿肉

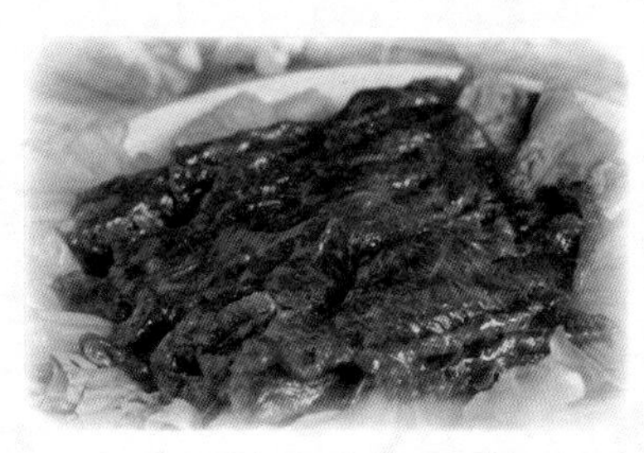

來源 為鹿科動物梅花鹿或馬鹿的肉。

性味 甘、溫。

歸經 入脾、胃、腎經。

效能 能益氣血、補虛羸、補腎益精。用於虛損羸瘦、氣血不足、體倦乏力、產後缺乳、腎虛陽衰、腎精不足、腰脊酸軟、畏寒肢冷、陽痿精少。

禁忌 陰虛陽亢或有熱者不宜食。炎熱季節不宜食。

鯊魚

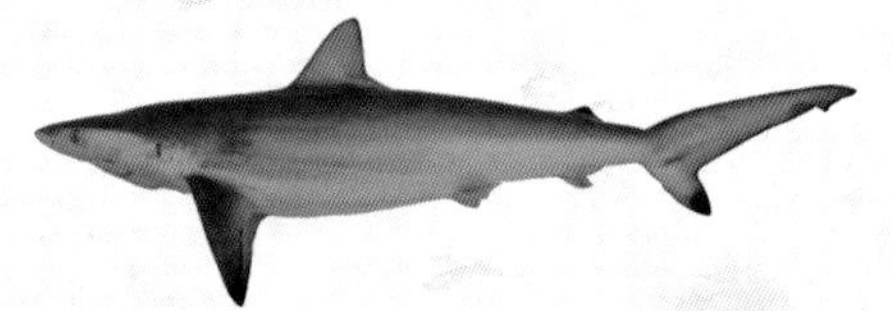

來源 為闊口真鯊或黑印真鯊或烏赤真鯊的全體。

性味 甘、平；無毒。

歸經 入脾、肺經。

效能 有暖中益氣、補虛壯腰、行水化痰的功效。

禁忌 1.鯊魚的肝臟有毒，不宜食用。
2.孕婦忌食。

魚翅

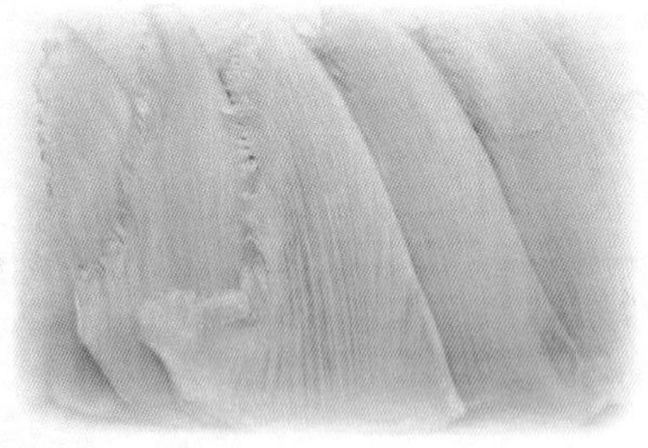

來源 為皺皮唇鯊科動物白斑星鯊或其他鯊魚的鰭。

性味 甘、平；無毒。

歸經 入脾、胃經。

效能 益氣、開胃、補虛。

禁忌 孕婦慎食。

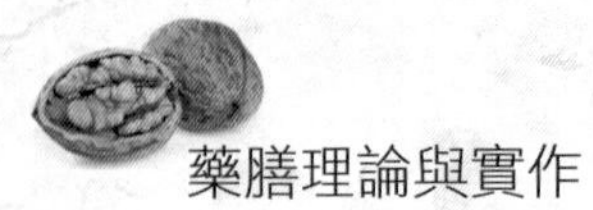

龍蝦

來源 為龍蝦科動物龍蝦的肉和全體。

性味 甘、鹹、溫。

歸經 入脾、肝、腎經。

效能 有補腎壯陽、滋陰健胃的功效，可以治腎虛陽痿、神經衰弱、筋骨疼痛。

禁忌 過敏性鼻炎、支氣管炎、過敏性皮膚炎、哮喘等患者忌食。

對蝦

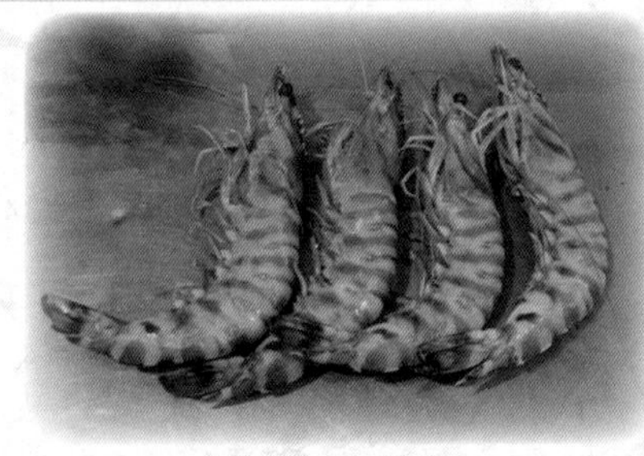

來源 為對蝦科動物對蝦的肉或全體。

性味 甘、鹹、溫。

歸經 入脾、肝、腎經。

效能 補腎壯陽、祛風通絡、益氣開胃。主治腎虛虛弱等。

禁忌 陰虛火旺者忌食。

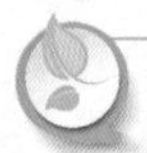

蝦

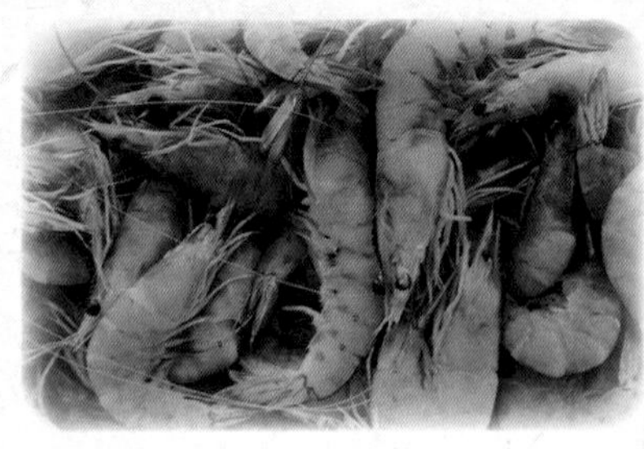

來源 為長臂蝦科動物青蝦等多種淡水蝦的全體或肉。

性味 甘、溫；有小毒。

歸經 入肝、腎經。

效能 補腎壯陽、養血固精、化瘀解毒、益氣滋陽、通絡止痛、開胃化痰。

禁忌 避免與果汁、豬肉、雞肉、紅棗、黃豆、南瓜、柑橘和柿子等一起吃。

淡菜

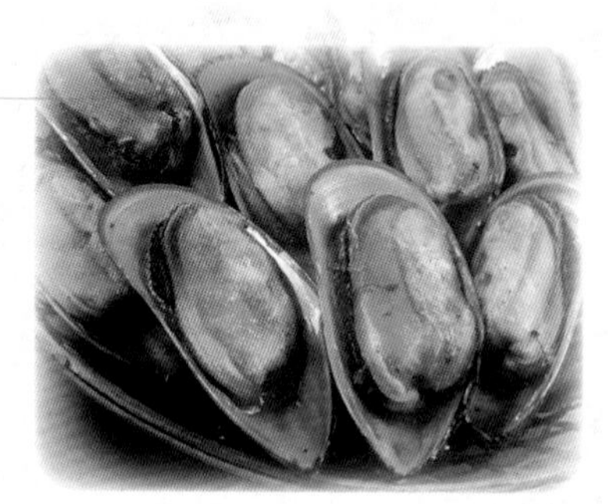

來源 為貽貝科動物厚殼貽貝及其他貽貝類的貝肉。

性味 甘、溫；無毒。

歸經 入脾、腎經。

效能 壯陽、補肝腎、益精血、滋潤毛髮、消癭瘤。治虛勞羸瘦、眩暈、盜汗、陽痿、腰痛、吐血、崩漏、帶下。

禁忌 有熱病、虛熱及皮膚病者忌食。

第二節　補陰中藥材與食材

一、補陰中藥材

南沙參

品質 以根粗大、飽滿、無外皮、色黃白者佳。

來源 為桔梗科植物輪葉沙參、杏葉沙參等的根。

性味 甘、微寒。

歸經 入肺、腎經。

效能 養陰清肺、化痰止咳。用於肺陰虧虛之證，如燥咳、久咳、咽乾喉痛，有強心、祛痰和抗真菌作用。

用量 10-15克（一天量）。

用法 煮、燉、蒸、煨。

禁忌 風寒咳嗽者忌服。

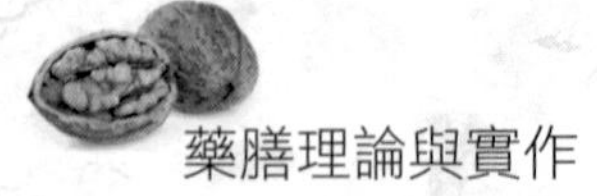

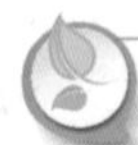

麥門冬

品質 以表面淡黃白色、肥大、質柔、氣香、味甜、嚼之發黏者佳。

來源 百合科植物沿階草或麥門冬的鬚根上的小塊根。

性味 甘、微苦、微寒。

歸經 入肺、胃、腎經。

效能 養陰潤肺、清心除煩、益胃生津。用於肺胃陰虧之證，如乾咳、肺痿、肺痛、消渴、吐血、咯血、咽乾口燥、煩熱、便燥等。有升高血糖、強心、利尿及提高耐缺氧能力的作用。

用量 9-15克（一天量）。

用法 泡、燉、蒸、煮、熬。

禁忌 風寒感冒、痰飲濕濁咳嗽和脾胃虛寒泄瀉者需慎服。

天門冬

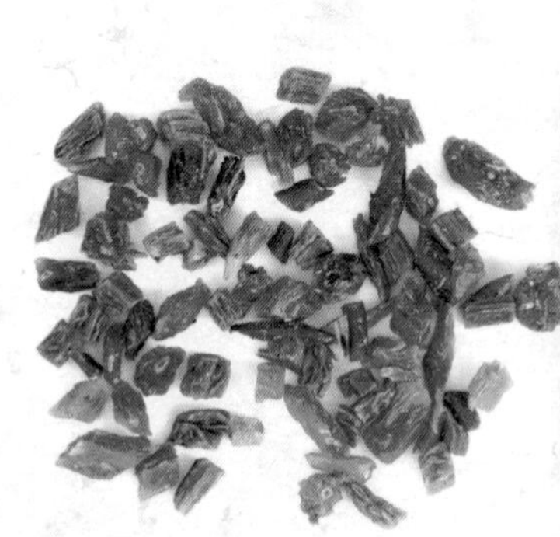

品質 以肥滿、紋密、黃白色、半透明者佳。

來源 百合科植物天門冬的塊根。

性味 甘、苦、寒。

歸經 入肺、胃經。

效能 滋陰清熱、清肺潤燥。用於肺腎陰虛之證，如燥痰、咯血、咽痛、消渴、肺痿、肺癰、便結等。有抑菌、抗腫瘤作用。

用量 6-12克（一天量）。

用法 煮、燉、蒸、熬。

禁忌 脾胃虛寒和便溏者不宜服。

玉竹

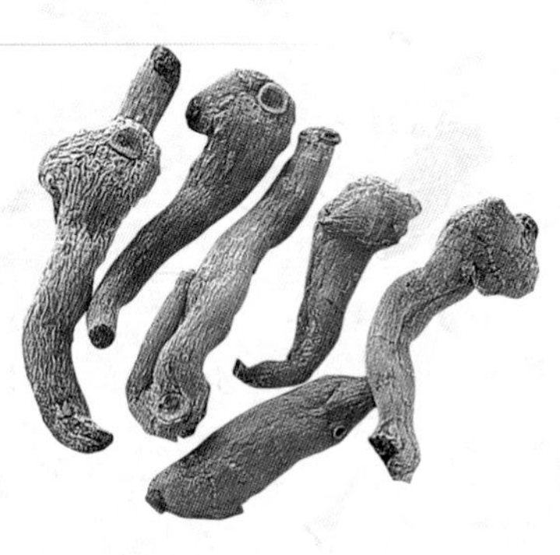

品質 以條長、肉肥、黃白色、光澤柔潤者佳。

來源 為百合科植物玉竹的根莖。

性味 甘、平。

歸經 入脾、胃經。

效能 養陰生津、除煩止渴。用於肺胃陰虛之證，如咳嗽煩渴、消穀善飢、小便頻數等。有強心、降低血壓和調節血糖等作用。

用量 9-15克（一天量）。

用法 煮、燉、熬、煨。

禁忌 1.風熱痰阻瘀滯之症及有外邪者勿用。
2.中寒腹瀉、胃部脹滿、不喜飲水、痰多、苔厚膩等溼痰盛者忌食。

百合

品質 以瓣勻肉厚、色黃白質堅、筋少者佳。

來源 百合科植物卷丹百合、細葉百合、香百合等鱗莖的莖葉。

性味 微苦、平。

歸經 入心、肺經。

效能 潤肺止咳、清心安神。用於心肺陰虛之證，如久咳、痰血、虛煩、驚悸、神志恍惚等。有增加肺灌流量、抗過敏性哮喘及止咳作用。

用量 9-30克（一天量）。

用法 蒸、煮、燉、煨。

禁忌 1.風寒咳嗽，虛寒出血、脾虛便溏者建議不要食用。
2.百合不宜多服。
3.不建議與豬肉、羊肉一起食用。

石斛

品質 以色青綠、肥壯多汁、嚼之發黏者佳。

來源 為蘭科植物金釵石斛或其他多種同屬植物的莖。

性味 甘、淡、微寒。

歸經 入胃、肺、腎經。

效能 養陰清熱、益胃生津。用於熱病傷津、病後虛熱、口乾煩渴、陰傷目暗等。

用量 6-15公克（一天量）。

用法 煮、燉、煨、燜。

禁忌 熱病早期陰未傷者，溼溫病未化燥者，脾胃虛寒者（指胃酸分泌過少者），均禁服石斛。

女貞子

品質 以顆粒大、飽滿、色灰黑、質堅實者佳。

來源 為木犀科植物女貞的果實。

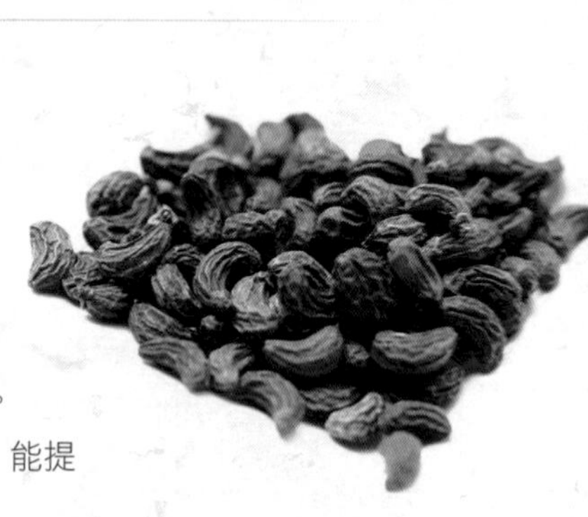

性味 甘、苦、微寒。

歸經 入肝、腎經。

效能 補肝腎、強腰膝、明目。用於陰虛內熱、頭暈、目花、耳鳴、腰膝酸軟、鬚髮早白。有強心、抗腫瘤、利尿、保肝、抗菌作用，能提高由於化療、放療引起的白血球下降。

用量 5-9公克（一天量）。

用法 煮、燉、浸。

禁忌 1.脾胃虛寒及腎陽不足者禁服。
2.脾胃虛寒泄瀉及陽虛者忌服。

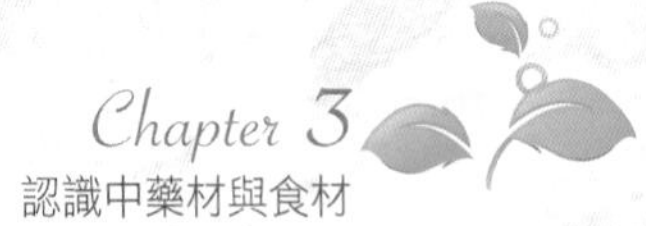

龜板

品質 以硬脆透明者佳。

來源 烏龜科動物龜的腹甲。

性味 甘、平；有毒。

歸經 入肝、腎經。

效能 滋補強壯、滋陰補腎，用於腎陰虛所致的遺精、潮熱、盜汗、骨軟、小兒囟門不合；肝腎陰虛，肝風內動所致的眩暈、耳鳴、抽搐拘攣，陰虛火旺所致的出血。

用量 5-30克（一天量）。

用法 燉、煮。

禁忌 胃有寒濕者忌服。

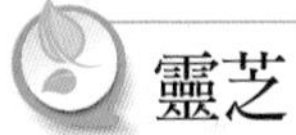

靈芝

品質 以體大、完整、色紫赤、有漆狀光澤者佳。

來源 為多孔菌科草本植物紫芝或赤芝的全株。

性味 淡、微苦、溫。

歸經 入腎、脾、肝、心、肺經。

效能 補肺益腎、健脾安神、滋補強體。用於虛勞咳喘、慢性氣管炎、頭暈失眠、食欲不振、消化不良、白血球減少、高脂血症。
具有調節副交感神經、降低膽固醇、抗動脈硬化、強心、降壓、止咳平喘、降血糖、保肝、鬆弛平滑肌及抗菌作用。

用量 3-15克（一天量）。

用法 煮、燉、浸。

禁忌
1.發熱惡寒者。
2.陰虛內熱者。
3.手術前後一周內，或正在大出血者。
4.對靈芝過敏者。
5.某些自身免疫功能失調病症的病人（例如硬皮病）。
6.孕婦不宜吃靈芝。

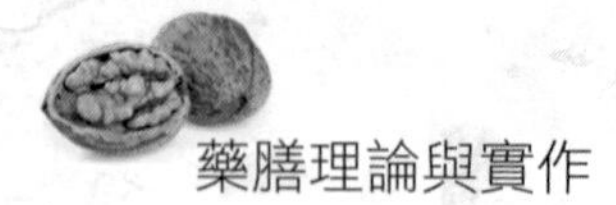

蛤蟆油

品質 以塊大、肥厚、黃白色、有光澤、不帶皮膜、無血筋及卵子者佳。

來源 為蛙科動物中國林蛙或黑龍江林蛙的雌性乾燥輸卵管。

性味 甘、鹹、平。

歸經 入肺、腎經。

效能 補腎益精、潤肺養陰。用於產後虛弱、肺癆咳嗽、吐血、盜汗等。

用量 6-9公克（一天量）。

用法 煮、熬、蒸。

禁忌 感冒、痰濕咳嗽、腹瀉者禁服。

二、補陰類食材

番茄

來源 為茄科植物番茄的新鮮果實。

性味 甘、酸、微寒。

歸經 入肝、脾、胃經。

成分 茄紅素、類胡蘿蔔素、磷、鐵、鉀、鈉、鎂、維生素A、維生素B群、維生素C等。

效能 生津止渴、健胃消食。適用於口渴、食慾不振。

禁忌 1.空腹不宜。
2.未成熟者勿食。

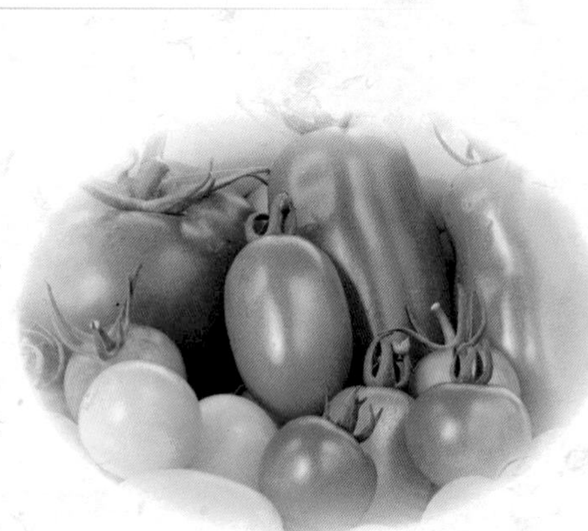

豇豆

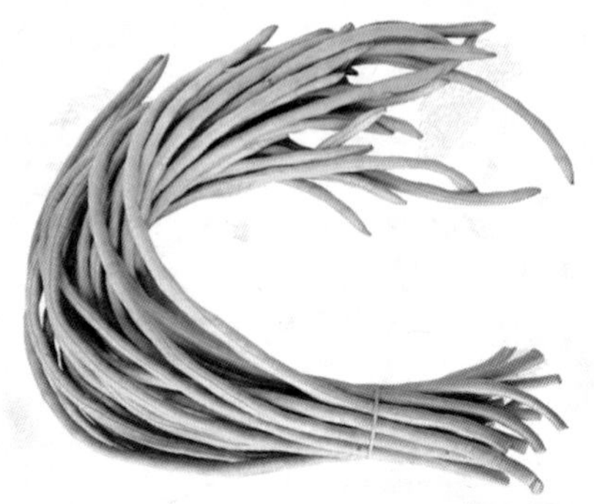

來源 為豆科植物豇豆的種子。

性味 甘、平。

歸經 入脾、腎經。

成分 含有澱粉、蛋白質、菸鹼酸、維生素（B_1、B_2）等。

效能 健脾、補腎。使用於脾胃虛弱、瀉痢、消渴、白帶、小便頻數等。

禁忌 腹脹者忌食。

芝麻

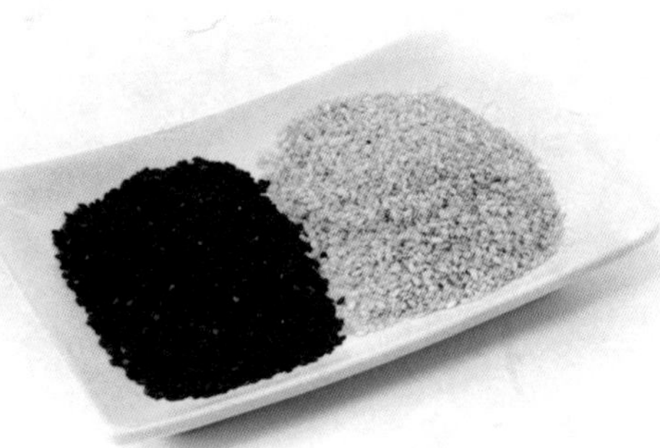

來源 胡麻科植物脂麻的種子。

性味 甘、平。

歸經 入肝、腎、肺、脾經。

成分 白芝麻含脂肪油、蛋白質、粗纖維、醣類、灰分（含鈣量較多）。

黑芝麻含脂肪油、蛋白質、葉酸、甾醇、芝麻素、芝麻粉、維生素E、醣類、卵磷脂、鈣等。

效能 補肝腎、潤五臟。用於肝腎精血不足所致眩暈、鬚髮早白、腰酸軟、腸燥便秘等。

禁忌 慢性腸炎、腹瀉者忌食；男子陽痿、遺精者忌食。

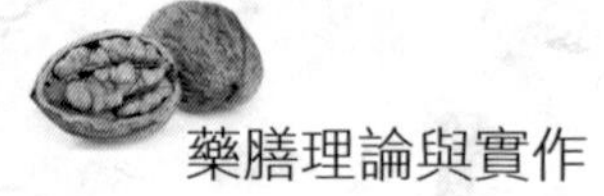

桃

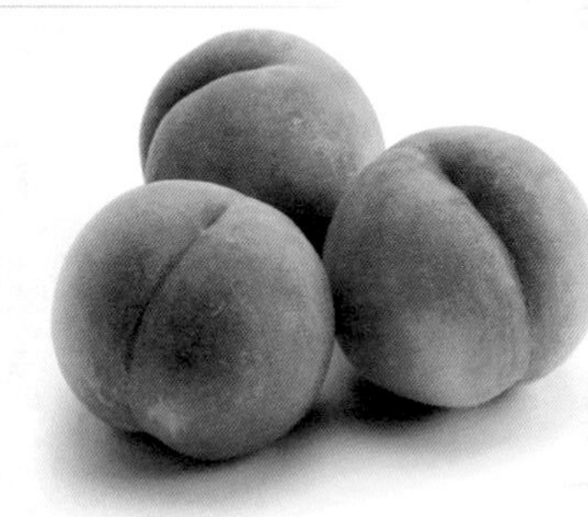

來源 為薔薇科桃的成熟果實。

性味 甘、酸、溫。

歸經 入腸、胃經。

成分 含有蛋白質、脂肪、碳水化合物、鈣、磷、鐵、胡蘿蔔素、維生素（B_1、B_2、C）等。

效能 生津、潤腸、活血、消積等。

禁忌 未成熟者勿食。

梨

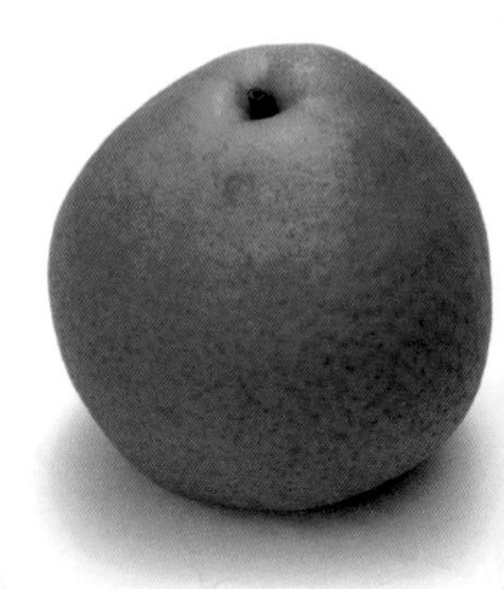

來源 薔薇科植物白梨、沙梨、秋子梨等栽培種的果實。

性味 甘、微酸、涼。

歸經 入肺、胃經。

成分 含有醣類、檸檬酸、維生素（B_1、B_2、A）、鈣、磷、鐵、微量蛋白質等。

效能 生津、潤燥、清熱化痰。用於熱病津傷口渴、消渴、熱痰咳嗽、噎膈、便秘等。

禁忌 脾胃虛弱者少食，胃酸過多者少食，糖尿病患者少食。

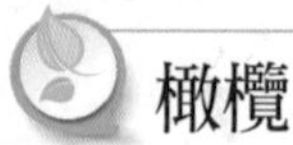

橄欖

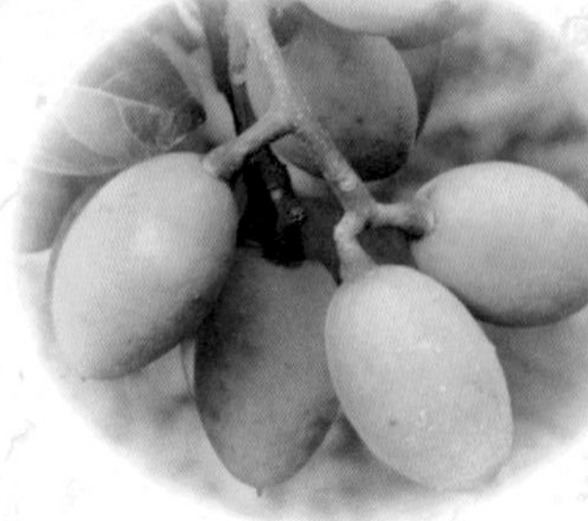

來源 橄欖科植物橄欖的果實。

性味 甘、澀、酸、平。

歸經 入肺、胃經。

成分 含有蛋白質、碳水化合物、鈣、磷、鐵、維生素C等。

效能 生津、清肺、利咽、解毒。用於咽喉腫痛、煩渴、咳嗽、菌痢等。

禁忌 脾胃虛弱及胃酸過多者慎食。

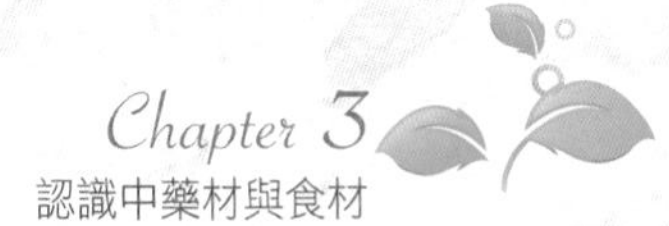

椰子漿（汁）

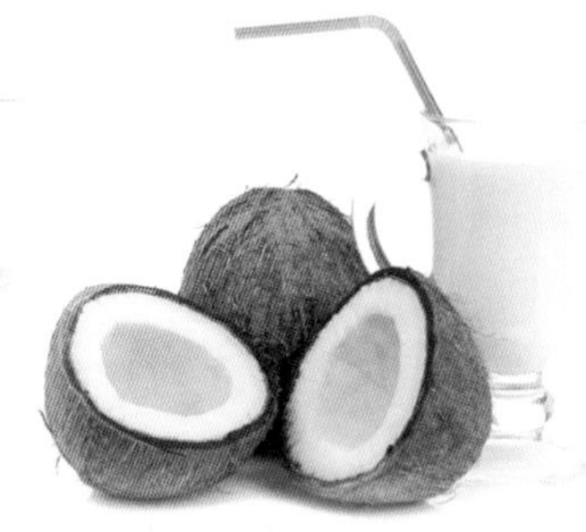

來源 為棕櫚科植物椰胚乳的漿液。

性味 甘、溫。

歸經 入脾、胃、大腸經。

成分 含有葡萄糖、蔗糖、果糖等。

效能 滋陰、清暑、利水。用於消渴、水腫等。

禁忌 多食動氣。

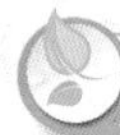

向日葵子

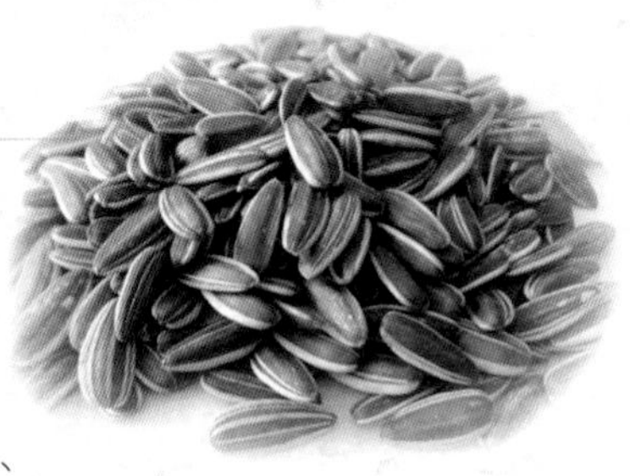

來源 菊科植物向日葵的種子。

性味 甘、淡、平。

歸經 入肺、大腸經。

成分 含有大量脂肪油，其中有多量的亞油酸，尚含磷脂、β-穀甾醇等。

效能 滋陰、透疹、止痢、通氣透膿。用於食慾不振、虛弱頭風、血痢、痲疹不透等。

禁忌 炒後性溫燥，多食易引起口乾、口瘡、牙痛、便燥等「上火」症狀，食療時多生用或與其他食品一同煮食。

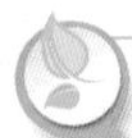

松子

來源 松科植物紅松的種子

性味 甘、微溫。

歸經 入肝、肺、大腸經。

成分 含有蛋白質、不飽和脂肪油酸（如亞油酸、亞麻油酸）、維生素E等。

效能 滋陰、熄風、潤肺、滑腸。用於頭眩、燥咳、吐血、便秘等。

禁忌 脾虛便溏、腎虧遺精、濕痰多者，一般不宜多吃松子。另含豐富的油脂，膽功能嚴重不良者應慎食。

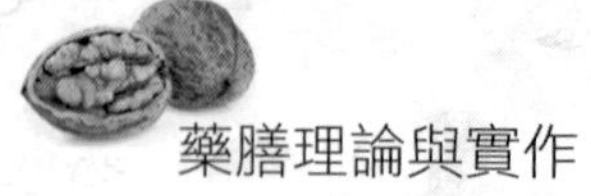

烏骨雞

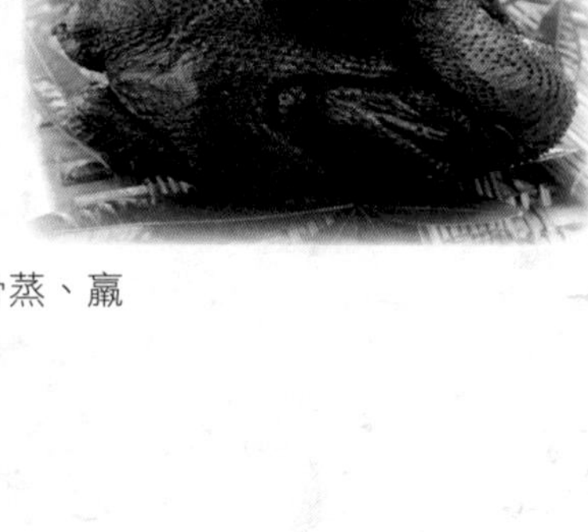

來源 為雉科動物烏骨雞的肉或全體。

性味 甘、平。

歸經 入肝、腎經。

成分 含有蛋白質、鈣、磷、鐵、維生素（B_1、B_2、E）、菸鹼酸等。

效能 滋陰清熱、補肝益腎、健脾止瀉。用於虛勞骨蒸、羸瘦、消渴、脾虛滑泄、下痢等。

禁忌 感冒、腎臟病者忌食。

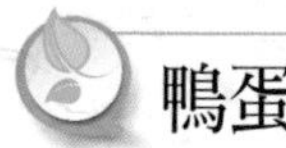

鴨蛋

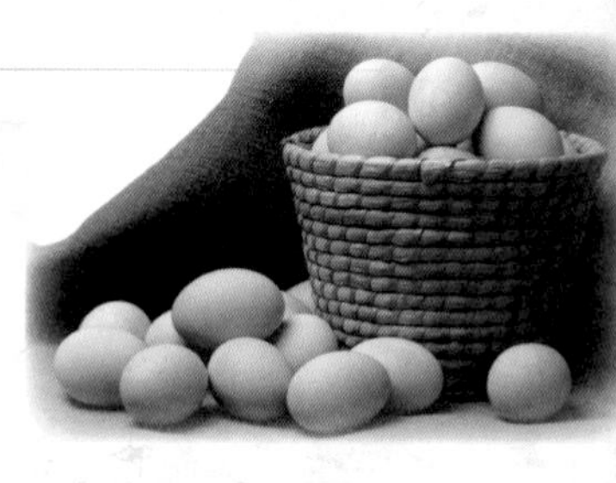

來源 鴨科動物家鴨的卵。

性味 甘、鹹、涼。

歸經 入肺、脾經。

成分 含有蛋白質、鈣、磷、鐵、鉀、鈉、氯、維生素（A、B_1、B_2）、菸鹼酸等。

效能 大補虛勞、清肺滋陰、潤肺美膚。可用於咳嗽、喉痛、齒痛、泄痢等。

禁忌 不吃未熟鴨蛋（易誘發疾病）、脾陽不足及腎炎、癌症者忌食。

豬肉

來源 豬科動物豬的肉。

性味 甘、鹹、平。

歸經 入脾、胃、腎經。

成分 含脂肪、蛋白質、鈣、碘、磷、鐵、維生素（B_1、B_2、C）、菸鹼酸等。

效能 滋陰潤燥、補血。用於熱病傷陰、燥咳、便秘、氣血虛虧、羸瘦體弱等。

禁忌 體胖、多痰者慎食；冠心病、高血壓、高血脂者忌食肥肉；風邪偏盛者忌食豬頭肉。

豬腎

來源 豬科動物豬的腎臟。

性味 鹹、平。

歸經 入腎經。

成分 含蛋白質、脂肪，另含碳水化合物、各種維生素、鈣、磷、鐵等成分。

效能 補虛勞損、補腎壯腰。治腎虛腰痛、身面水腫、遺精、盜汗、老人耳聾、赤白帶等。

禁忌 虛寒及小兒忌食。

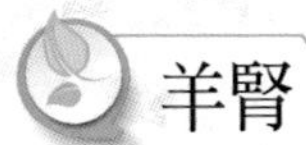

羊腎

來源 牛科動物山羊或綿羊的腎臟。

性味 甘、溫。

歸經 入腎經。

成分 含有蛋白質、鈣、磷、鐵、維生素（A、B_1、C）等。

效能 補腎氣、益精髓。用於腎虛勞損、腰膝疲軟、足膝痿弱、耳聾、陽萎、尿頻、遺尿等。

禁忌 腎臟病及痛風者忌食。

魚鰾

來源 為石首科大黃魚、小黃魚或鱘科動物中華鱘、黃魚等的魚鰾（雄魚的精囊）。

性味 甘、平。

歸經 入腎、肝經。

成分 含有蛋白質、脂肪、碳水化合物、鈣、磷、鐵等。

效能 補腎益精、補肝息風、止血、補精益血等。

禁忌 胃呆痰多者忌服。

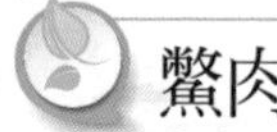

鱉肉

來源 鱉科動物中華鱉的肉。

性味 甘、平。

歸經 入肝經。

成分 含有蛋白質、鈣、磷、鐵維生素（A、B_1、B_2）等。

效能 滋陰涼血，治骨蒸勞熱、久瘧、久痢、崩漏帶下、瘰癧等。

禁忌 肝炎、失眠、孕婦及產後泄瀉者忌食。腸胃功能虛弱、消化不良的人應慎吃。幼兒少吃。

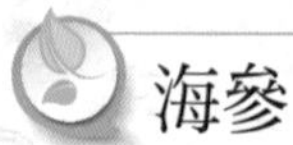

海參

來源 刺參科動物刺參或其他種海參的全體。

性味 甘、鹹、溫。

歸經 入心、腎、脾、肺經。

成分 含有粗蛋白質、碘、鈣、磷、鐵、三萜醇等。

效能 補腎益精、養血潤燥、強精壯陽。主治腎精虧虛、陽痿遺精、小便頻數、腰酸乏力、陰血虧虛、形體消瘦、潮熱咳嗽、咯血、消渴、大便秘結等。

禁忌 急性腸炎、肝功能差、菌痢、氣喘、大便溏薄、出血兼有瘀滯、濕邪阻滯、感冒咳痰及腎功能差者忌食。

茶葉

來源 山茶科植物茶的芽葉。

性味 苦、甘、涼。

歸經 入胃經。

成分 含有咖啡因、茶鹼、兒茶素、維生素（B_1、B_2、C、E、K、菸酸、葉酸）等。

效能 生津止渴、清熱解毒、祛濕利尿、消食止瀉、清心提神。用於內熱口渴、消化不良、小便不利、大便溏薄、神疲乏力。

禁忌 感冒發燒、胃潰瘍及失眠者忌服。

第三節　補血中藥材與食材

一、養血中藥材

熟地黃

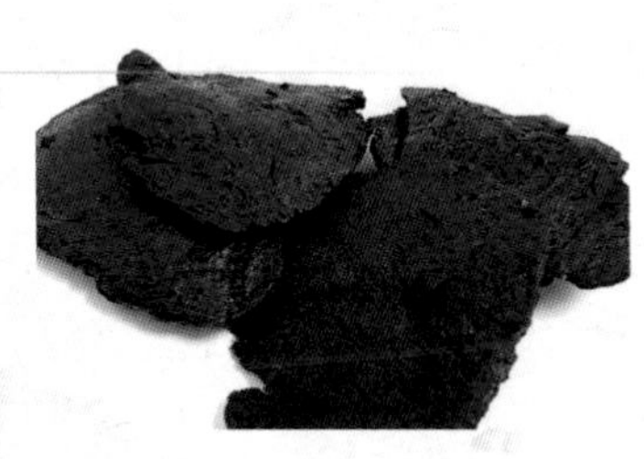

品質　以體大、質重、切斷面油潤烏黑、味甜者為佳。

來源　為玄參科植物地黃或懷慶地黃的根莖。

性味　甘、微溫。

歸經　入肝、腎經。

效能　補血滋陰。用於陰血虧虛之證，如腰膝酸軟、勞嗽、遺精、小便頻數、耳聾耳鳴、視物昏花等。有提高細胞免疫、增強心肌收縮力、降血壓、降血糖、止血、利尿、抗癌與鎮靜作用。

用量　10-30克（一天量）。

用法　蒸、煮、燉、浸酒。

禁忌　1.胃虛食少和脾虛腹瀉者忌服。
2.脘腹脹滿及食少便溏者忌服。

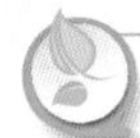

當歸

品質　川產力剛善攻，秦產力柔善補。以秦產頭圓尾多、肥潤氣香者良，名馬尾當歸。尾粗堅枯者，名鑱頭當歸，只宜發散。

來源　為繖形科植物當歸的根。

性味　甘、辛、溫。

歸經　入心、肝、脾經。

效能　補血和血、調經止痛、潤燥滑腸。用於血虛失養之證，如月經不調、崩漏、經閉、頭痛、眩暈、腸燥便秘等。有提高免疫、抗氧化、清除自由基、增加冠狀動脈血流量、降低心肌耗氧量、抗心律不整、降血脂、抗動脈硬化、抗血栓形成、抗輻射損傷、抗腫瘤、消炎及鎮痛、鎮靜作用。

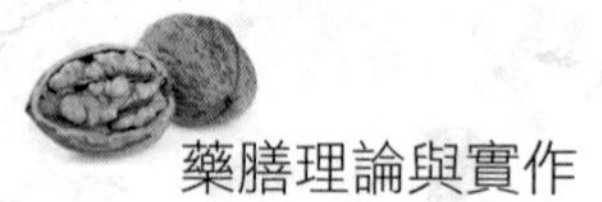

用量 10-15克（一天量）。

用法 煮、燉、熬、浸。

禁忌 1.月經過多、有出血傾向、陰虛內熱、大便溏泄者均不宜服用。
2.熱盛出血患者禁服，濕盛中滿及大便溏泄者慎服。
3.孕婦禁用。

阿膠

品質 以色烏黑、外形平整、色澤光亮均勻、斷面紫紅、質硬脆、對光照呈半透明、無腥氣、無明顯油泡及雜物者為佳。

來源 馬科動物驢的皮去毛後熬製而成的膠塊。

性味 甘、平。

歸經 入肺、肝、腎經。

效能 補血養陰、潤燥安胎。用於陰血虧虛之證，如貧血、產後血虛、心悸、燥咳、吐血、便血、崩漏、月經不調、先兆流產等。

用量 5-15克（一天量）。

用法 隔水烊化，作湯液中服用。

禁忌 胃部脹滿、消化不良、飲食不香、屬脾胃虛弱者應慎用阿膠。

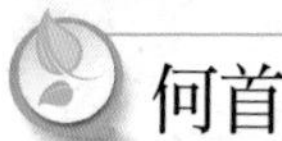

何首烏

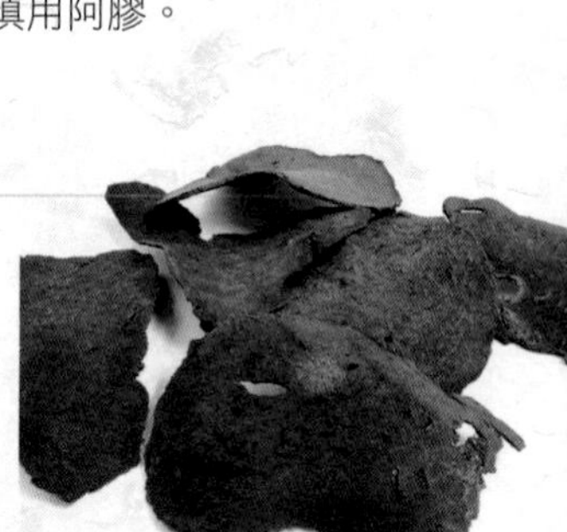

品質 赤雄入血分，白雌入氣分，以大如拳五瓣者良。

來源 為蓼科植物何首烏的塊根。

性味 甘、苦、澀、微溫。

歸經 入肺、腎經。

效能 養血益陰、補肝益腎。用於髮鬚早白、頭暈耳鳴、腰膝軟弱等。有降血糖、降血脂、抗動脈硬化作用。

用量 10-15克（一天量）。

用法 製用（用黑豆炮製過）、煮、燉、煨。

禁忌 1.忌用鐵器煎藥。
2.大便溏瀉及濕痰較重者忌服。

枸杞子

品質 以紅潤少核者良。

來源 茄科灌木植物枸杞或寧夏枸杞的成熟果實。

性味 甘、平。

歸經 入肝、腎經。

效能 滋陰補血、益精明目。用於目昏、眩暈、耳鳴、腰膝酸軟、糖尿病等。能促進免疫功能、降血脂、抗脂肪肝、抗衰老、促進骨髓造血功能，並有雌激素樣作用和生長刺激作用。

用量 10-25克（一天量）。

用法 煮、燉、蒸、浸。

禁忌 1.腹瀉者忌吃。
2.流鼻血者慎吃。
3.脾虛者慎吃。

龍眼肉

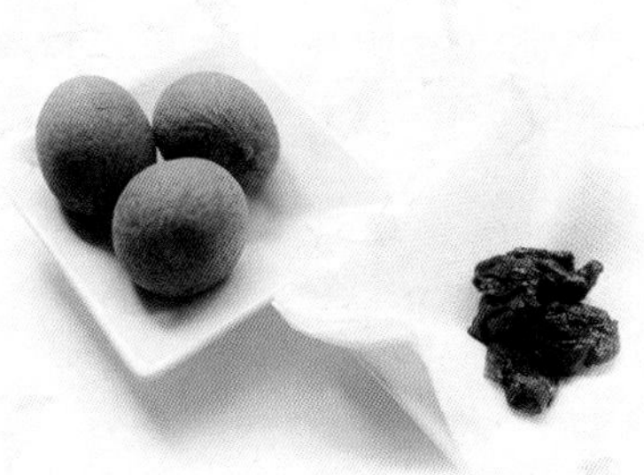

品質 以肉厚、質柔軟、細嫩、棕黃色、半透明、味甜者為佳。

來源 為無患子科植物龍眼的成熟果實。

性味 甘、溫。

歸經 入心、脾經。

效能 益心脾、補氣血。用於心悸怔忡、健忘失眠、貧血、體虛乏力等症。對神經性心悸有一定療效。煎劑在體外對痢疾桿菌有抑制作用。

用量 5-15克（一天量）。

用法 煮、燉、蒸。

禁忌 1.有上火發炎症狀時不宜食用。
2.孕婦不宜過多食用。

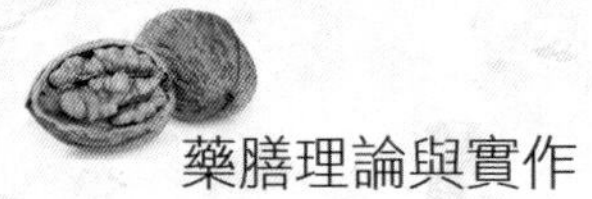

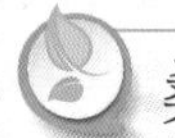

桑椹

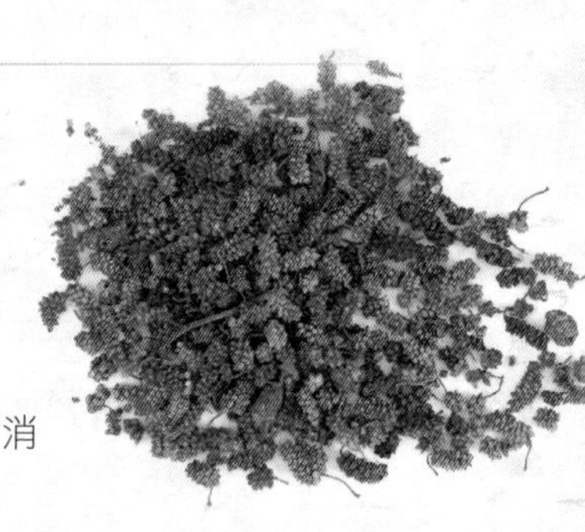

品質 以個大、肉厚、紫紅色、糖性大者為佳。

來源 為桑科植物桑的果穗。

性味 甘、寒。

歸經 入肝、腎經。

效能 補肝、益腎、息風、滋液。用於肝腎陰虧、消渴、便秘、目暗、耳鳴、關節不利等。

用量 5-15克（一天量）。

用法 煮、燉、蒸。

禁忌 1.熬桑椹膏時忌用鐵器。
2.過量食用後容易發生溶血性腸炎。
3.兒童不宜多吃桑椹。
4.脾虛便溏者忌用。
5.糖尿病人應忌食。

二、養血類食物

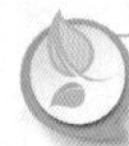

菠菜

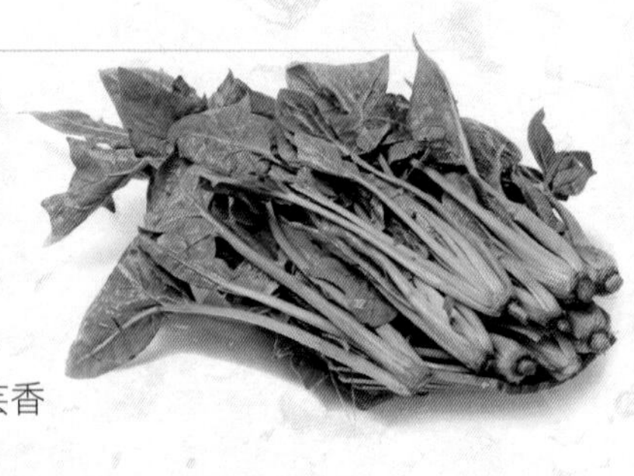

來源 為藜科植物菠菜的帶根全草。

性味 甘、涼。

歸經 入心、肝、脾經。

成分 含有蛋白質、脂肪、碳水化合物、鈣、磷、鐵、胡蘿蔔素、維生素（B_1、B_2、C）、芸香苷等。

效能 有潤燥滑腸、清熱除煩、生津止渴、養血止血、養肝明目的作用。可治肝經有熱、頭昏煩熱、痔瘡便血、衄血、壞血病、慢性便秘、口角潰瘍、唇炎、舌炎、皮炎等症。

禁忌 兒童及孕婦慎食。

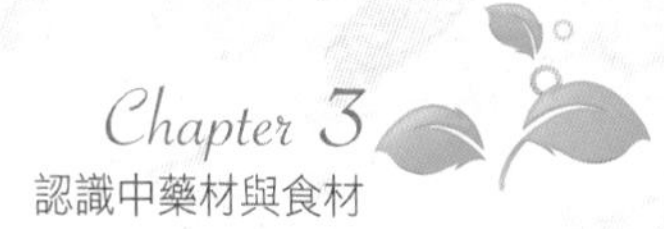

胡桃仁

來源 胡桃科植物胡桃的種仁。

性味 甘、溫。

歸經 入腎、肺、肝經。

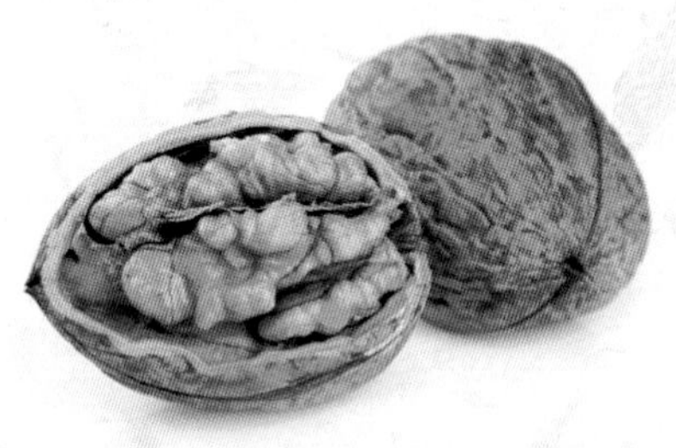

成分 含有脂肪油、蛋白質、鈣、磷、鐵、維生素（B_2、C）、胡蘿蔔素。

效能 補腎固精、溫肺定喘、潤腸通便。主治腰痛腳弱、尿頻、遺尿、陽痿、遺精、腸燥便秘等。

禁忌 陰虛火旺、痰熱咳嗽及便溏者忌食。

花生

來源 為豆科植物落花生的種子。

性味 甘、平。

歸經 入脾、肺經。

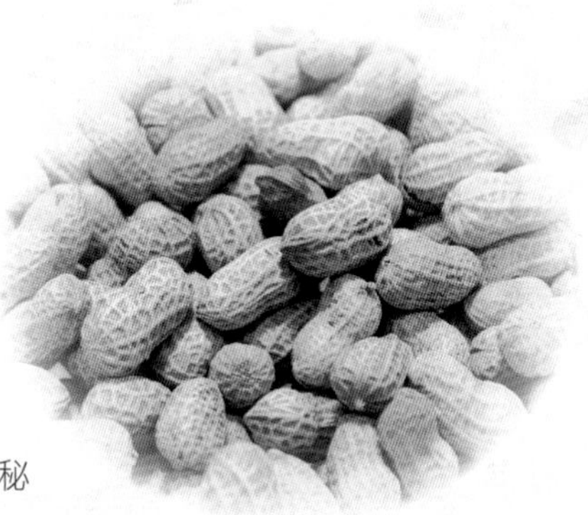

成分 含有蛋白質、脂肪油、氨基酸、卵磷脂、維生素（B_1、B_2、A、C）、泛酸、鈣、磷、鐵等。

效能 養血補脾、潤肺化痰、滋養調氣、止血增乳、潤腸通便。使用於燥咳、反胃、腳氣、乳婦奶少、貧血、腸燥便秘等症。

禁忌 痛風、切除膽囊、慢性胃腸炎、糖尿病及減肥者忌食。

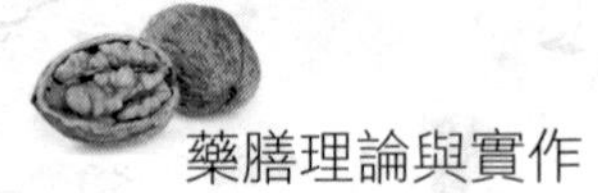

雞蛋

來源 雉科動物家雞的卵。

性味 甘、平。雞蛋清：甘、涼；雞蛋黃：甘、平。

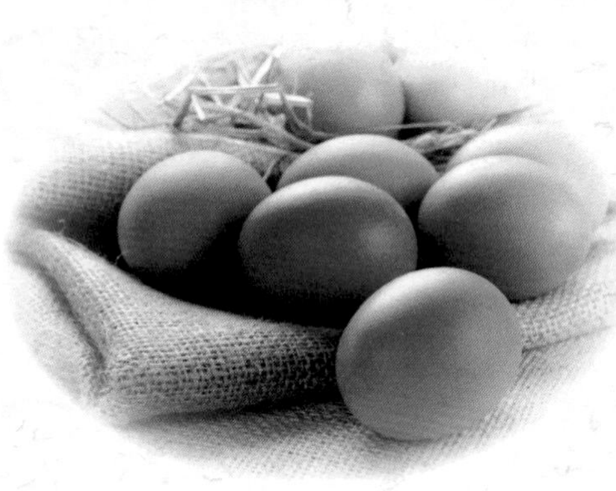

歸經 入心、脾經。

成分 含蛋白質、脂肪、多種維生素、鈣、磷、鐵、氨基酸。

效能 養心安神、補血、滋陰潤燥、養血發胎。使用於心煩不眠、燥咳聲啞、目赤咽痛、胎動不安、產後口渴、下痢、燙傷、虛人羸弱。

禁忌 肝、腎或心血管疾病的患者慎食。

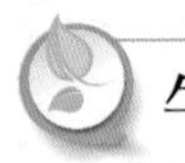

牛筋

來源 牛科動物黃牛或水牛的蹄筋。

性味 甘、平。

歸經 入肝經。

成分 含豐富的膠原蛋白質，脂肪含量低。

效能 益氣補虛、溫中暖中。治虛勞羸瘦、腰膝酸軟、產後虛冷、腹痛寒疝、胃中虛寒、反胃等。

禁忌 1.感染性疾病、肝病、腎病的人慎食；黃牛肉為發物，患瘡疥濕疹、痘痧、瘙癢者慎用。

2.老人、兒童、消化不良者少吃。

羊脛骨和脊骨

來源 牛科動物山羊或綿羊的脛骨、脊骨。

性味 甘、溫。

歸經 入肝、腎經。

成分 含有大量的磷酸鈣，少量碳酸鈣，微量的氟、氯、鈉、鉀、鐵、鋁、骨膠原、骨類黏蛋白、彈性硬蛋白、磷脂等。

效能 補肝腎、強筋骨、補血。用於虛勞羸瘦、腰膝無力、筋骨攣痛、白濁、久瀉、久痢等。

禁忌 發燒者忌食；素體火盛者慎服。

鯧魚

來源 鯧科動物銀鯧的肉。

性味 甘、平、溫。

歸經 入脾、胃經。

成分 含有蛋白質、不飽和脂肪酸DHA與EPA、碳水化合物、鈣、磷、鐵及二甲胺（dimethylamine）等。

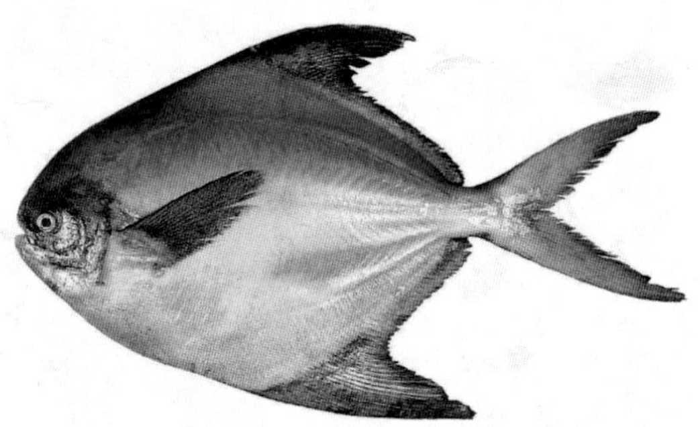

效能 益氣養血、舒筋利骨。主治消化不良、貧血、筋骨酸痛、四肢麻木等。

禁忌 痛風、糖尿病、過敏性皮膚病者忌食。鯧魚卵有毒，勿食。

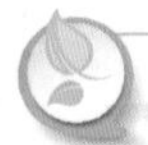 蛤蜊肉

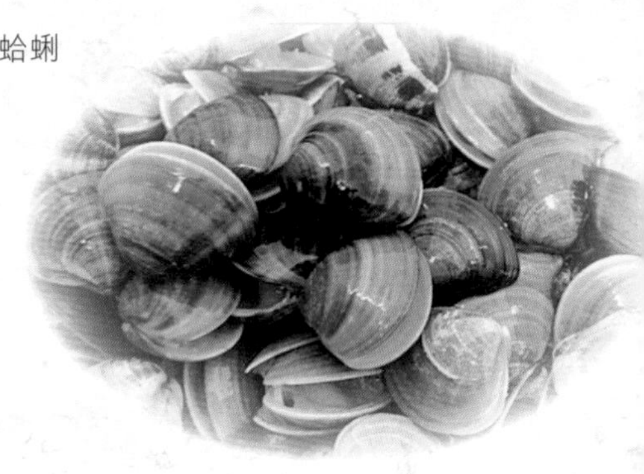

來源 為蛤蜊科動物回角蛤蜊或其他各種蛤蜊的肉。

性味 鹹、寒。

歸經 入胃經。

成分 含有蛋白質、脂肪、碳水化合物、鈣、磷、鐵、維生素（A、B_1、B_2）、碘等。

效能 滋陰、利水、化痰、軟堅。治消渴、水腫、痰積、癭瘤、痔瘡等。

禁忌 腹瀉、脾胃虛寒及寒性胃痛腹痛者，感冒、月經來潮期間、婦人產後忌食。

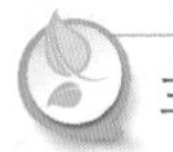 羊乳

來源 為牛科動物山羊或綿羊的乳汁。

性味 甘、溫。

歸經 入胃、腎經。

成分 含有蛋白質、脂肪、碳水化合物、鈣、磷、鐵、硫氨素、核黃素、維生素（A、C）、上皮生長因子等。

效能 益五臟、補勞損、養心肺、利皮膚、潤毛髮、明目、使人潤澤。

禁忌 體虛夾有濕熱重（頭暈悶、身軟乏力、渴不欲飲、大便稀溏不爽、白帶黃臭量多等）忌食，如體質熱重、感冒咳嗽、咳黃膿痰、發燒、瘡疔、癢疹等忌食。

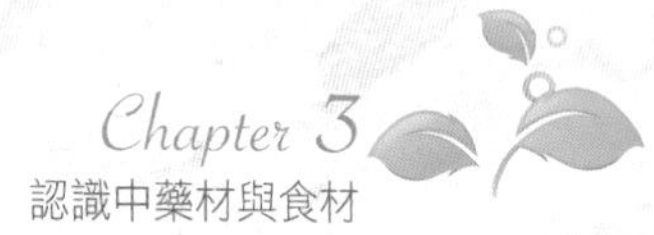

第四節　清熱中藥材

菊花

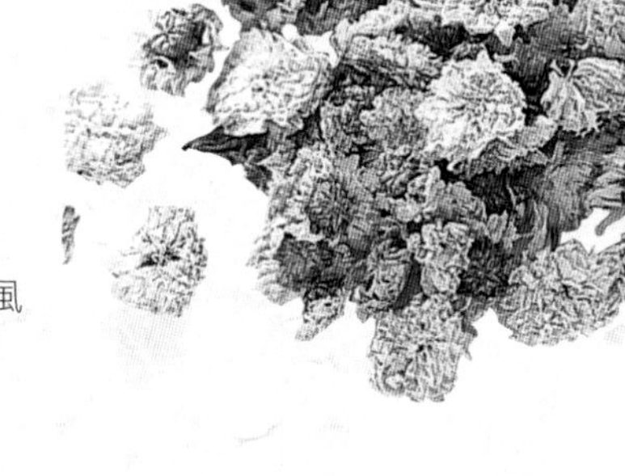

品質 以花朵完整、顏色鮮豔、氣清香、無雜質者佳。

來源 菊科多年生草本植物菊的頭狀花序。

性味 辛、甘、苦，微寒。

歸經 入肺、肝經。

效能 疏風散熱、解毒、明目。外感風熱、風熱眼痛、肝陽上亢的頭痛、頭暈眼花。

用量 10~15克（一天量）。

用法 泡茶飲用。

禁忌 脾胃虛寒者慎用。

荷葉

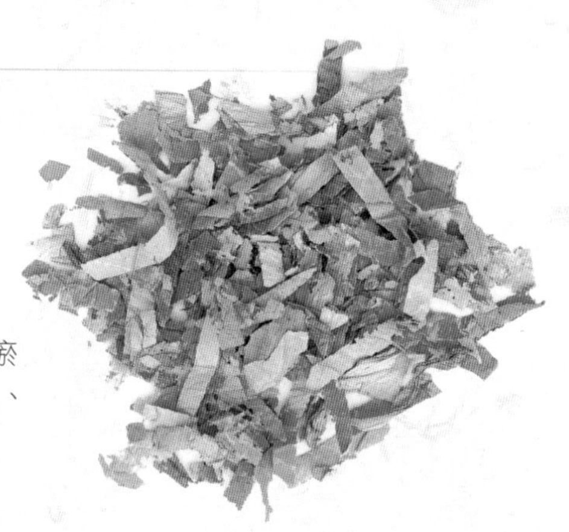

品質 以葉大、完整、色綠、無斑點者佳。

來源 睡蓮科多年生水生草本植物蓮的葉。

性味 苦、澀，平。

歸經 入心、肝、脾經。

效能 清香升散。具有消暑利濕、健脾昇陽、散瘀止血的功效。主治暑熱煩渴、瀉痢、便血、損傷瘀血。

用量 3~10克（一天量）。

用法 煎煮。

禁忌 1.上焦邪盛忌用。
2.忌鐵器。

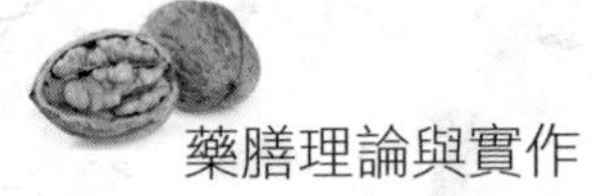

金銀花

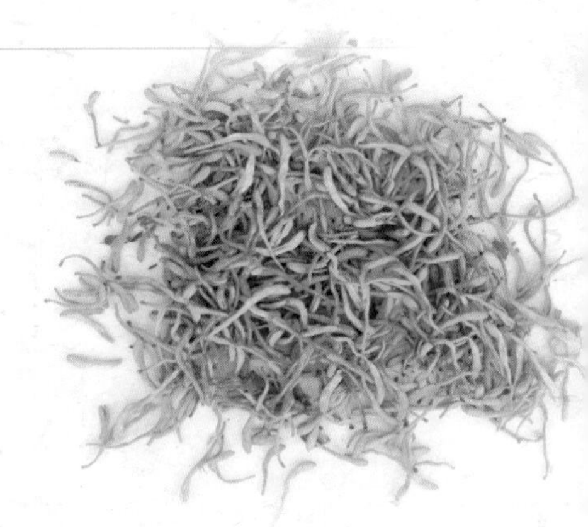

品質 以未開放、色淡、肥大、氣清香者佳。

來源 忍冬科多年生藤本植物忍冬的花蕾。

性味 甘、寒。

歸經 入脾、胃、大腸經。

效能 能解熱，可消暑氣、清肺熱，更具有消炎、解瘡毒的效果。

用量 10~15克（一天量）。

用法 泡、煎煮。

禁忌 1.脾胃虛弱者不宜常用。
2.不適合長期使用。

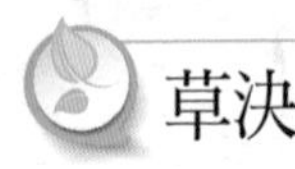

草決明

品質 外觀呈菱方形，狀如馬蹄，一端稍尖，一端截狀，故亦稱馬蹄決明。表面黃褐色或綠褐色，平滑而具有光澤，兩面各有一凸起的棕色稜線，稜線兩側各有一條淺色而稍凹陷的線紋。質硬不易破碎，橫切面皮薄，可見灰白色至淡黃色的胚乳，子葉黃色或暗棕色，強烈摺疊而皺縮者佳。

來源 豆科植物決明和小決明的成熟種子。

性味 鹹、苦、平，涼；無毒。

歸經 入肝、膽、腎經。

效能 可明目、通便、降血壓，亦是一種營養強化的利尿劑。功能為清熱明目、潤腸通便。用於目赤澀痛、羞明多淚、頭痛眩暈、目暗不明、大便秘結等症。本品主含蒽醌類化合物大黃素、大黃酚、大黃素甲醚、決明素、決明子素、決明子苷、揮發油等成分。具有抗菌、抗真菌、保肝、降壓、降血脂、抗血小板聚集、瀉下等藥理作用。

用量 9~15克（一天量）。

用法 煎煮。

禁忌 泄瀉和血壓低者慎用。

胖大海

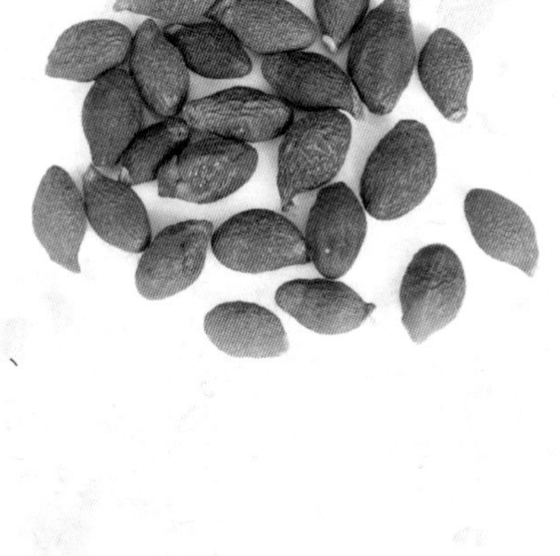

品質 以個大、色棕、表面皺紋細、微有光澤、振搖不響、不破裂者為佳。

來源 梧桐科落葉喬木胖大海的乾燥成熟種子。

性味 甘，微澀平，微涼。

歸經 入肺、大腸經。

效能 清肺熱、潤肺、化痰、止嗽、利咽、通便。治嗽痰肺熱、聲音嘶啞、喉嚨痛、透疹、內痔便血。

用量 內服2～3粒（一天量）。

用法 沸水泡服或煎湯服。

禁忌 脾虛寒瀉者慎服。

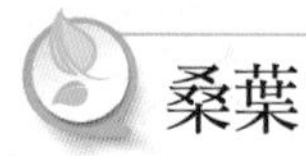

桑葉

品質 以葉片完整、大而厚、色黃綠、質脆、無雜質者佳。

來源 桑科落葉小喬木植物桑的葉。

性味 甘、苦、寒。

歸經 入肺、肝經。

效能 解熱、祛痰、鎮咳、消炎。感冒頭痛、肺熱和風熱咳嗽、充血性眼疾、扁桃腺炎。

用量 5~10克（一天量）。

用法 煎煮。

禁忌 不可食用過量，過量會導致身體中的精血受到損傷，同時脾胃也會變冷。

Chapter 4

體質與藥膳

第一節　陽虛體質

第二節　陰虛體質

第三節　血虛體質

第四節　陰陽兩虛

第五節　實熱體質

第六節　濕熱體質

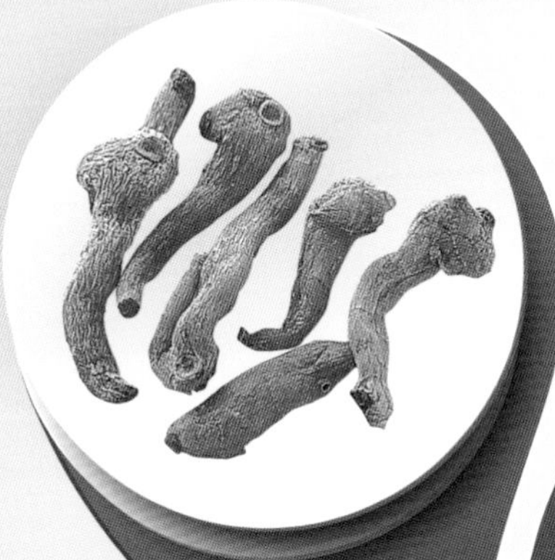

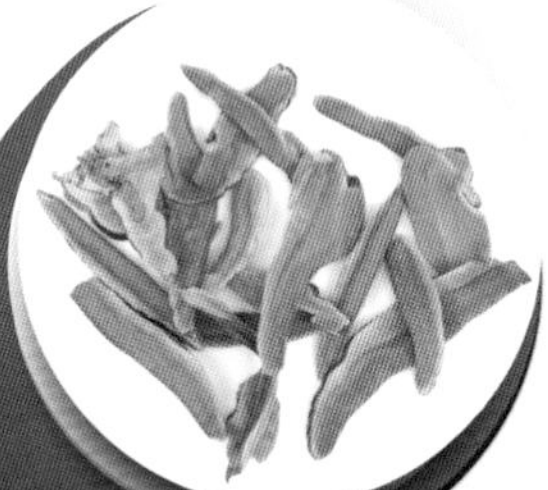

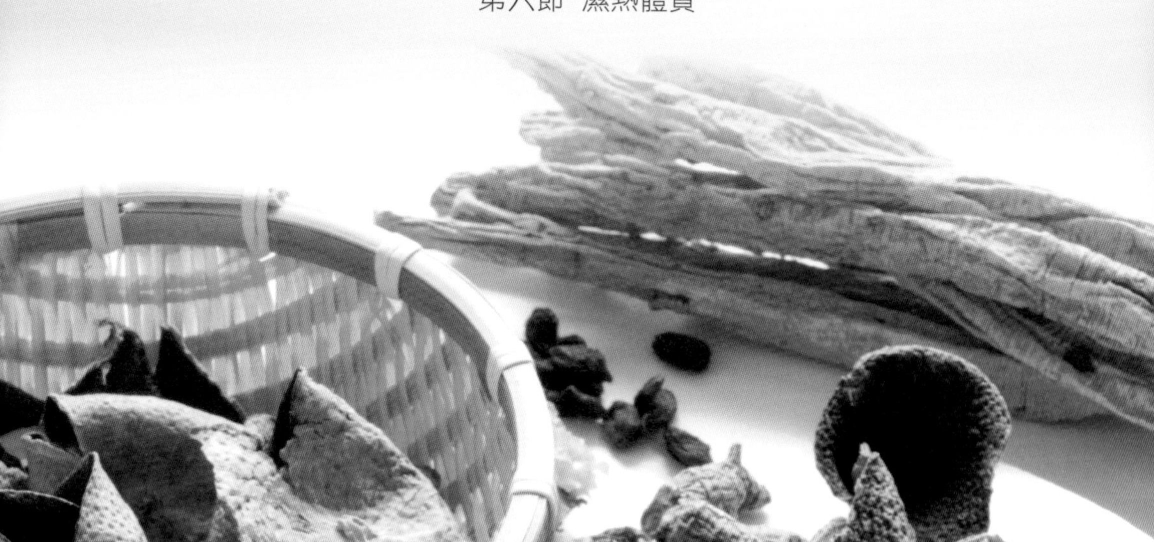

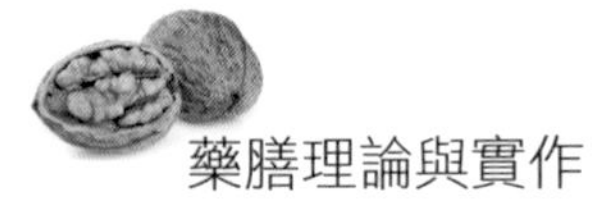

第一節　陽虛體質

對陽虛體質的人，需要使用補陽的中藥及藥膳來調整體質，讓身體達到陰陽平衡健康的體質，臨床上常用的中藥及藥膳如下：

一、補陽中藥及藥膳

(一)鹿茸

藥膳方選

1.鹿茸5克，菟絲子15克，小茴香9克，羊腎1對。共燉，食肉喝湯。治腎虛腰痛，遇勞則甚。《中國藥膳學》

2.鹿茸15克，山藥30克，生薄絹裹，酒浸7日。飲酒。治陽萎、尿頻。《普濟方》

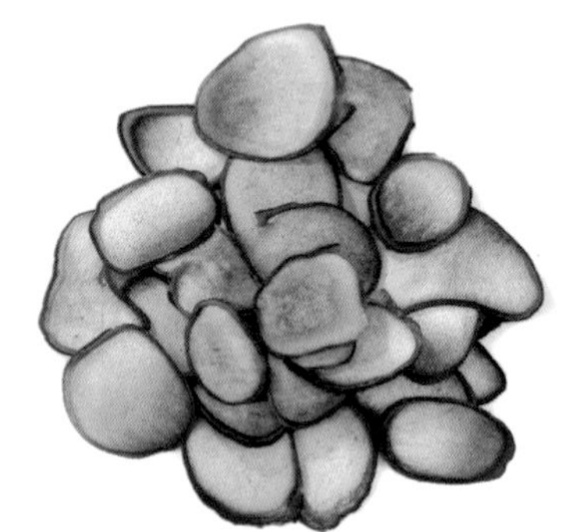

(二)鹿腎（鹿鞭）

藥膳方選

1.鹿鞭酒：鹿鞭1具，白酒1斤，浸泡7天後服用，每服20毫升，一日2次。治腎陽虛陽萎。《中國藥膳學》

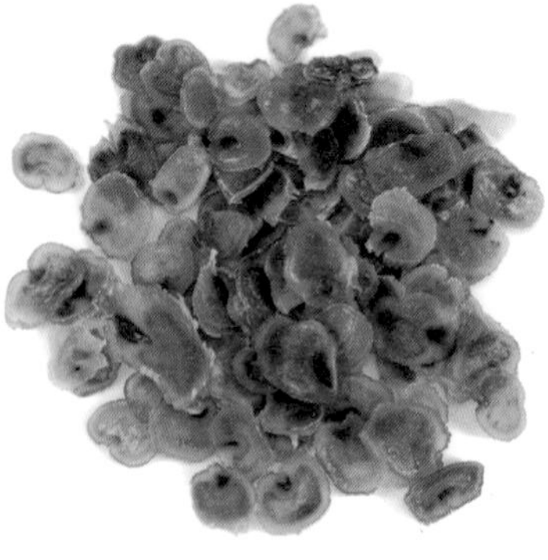

2.鹿腎粥：鹿腎1對（去脂膜、切細）、粳米200克，於豉汁中相和，煮作粥，入五味，如法調和，空腹食之。作羹及入酒，食之。治腎虛耳聾。《聖惠方》

3.鹿腎阿膠湯：鹿腎熬膠與阿膠混合服之。治女性血虛、淋帶、腰膝發痛、不孕。

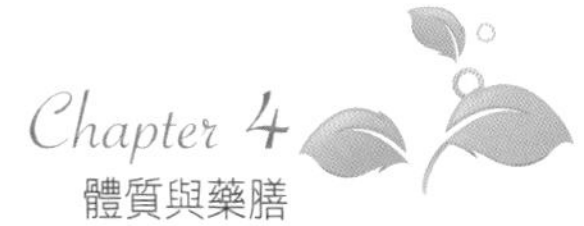

(三)蛤蚧

藥膳方選

1.蛤蚧酒：蛤蚧1對，去頭足鱗，黃酒1斤，浸泡7日後服。每服20毫升，每日2次。治腎虛陽萎、尿頻。《中國藥膳學》

2.蛤蚧人參粥：蛤蚧粉2克，人參粉3克，糯米50-150克。糯米先煮成稀粥，趁粥熟時加入蛤蚧、人參攪勻，熱服。治肺腎兩虛、咳嗽氣喘、面浮肢腫。《中國藥膳學》

3.蛤蚧粥：活蛤蚧5隻，大米500克。先將米煮成粥，再將蛤蚧洗淨去頭足，切碎，加適量米酒、食油、鹽、蔥、胡椒粉拌勻，靜置20分鐘，倒入已煮爛的粥鍋裏，加水再以旺火煮5分鐘即成。若以乾蛤蚧為原料時，去頭足鱗，切成小塊，洗淨後，加水、米酒、鹽，用文火煨爛，然後加米熬粥，粥熟後撒入蔥花、胡椒粉攪勻即成。有補腎定喘、益精壯陽的作用。《中國藥膳大觀》

【註】：蛤蚧頭足有毒，不可食用。

(四)肉蓯蓉

藥膳方選

1.蓯蓉酒：肉蓯蓉30克，白酒1斤，浸7日後服，每服20毫升，每日2次。治腎虛陽萎。《中國藥膳學》

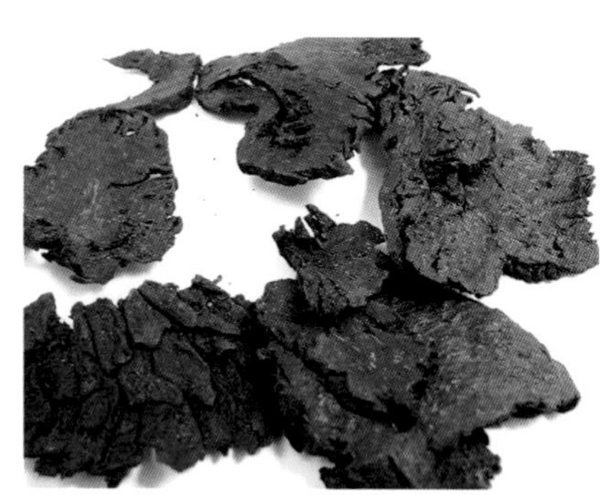

2.蓯蓉羊肉粥：肉蓯蓉15克，洗淨切薄片，精羊肉適量，大米100克，共煮粥，空腹食。治腎虛面黑、陽萎遺精、腰痛。

3.蓯蓉羹：肉蓯蓉30克（溫水洗、細切），白羊腎1對（去脂膜切），蔥白7莖，羊肺60克（切）。入五味汁作羹，空腹食之。治陽虛、腰膝疼痛無力。《聖濟總錄》

(五)鎖陽

藥膳方選

1.鎖陽粥：鎖陽15克，洗淨切薄片，大米50-100克，共煮稠粥，一次食用。治腎虛陽萎、遺精、腰痛、老年陰虛氣弱便秘。

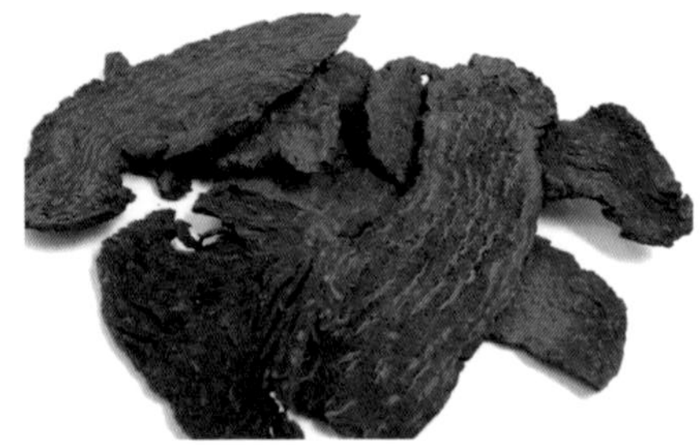

2.鎖陽桑椹蜜糖水：鎖陽15克，桑椹15克，蜂蜜30克。鎖陽、桑椹加水煎取汁，入蜂蜜攪勻，分2次服。治老年陰虛氣弱便秘，健身益壽。

3.鎖陽酒：鎖陽30克，白酒1斤，浸泡7日後服，每次20毫升，每日3次。治腎虛陽萎。

(六)海馬

藥膳方選

1.海馬酒：海馬30克，白酒1斤，浸泡7日後服，每服20毫升，每日2次。治陽萎、跌打損傷。

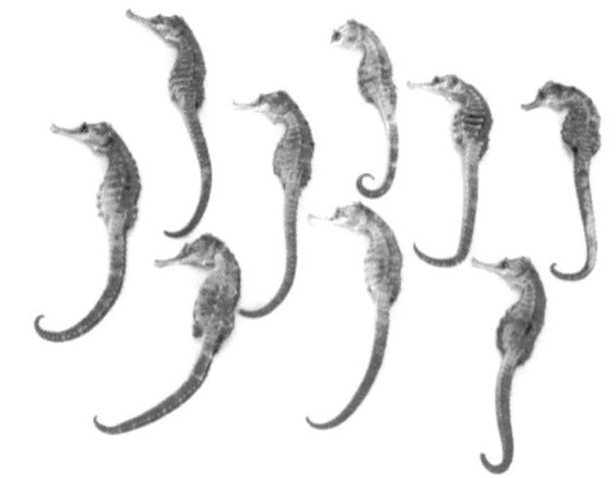

2.海馬童子雞：海馬10個，淨仔公雞1隻，水發香菇30克，火腿20克。將雞在沸水中煮5分鐘，除骨取肉，連皮切條，整齊排在蒸碗內，分別

放上海馬、香菇、火腿及蔥、薑、料酒、清湯，蒸1-1.5小時；蒸熟後，揀去蔥薑，加少許鹽調味即可。治陽萎、早泄、白帶清稀。《中國藥膳大觀》

(七)杜仲

藥膳方選

1.杜仲腰花：杜仲12克，豬腎250克。先將杜仲加水熬汁；加澱粉、紹酒、食鹽、醬油、砂糖，兌成芡汁，分成3份備用。豬腎剖開，去白色腎盂及筋膜，切成腰花。炒鍋燒熱，入油燒至八成熟，投入花椒、腰花、蔥、薑、蒜，快速炒散，倒入1份芡汁和醋，翻炒均匀即成。治療高血壓、腎炎、性功能低下。《中國藥膳大觀》

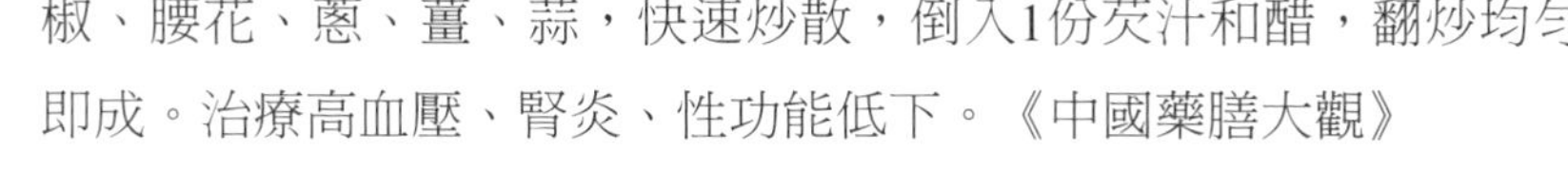

2.杜仲燉豬肚：杜仲30克，豬肚250克，共煮燉熟，去藥，飲湯食肚。治腎虛腰痛、陽萎、小便頻數。《中國藥膳學》

3.杜仲酒：杜仲30克，白酒1斤，浸泡7日後服。每服20毫升，一日2次。治療高血壓、腰痛。《中國藥膳學》

(八)仙茅

藥膳方選

1.仙茅，十蒸九曬，用砂糖藏好。每早晨茶水送，壯精神，烏鬚髮。《生草藥性備要》

2.仙茅30克，金櫻子根及果實各15克，燉肉吃。治陽萎、耳鳴。《貴州草藥》

3.仙茅，煲肉食之。治老年遺尿。《貴州草藥》

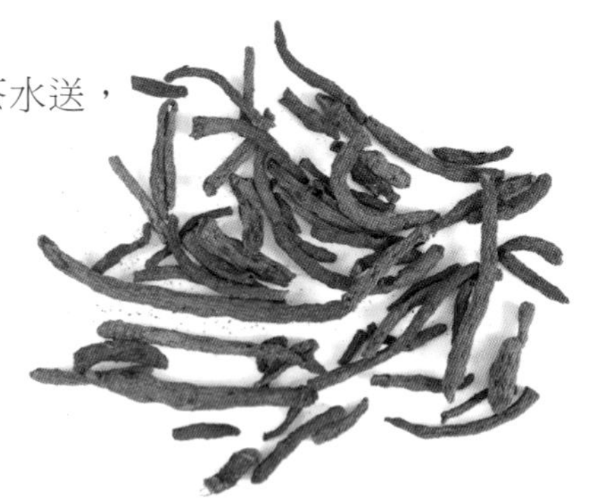

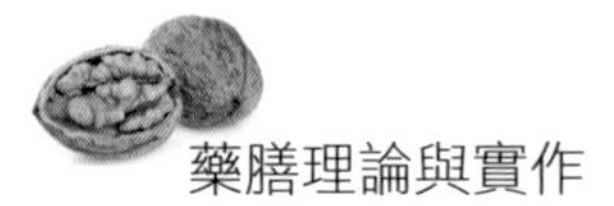

第二節　陰虛體質

對陰虛體質的人，需要使用補陰的中藥及藥膳來調整體質，讓身體達到陰陽平衡健康的體質，臨床上常用的中藥及藥膳如下:

一、補陰中藥及藥膳

(一)北沙參

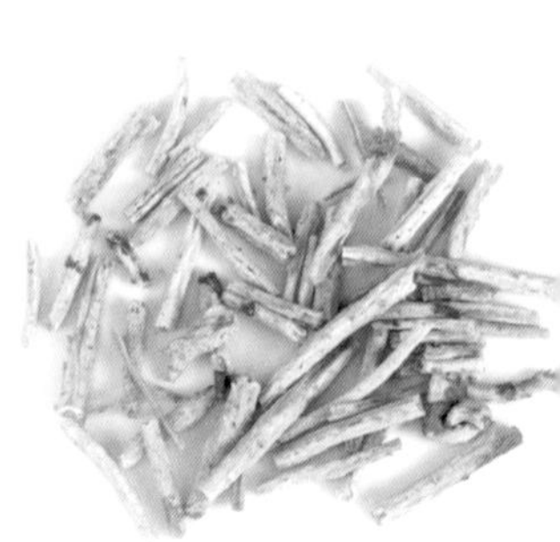

藥膳方選

1.沙參百合冰糖煎：北沙參30克，百合30克，冰糖50克，水煎湯食用。治口燥咽乾，乾咳。《中國藥膳學》

2.益胃湯：北沙參9克，麥冬15克，生地15克，玉竹4.5克，冰糖3克。用500cc水煮成300cc食用。滋養胃陰。《溫病條辨》

(二)麥門冬

藥膳方選

1.銀麥甘桔飲：麥冬、金銀花各15克，桔梗、甘草各10克，開水浸泡代茶飲。治咽喉疼痛及咽燥口渴。《中國藥膳學》

2.枸杞麥冬蛋丁：麥冬10克，枸杞30克，雞蛋5個，豬瘦肉30克，花生米30克。作法：先將花生煎脆，將枸杞入沸水略燙一下，將麥冬煮熟切末，豬肉切粒，將蛋加鹽蒸熟，冷卻後切成粒。鍋置旺火上，放花生油，把豬肉炒熟再倒入蛋粒、枸杞、麥冬

等，炒勻，放鹽少許及太白粉水勾芡，最後脆花生鋪在上面即可。治慢性肝炎與早期肝硬化。《滋補中藥保健菜譜》

(三)天門冬

藥膳方選

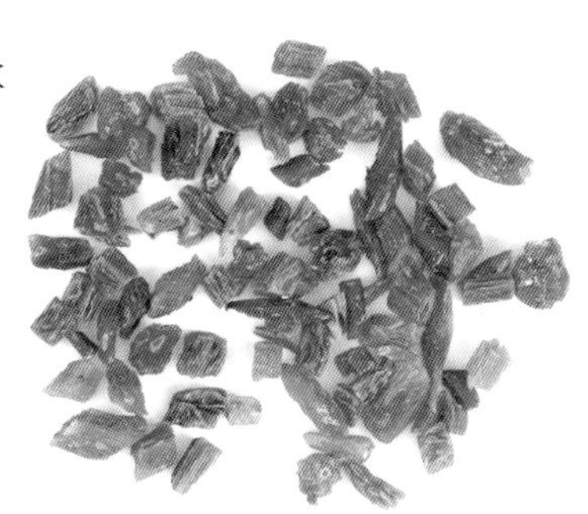

1.天門冬粥：天門冬15~20克，粳米600克，冰糖少許。先煎天冬取汁，去滓。入粳米煮沸後加入冰糖，再煮成粥。治乾咳少痰、低熱盜汗。《中國藥膳大觀》

2.天門冬酒：天門冬15公斤，糯米10公斤，細麴5公斤。水煮天門冬汁。如常法釀酒。酒熟，日飲3杯。《本草綱目》

(四)玉竹

藥膳方選

1.玉竹燜鴨：玉竹50克，沙參50克，老鴨1隻，蔥6莖，薑6克。老鴨洗淨，與沙參、玉竹、蔥、薑共入鍋內，加水適量，先武火燒沸，再文火燉1小時，至鴨肉扒爛為止；去藥渣放入調料，吃肉喝湯。治消渴、萎縮性胃炎、津虧便結。《大眾藥膳》

2.玉竹蒸雞：玉竹25克，水發香菇30克，冬筍片25克，火腿片25克，母雞1隻。雞洗淨，下開水鍋燙一下取出，洗淨血穢；雞腹向上放入湯盆內，加入精湯、鹽、料酒，雞上面放香菇、筍片、火腿片，上籠蒸至八成熟，放玉竹片，繼續蒸至爛時取出即成。治病後產後體虛、煩渴尿頻。《中國藥膳大觀》

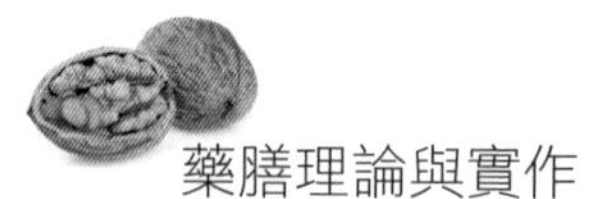

(五)百合

藥膳方選

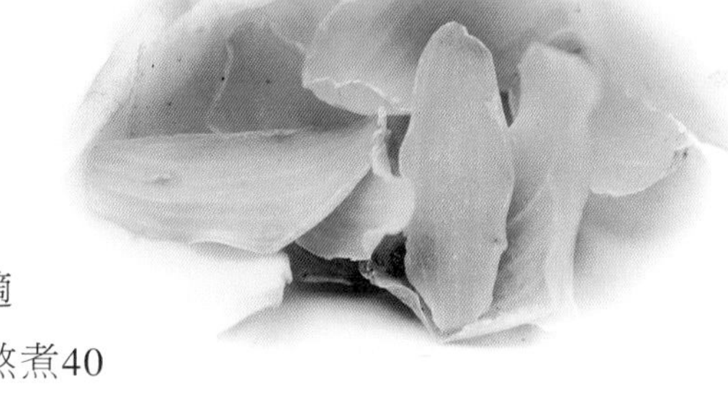

1.百合粳米粥：百合60克、粳米60克、冰糖適量。先將粳米洗乾淨後放水裏浸泡備用，再將泡發好的粳米倒入砂鍋中，加適量的水，用大火煮沸後改小火熬煮40分鐘，煮至濃稠時加入百合，稍煮片刻，在起鍋前加入冰糖即可。治咳嗽虛煩、驚悸、恍惚。

2.百合杏仁赤豆粥：百合10克、杏仁6克、赤小豆60克、白糖適量。先用水煮赤小豆至半熟時，入百合、杏仁同煮，粥成入白糖，可作早餐食用。治肺燥咳嗽。《中國藥膳大觀》

3.百合雞子湯：百合7枚、雞子黃1枚。水洗百合漬一宿，去其水，再以水煮，去渣，入雞子黃，攪勻，煮服。治神經症、癔病。《金匱要略》

(六)石斛

藥膳方選

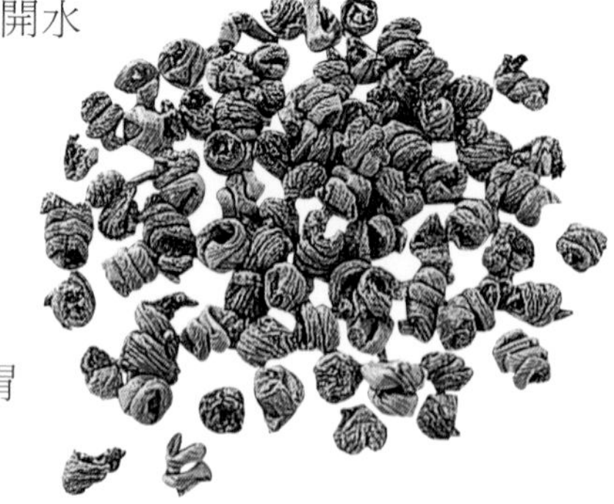

1.石斛冰糖水：鮮石斛15克，冰糖適量。開水泡代茶飲。治煩渴、口乾、不思飲食。《中國藥膳學》

2.石斛花生湯：鮮石斛30克，花生仁50克。先煎石斛，再加花生同煮至花生熟，水燜乾為度。平時嚼服之。治陰虛胃痛、便結。《中華藥膳寶典》

(七)女貞子

藥膳方選

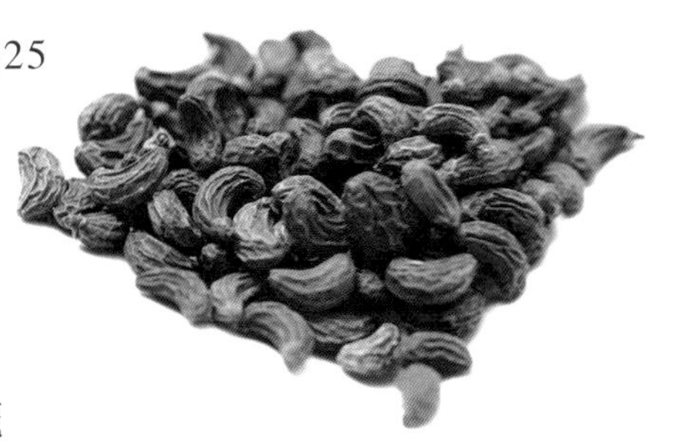

1.女貞桑椹煎：女貞子15克，桑椹25克，製首烏l5克，旱蓮草100克，共煎服。治肝腎不足眩暈，鬚髮早白。《中國藥膳學》

2.女貞子酒：女貞子100克，黃酒1斤，浸泡7天後服，每服20毫升，每日1-2次。治神經衰弱。

(八)龜板

藥膳方選

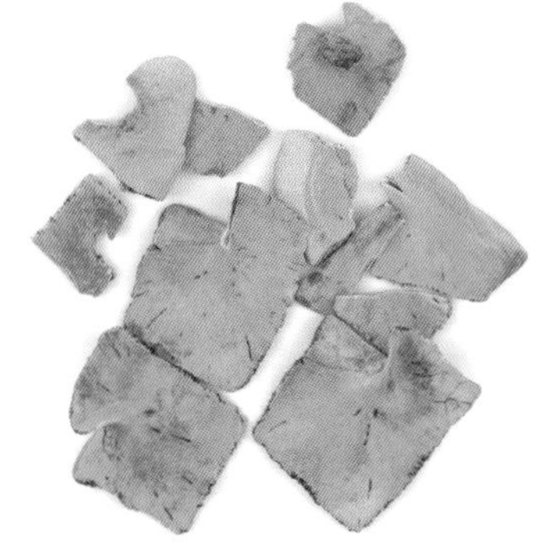

1.龜板黃耆山藥薏米湯：炙龜板15~20克，黃耆15~20克，淮山藥15克，薏米15克，水煎服。治腎脾兩虛的浮腫、腰痛，慢性腎炎之浮腫和蛋白尿者。《補品補藥與補益良方》

2.龜板阿膠湯：炙龜板18克，阿膠6克，熟地黃18克，丹皮9克，茅根12克。先水煎炙龜板，水沸1小時後，再入熟地黃、丹皮、茅根同煎，50分鐘後取湯，將阿膠放入熱藥湯中烊化，飲用。1日1劑，分早晚空腹服用。治腎陰虛證之久病尿血。《補品補藥與補益良方》

(九)靈芝

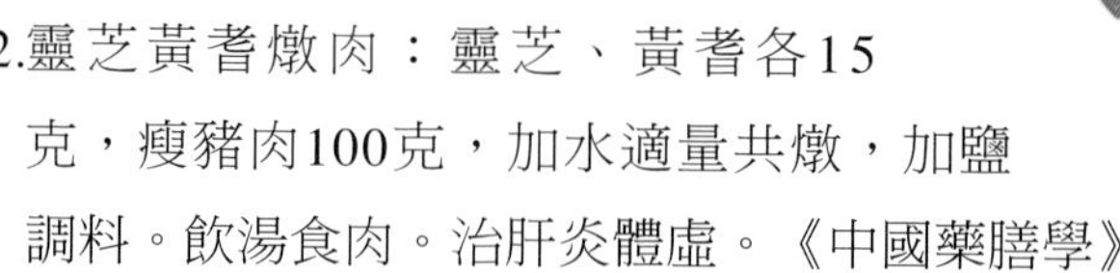

藥膳方選

1.靈芝蹄筋湯：靈芝、黃精、雞血藤各15克，黃耆18克，豬或牛蹄筋100克。共燉，去藥滓，飲湯食筋。治白血球減少症。《中國藥膳學》

2.靈芝黃耆燉肉：靈芝、黃耆各15克，瘦豬肉100克，加水適量共燉，加鹽調料。飲湯食肉。治肝炎體虛。《中國藥膳學》

3.靈芝枸杞酒：靈芝100克、枸杞子200克、白酒2瓶、冰糖30克。靈芝、枸杞子洗淨去除雜質後，與冰糖一起放入玻璃罐內，倒入白酒，加蓋密封；每3-5天搖勻一次，以利溶解；15天後即可開罐飲用。治未老先衰、行動遲緩、鬚髮早白、面色無華等症。

(十)蛤蟆油

藥膳方選

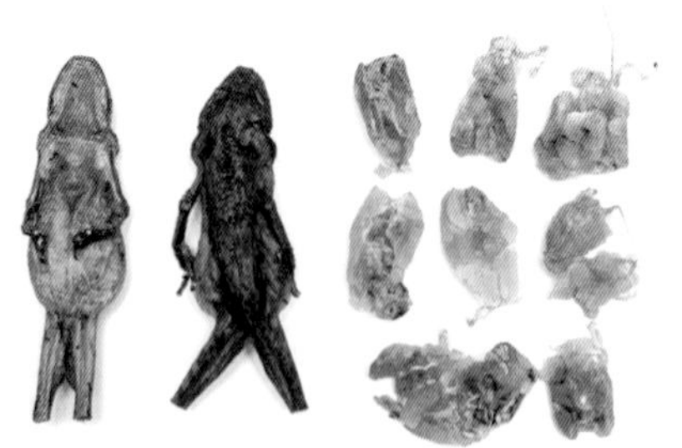

1.冰糖蛤蟆油：蛤蟆油9克，用開水泡發，更換水加冰糖少許煎服。治病後體弱。《中國藥膳學》

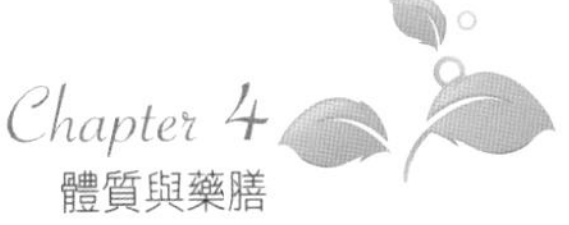

第三節　血虛體質

血虛體質應食用以補血中藥配合一定食物，經烹調而成的藥膳食品。這類藥膳具有補血養肝、養心益脾之功效，適用於血虛證，症見頭昏目花、神疲乏力、肢體麻木、心悸怔忡、失眠健忘、面色萎黃、唇舌爪甲淡白、脈細數或細澀者。

對血虛體質的人需要使用補血的中藥及藥膳來調整體質，讓身體達到陰陽平衡健康的體質，臨床上常用的補血中藥及藥膳如下：

一、補血中藥及藥膳

(一)熟地

藥膳方選

1.地黃粥：熟地30克，與米同煮候熟，蜂蜜60克入粥內再煮。有利血生精作用。《腥仙神隱書》

2.地黃散：熟地黃（焙）、地骨皮、五味子各30克，肉桂15克，共為細末。每次用15克藥物與羊腎（切）1只同煮熟。先取出羊腎食之，後去滓服湯，空腹服之。治療傷寒病後腳膝無力，四肢羸弱。《聖濟總錄》

3.地黃酒：熟地60克，白酒500克。浸泡7天後服，每服25毫升，每日3次。治體弱足軟、鬚髮早白。《中國藥膳學》

4.香菇熟地湯：黃耆1把、熟地1小片一起裝入小布袋中，香菇6朵去蒂泡發，一起加水煮1分鐘，放入淮山3塊、蓮子1小把、紅棗5～10粒及雞排1塊，煮到熟為止。可補肺益氣、固表止汗、滋陰養血、

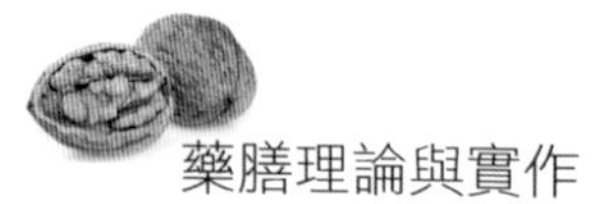

提高免疫力。（摘自「財團法人天主教聖馬爾定醫院衛教專欄」TOP）

(二)當歸

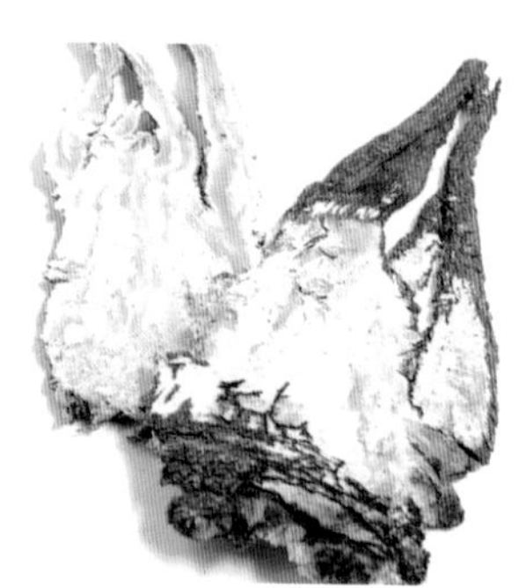

藥膳方選

1.當歸燉雞：當歸30克，母雞1隻（洗淨）。鍋內裝水，放入雞、醪糟汁（酒釀）、當歸、薑、蔥、鹽，蓋緊鍋口，先以旺火燒開，再用小火燉3小時即成。治頭暈、心悸、月經不調。《滋補中藥保健等》

2.當歸羊肉羹：當歸20克，黃耆45克，黨參30克，羊肉500克。先將羊肉放入鍋內，中藥材裝入藥袋放入鍋內，加水、蔥、鹽。先以武火燒沸，再用文火煨，直至肉爛為止。吃肉喝湯。治貧血、病後心悸、食少、睏乏。《中華藥膳寶典》

3.當歸生地煲羊肉：當歸、生地各30克，羊肉150-200克。水煮煲湯，食鹽調味，飲湯食肉。治月經過多與功能性子宮出血。《中國藥膳學》

(三)阿膠

藥膳方選

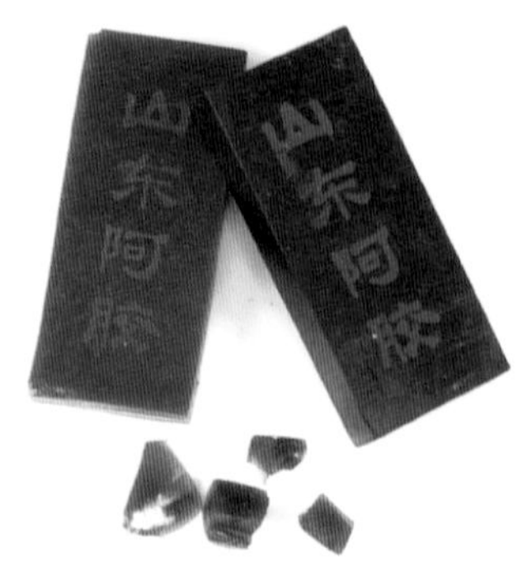

1.阿膠蛋湯：阿膠10克，雞蛋1個。阿膠隔水烊化，將調勻的雞蛋加入其中，煮成蛋花，加入食鹽調味服用。治陰血不足、胎動不安、煩躁不寧。《中國藥膳學》

2.阿膠燉肉：瘦豬肉100克，阿膠6克，

加水適量。先燉豬肉，熟後入阿膠烊化，飲湯食肉。治療出血性貧血。《中國藥膳學》

3.糯米阿膠粥：先用糯米60克煮粥，待粥將熟時，放入搗碎的阿膠30克及紅糖少許，邊煮邊攪勻，稍煮二、三沸即可。早晨空腹食用，但應間斷服用，連續服食易致胸滿氣悶。脾胃虛弱、陽氣不足者不宜食。具有養血補虛、止血安胎的功效。

(四)何首烏

藥膳方選

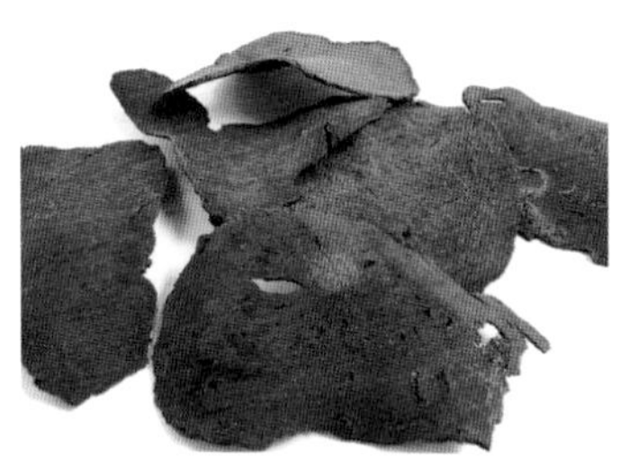

1.首烏粥：製首烏15克，大米30-60克。用砂鍋先加水煮首烏至爛，去渣取汁煮粥食用。治氣血不足、面色萎黃、四肢疼痛、腳軟無力、身體消瘦。《中國藥膳學》

2.首烏紅棗蛋：製首烏20克，大棗10枚，雞蛋2個。加水同煮，蛋熟後取出去殼，再同煮至水剩一碗，食蛋飲湯。治體虛血虛，面色蒼白或萎黃。《中國藥膳學》

(五)枸杞子

藥膳方選

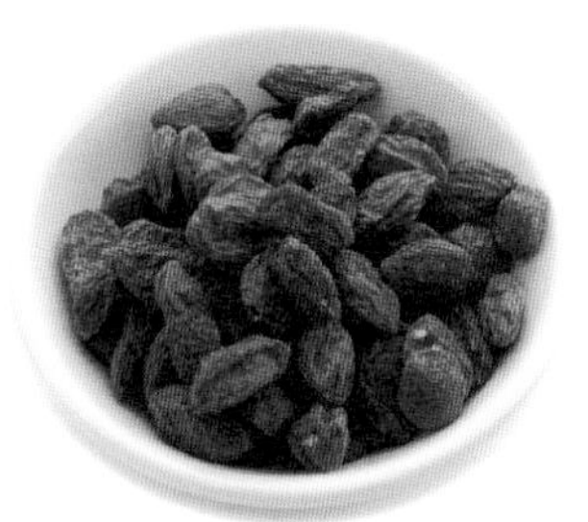

1.枸杞酒：枸杞子30克，人參5克，五味子30克，白酒500克。共浸泡7天後飲用。治心悸、失眠、神經衰弱。《中醫內科學》

2.枸杞子粥：枸杞子30克，白米100克，紅糖、蜂蜜適量。先煮米成粥，待熟入枸杞。食粥時加糖、

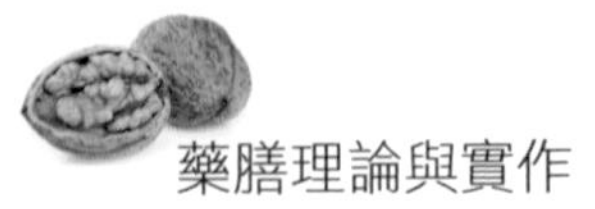

蜜。治腰膝酸軟、頭暈耳鳴。《中國藥膳大觀》

3.耆杞燉乳鴿：枸杞子30克，黃耆60克，乳鴿1隻。隔水燉熟，加鹽等調料食用。治腎下垂、脫肛、子宮脫垂等。《中國藥膳大觀》

(六)龍眼肉

藥膳方選

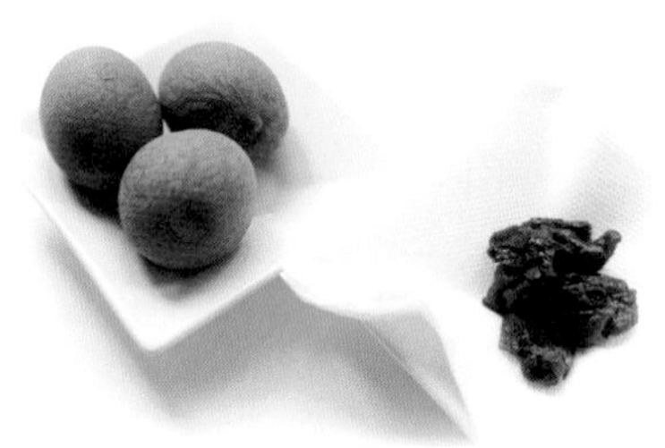

1.龍眼花生：龍眼肉10克，連衣花生米15克，鹽適量煮食。治貧血。《中國藥膳學》

2.龍眼大棗：龍眼肉30克，大棗30克，煮食。治貧血、神經衰弱。《中國藥膳學》

3.龍眼蒸白糖：龍眼肉30克，白糖3克。置碗內，上罩紗布一層，於飯鍋上蒸多次，每次以開水調服1-2匙。治衰瘦老弱、產後體虛。《中國藥膳學》

4.龍眼酒：龍眼肉30克，白酒1斤。浸1-3個月後服用，每服20毫升，每日2次。有健脾胃、提精神作用。

(七)桑椹

藥膳方選

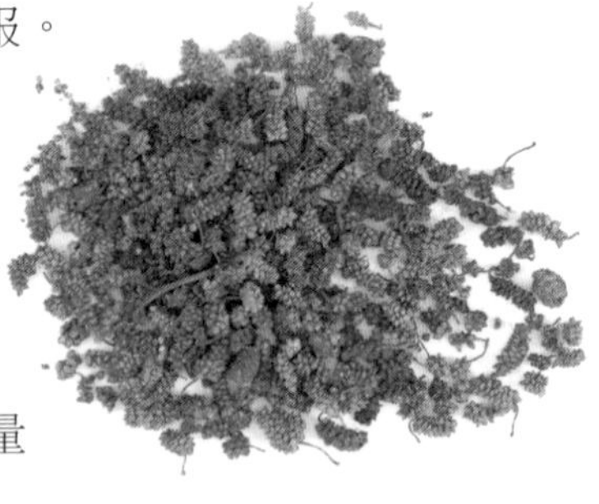

1.桑椹煎：鮮桑椹30-60克，水適量煎服。治心腎衰弱、不寐、習慣性便秘。《中國藥膳學》

2.桑椹醪：鮮桑椹1000克，洗淨搗汁（或以乾品300克煎汁去渣），將藥汁與糯米500克共同釀成酒。每日適量佐餐食用。可補血益腎、聰耳明目。適用於肝腎陰虧、消渴、便秘、耳鳴、目暗等。

二、養血藥膳

(一)當歸生薑羊肉湯

當歸15克、黃耆25克、黨參20克、羊肉500克、蔥及生薑適量、料酒少許。羊肉洗淨放入鍋中，當歸、黃耆、黨參裝入紗布袋內，紮好口，與蔥、薑、鹽、料酒一起放入鍋中，加水適量。置武火上燒沸，再用文火煨燉，直至羊肉熟爛即成。早晚各食 1 次。養血補虛。適用於血虛及病後、產後體弱，脘腹冷痛，血虛宮冷崩漏及各種貧血。

(二)龍眼酸棗仁飲

炒棗仁10克、芡實12克、龍眼肉10克、白糖適量。炒棗仁搗碎，用紗布袋裝。芡實加水500cc，煮半小時後，加入龍眼肉和炒棗仁，再煮半小時。取出棗仁，加適量白糖，濾出汁液。不拘時飲，並吃龍眼肉及芡實。具有養血安神、益腎固精功效。

(三)蜜餞薑棗龍眼

龍眼肉250克、大棗250克、薑汁10克、蜂蜜250克。將龍眼肉、大棗洗淨，放入鍋內，加水適量，置武火上燒沸，改用文火煮至七成熟時，加入薑汁和蜂蜜，攪勻，煮熟。起鍋待冷，裝入瓶內，封口即成。日服 3 次，每次吃龍眼肉、大棗各6-8粒。具有健脾益胃、滋補心血的功效。

(四)四物雞

烏骨雞腿1隻、熟地6克、當歸4克、白芍3克、川芎3克。雞腿洗淨用

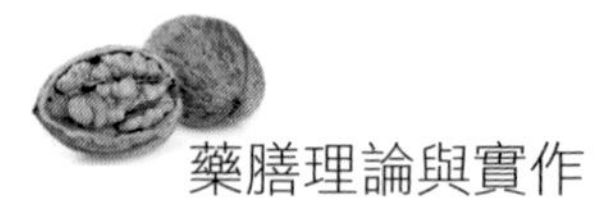

開水燙過，再放入燉鍋中，加250cc水。藥材切片，加入燉鍋中。將燉鍋放入電鍋，外鍋加半杯水，加熱至開關跳起即可飲用湯汁，雞肉亦可食用。具有補血、和血作用，可治療血虛引起的腹部隱痛。

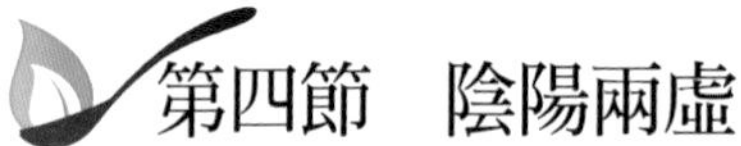

第四節　陰陽兩虛

對陰陽兩虛體質的人，需要使用結合補陰及補陽的中藥及藥膳來調整體質，讓身體達到陰陽平衡健康的體質，臨床上常用的中藥及藥膳如下：

陰陽兩虛藥膳

(一)明目杞菊圓

1.材料：枸杞子2錢、金菊花2錢、熟地黃2錢、山茱萸2錢、山藥2錢、牡丹皮1錢、茯苓2錢。蝦仁300克、絞肉200克、香菇5朵、草菇3朵、韭黃150克、豆乾75克、紅蘿蔔絲75克、調味料及麵粉適量。

2.作法：所有藥材放入鍋中，加2碗水熬成剩1碗藥汁，濾出備用。麵粉加水揉成糰，分小塊，擀成圓皮備用。香菇、草菇、韭黃、豆乾等洗淨，切細。起油鍋，將蝦仁、絞肉、香菇、草菇、韭黃、豆乾、紅蘿蔔絲等炒香，加藥汁及調味料再炒至收汁作餡。取麵粉皮包餡料，並捏成小包子狀，蒸熟即可。

3.功效：能滋陰明目、補腎固精。（高雄市立中醫醫院藥膳集4）

(二)參耆芡實燉豬腎

1.材料：黨參20公克、黃耆30公克、芡實30公克、豬腎1個。

2.作法：剖豬腎洗淨尿味，與黨參、黃耆、芡實放燉鍋內共燉，燉好後飲湯食肉。

3.功效：可改善腎炎、蛋白尿。（中國藥膳學）

第五節　實熱體質

對實熱體質的人，需要使用清熱瀉火的中藥及藥膳來調整體質，讓身體達到陰陽平衡健康的體質，臨床上常用的中藥及藥膳如下：

清熱中藥及藥膳

(一)菊花

藥膳方選

1.菊花綠茶：菊花、綠茶各3錢，用500cc開水沖泡，隨時飲用。有清暑明目、生津止渴功效。

2.菊楂決明飲：菊花3公克，山楂、草決明各15公克，水煎服，每日飲用數次。可改善高血壓、冠心病。（中國藥膳學）

(二)百合

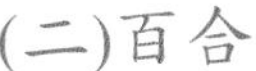

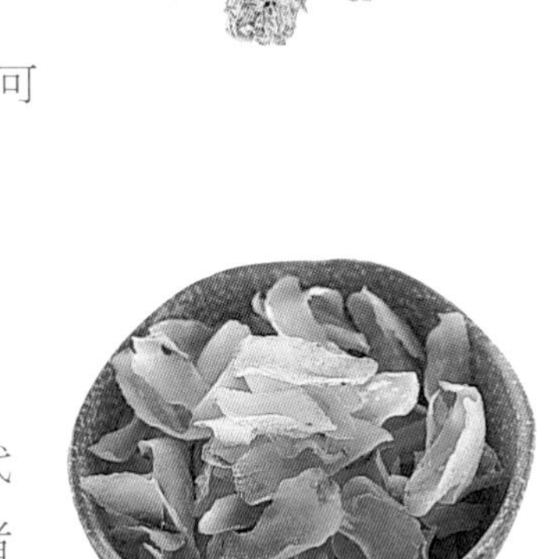

藥膳方選

百合綠豆湯：百合綠豆適量煮湯。涼後代茶飲，可清熱袪暑，對口乾舌燥、心煩失眠者有效。

(三)粳米

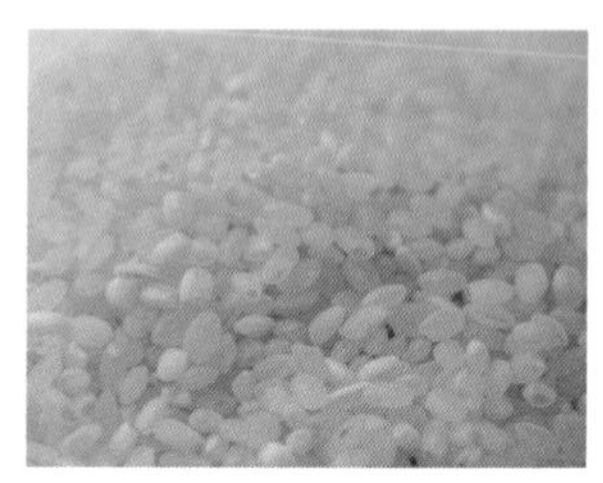

藥膳方選

綠豆粳米粥：綠豆3兩、粳米3兩，加水煮粥。能清熱解毒、消暑解渴、清心瀉火。

(四)荷葉

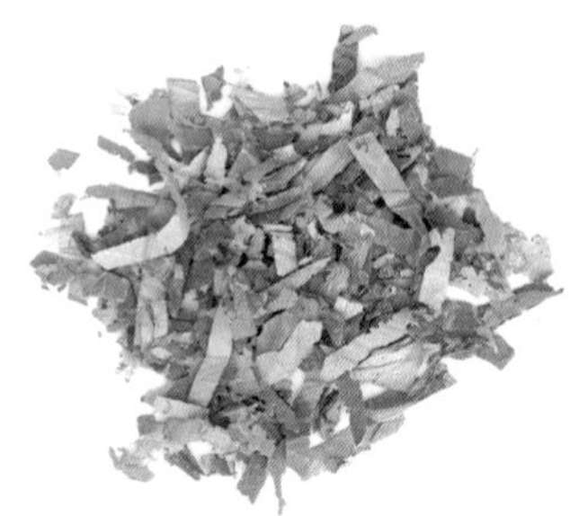

藥膳方選

荷葉粥：荷葉1張，洗淨後煎湯取汁，加粳米3兩煮粥，清熱解暑、清心瀉火。

(五)金銀花

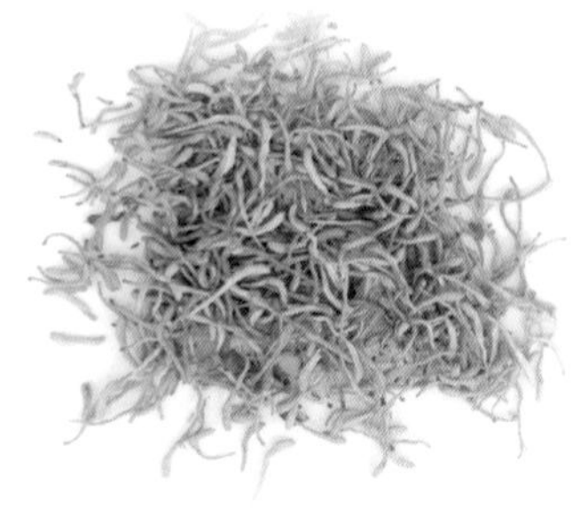

藥膳方選

銀菊茶：銀花、菊花各3兩，泡開水代茶飲。對暑熱心煩、口渴有效。

(六)枸杞子

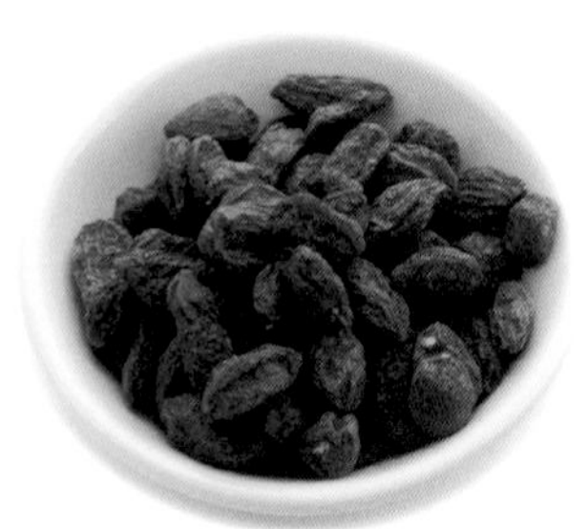

藥膳方選

西施養顏凍：枸杞子1錢、綠豆仁4兩、蒟蒻60公克、吉利丁150公克、杏仁粉60公克、奇異果150公克、水蜜桃60公克，冰糖少許。奇異果洗淨去皮切片。綠豆仁熬爛備用。吉利丁、杏仁粉加水溶化，煮開後加冰糖調味。蒟蒻、水蜜桃切小塊，與枸杞子、綠豆仁一起加入吉利丁糖水中攪勻。冷卻後扣盤並以奇異果圍邊即可。具養顏美容、潤腸通便功效。（高雄市立中醫醫院藥膳集2）

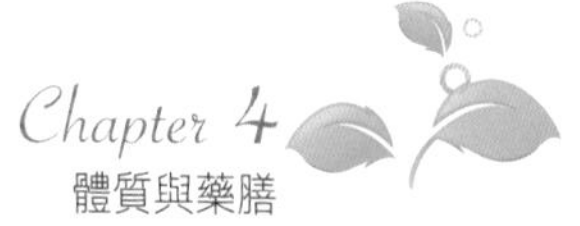

第六節　濕熱體質

對濕熱體質的人，需要使用清濕熱的中藥及藥膳來調整體質，讓身體達到陰陽平衡健康的體質，臨床上常用的中藥及藥膳如下：

濕熱體質中藥及藥膳

濕熱體質者飲食以清淡為主，中藥方面可選用茯苓、薏苡仁、赤小豆、玄參等清熱利濕功效的藥物。多用決明子、金銀花等泡茶飲用，對於驅散濕熱也有很好的效果。平常食物方面多食綠豆、芹菜、黃瓜、蓮藕等甘寒、甘平的食物，少食羊肉、韭菜、生薑、辣椒、胡椒、花椒等甘溫滋膩及火鍋、烹炸、燒烤等辛溫助熱的食物。《養生堂本草綱目中藥養生速查全書》

藥膳方選

茯苓豆腐：豆腐500公克，茯苓30公克，松子仁40公克，胡蘿蔔25公克，新鮮香菇30公克，蛋白40公克，鹽、黃酒、太白粉各適量。將豆腐擠壓除水，切成小方塊，茯苓磨成粉，香菇、胡蘿蔔洗淨，切成菱形薄片，蛋白打至泡沫狀。在豆腐塊上撒上茯苓粉、鹽，壓平，抹上蛋白，擺上香菇、胡蘿蔔、松子仁，入蒸鍋內用旺火蒸10分鐘後取出。清湯、鹽、黃酒倒入鍋內燒開，用少許太白粉水製成芡汁，灑在豆腐上即成。健脾益氣，利水。

Chapter 5

保健藥膳

第一節　瘦身保健藥膳

第二節　豐胸保健藥膳

第三節　美容藥膳

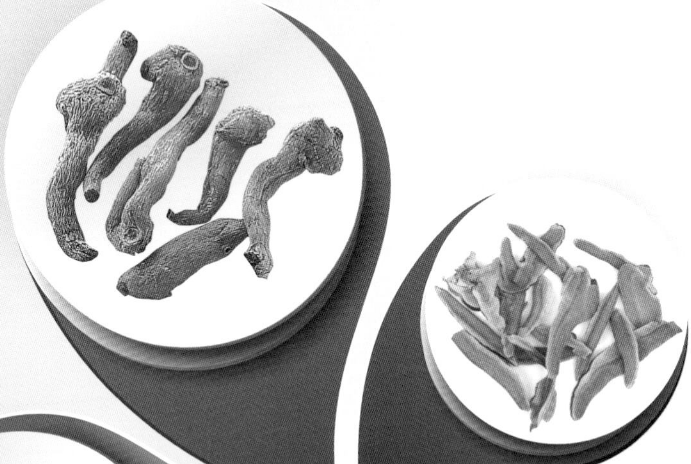

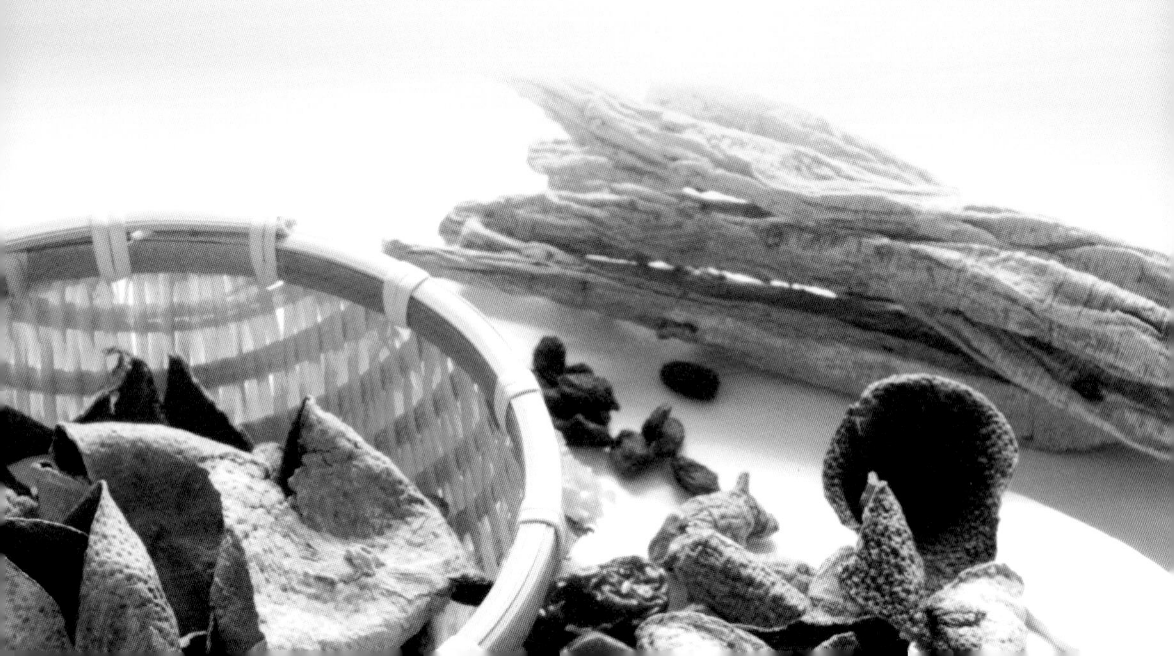

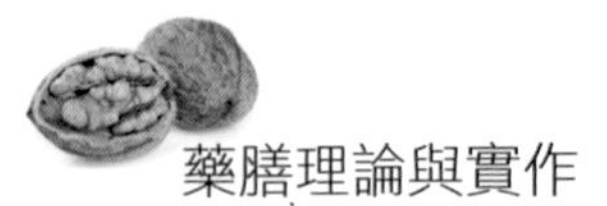

第一節　瘦身保健藥膳

一、中醫歸納肥胖的原因

造成肥胖的原因大致上有遺傳、飲食、運動、疾病、服藥等等因素，根據臨床經驗，有95％以上的肥胖症屬於多種原因引起的。

當進食食物的熱量超過消耗熱量，多餘的營養物質轉換為脂肪，並儲存於人體各組織及皮下，或因其他病理的關係，或因中老年後新陳代謝功能減退，增強了脂肪在體內的儲存量，也是造成肥胖的因素。

中醫在探討肥胖的病因大致歸納如下：

1.過食肥甘之物會傷脾，脾傷影響體內水穀的運化，久了會變生膏脂痰濕，蓄於肌膚，因而造成肥胖。
2.脾胃虛弱的人，體內不能運化水穀，造成濕濁內停溢於肌膚，也會有肥胖的現象。
3.脾胃實熱的人，會有消穀善飢的現象，因而造成多飲多食，也可導致肥胖。
4.長久坐臥的人，會有氣機鬱滯的現象，水穀因而失於輸送而化為膏脂水濕，久之造成肥胖。

肥胖症一般都認為只是人體內積存過多脂肪或水的緣故，一般認為只要投以清脂利水之方法，就可以達到減肥的效果，可是這樣只能治標而無法治本。中醫認為要治本就要探本求源，對症下藥，尤其脾主肌肉，肥胖症大多數屬於脾氣虛弱、真氣不足、痰濕內停等所引起，脾臟功能正常時，能夠消化飲食，運輸食物精華到全身，以供五臟六腑、四肢及全身的營養。倘若真氣不足，不能正常運輸食物精華到全身，不能將體內多餘脂肪排出，造成脂肪及痰濕瘀積於肌膚之中，就會變成肥胖症。

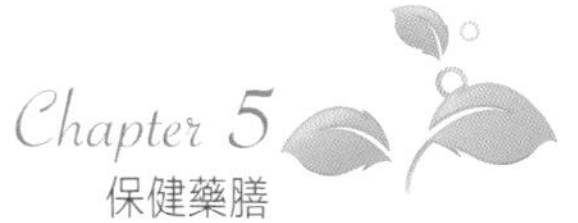

中醫以燥濕化痰、消食理氣的方法改善體質，治療肥胖效果相當好。中醫對肥胖症可分為脾虛痰濁、脾胃實熱、肝鬱氣滯、脾腎陽虛等症狀，根據不同症狀配以不同藥方來治療肥胖症。

二、自我檢測肥胖的類型

(一)軟嫩水肥型

軟嫩水肥型是由水濕引起，氣虛，造成體內代謝慢，要用利水滲濕法治療。利水滲濕的食材有：綠豆、豆芽菜、薏仁、蠶豆、玉米、冬瓜、黃瓜、西瓜、海帶。適合的藥膳有荷葉粥、三花減肥茶等。另外可將玫瑰花、茉莉花、桑葉、川芎、荷葉、虎杖、通草、乳香、沒藥、佛手柑、陳皮等藥材各3錢，用大不鏽鋼鍋加入3000cc水，用大火煮滾後，轉小火煮40分鐘，過濾後藥湯放冷，要洗澡時再倒入澡盆中來泡澡。

(二)累贅肥肉型

累贅肥肉型的人脾腎陽虛、代謝緩慢，應多食偏溫性食物，例如生薑、肉桂、五香，少食寒涼性食物，例如黃瓜、苦瓜。適合的藥膳有健脾益腎粥等。

(三)循環不好型

循環差，代謝不好，造成脂肪囤積及心血管疾病，常會有月經不規則、痛經、閉經、多夢、睡不好、情緒不佳、易怒、多吃造成肥胖。適合的藥膳有蓮藕炒木耳、山楂荷葉飲等。

(四)強壯結實難減型

強壯結實難減型的人食慾好、頭暈（吃太多）、火氣大、口臭、宿便。宜多吃芹菜、白菜、萵苣、蓮藕、苦瓜、蕎麥、菊花茶，少吃有重口味調味料（增加食慾）的麻辣鍋、薑母鴨、酒、雞肉、牛肉。適合的藥膳有冬瓜木耳白菜湯（冬瓜削皮切塊，與木耳、白菜一起煮湯食用）、決明子山楂茶（炒決明子4錢、山楂3錢，以1000cc水煮開後轉小火煮30分鐘，過濾後即可食用）。宜多運動，例如慢跑、走路、太極氣功等運動，持之以恆都有減肥的功效。

三、減肥瘦身中藥

(一)草決明

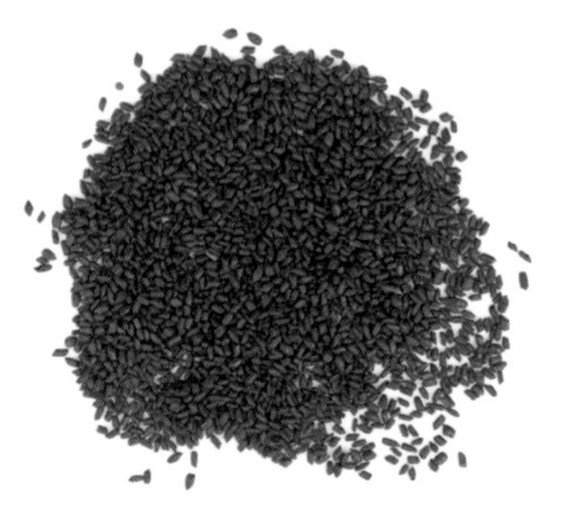

成分 含大黃素甲醚（Physcione）、蘆薈大黃素（Aloeemodin）、大黃酚（Chrysophanol）、決明內酯（Toractone）、棕櫚酸（Pamitieacid）及硬脂酸（Stearic acid）等脂肪酸。使用時大多微炒後用，有效成分較容易煎出來。

主治 青盲內障、風熱眼赤、羞明流淚、頭風頭痛、大便燥結等症。

功用 清肝益腎、祛風、明目、潤腸通大小便。有減肥及降血脂的功效。

(二)荷葉

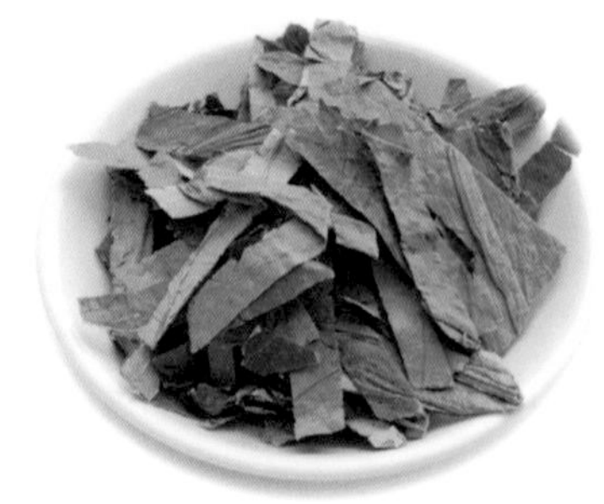

成分 含荷葉鹼、蓮鹼、原荷葉鹼、亞美罌粟鹼。為睡蓮科植物蓮（Nelumbo nucifera GAERTN.）之乾燥葉。

主治 眩暈、水氣浮腫、下痢腹痛、吐血、

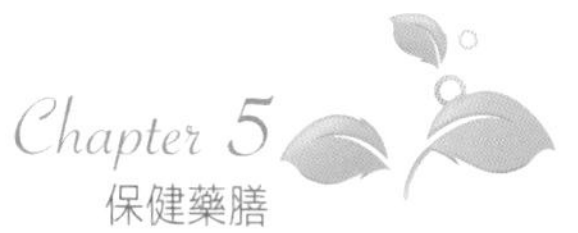

衄血、崩漏、便血、產後血暈、損傷敗血、痘瘡不發。

功用 清暑利濕、止血散瘀。

(三)山楂

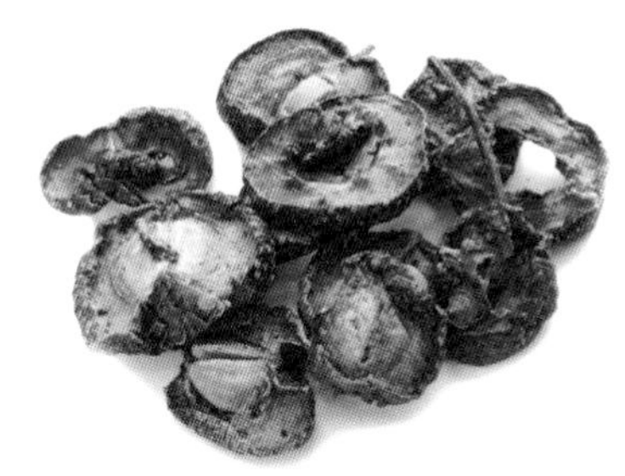

成分 薔薇科植物山楂或野山楂的果實。味甘帶酸。含蛋白質、脂肪、醣類、槲皮素、檸檬酸、綠原酸、草醇、蘋果酸等。

主治 消食化積、活血驅蟲。用於食積不化、脘腹痞滿、痛經、疳積等。

功用 能增加胃中酵素，促進消化，用於食積肉積、腹脹痛等症。收歛鎮痛藥，用於產婦之腹痛，能收縮子宮、止流血崩帶，生產後兒枕痛，治積塊血塊。又用於腸疝痛、脾臟腫大、睪丸疝腫、老人腰痛、腸風便血等症。能夠健脾、開膈、破氣、消積、散瘀、化痰、去腥羶油膩之積。

(四)薏苡仁

成分 含薏苡素、薏苡酯、氨基酸等。

主治 利水濕、健脾止瀉、水腫尿少。

功用 解熱、抗病毒。有增強免疫功能，抑制癌細胞生長，解熱、鎮痛、鎮靜和抗病毒作用。常食可以保持人體皮膚光澤，消除粉刺、雀斑、老人斑、妊娠斑、蝴蝶斑，對痤瘡、龜裂、皮膚粗糙等都有良好療效。薏仁本身所具有的潤澤肌膚、美白保濕、行氣活血、調經止痛等功效十分卓著，應用於皮膚上又具有自然美白效果，能提高肌膚新陳代謝與保濕的功能，可以有效防止肌膚乾燥，又可使身體輕盈，患癌的機率減少。

(五)陳皮

成分 又名黃橘皮、紅皮、橘皮，為芸香科柑桔屬常綠喬木或灌木福橘或朱橘等多種橘類的成熟果實的果皮，收集後置通風乾燥處晾乾或曬乾，即為中藥陳皮。含揮發油，其中主要為檸檬烯，甜橙外果皮含川陳皮素、五甲基黃酮、檸檬烯、庚基壬基亞苦烯等。酸橙外果皮含羥基奧蘭酮、檸檬烯、野漆樹甘川、月桂烯、聚傘花素。

主治 理氣健脾，燥濕化痰。

功用 用於腸胃氣滯，引起胃部腹部悶脹、疼痛、食慾不振、噁心嘔吐及痰熱壅盛濃厚量多、咳其喉痛。

(六)車前子

成分 本品為車前科植物車前（Plantagoasiatica LINN.）及同屬近緣植物之乾燥成熟種子。車前子含多醣類黏液質車前聚糖（Plantasan），及鼠李糖（L-Rhamnose）、乳糖（D-Galactose）等醣類。

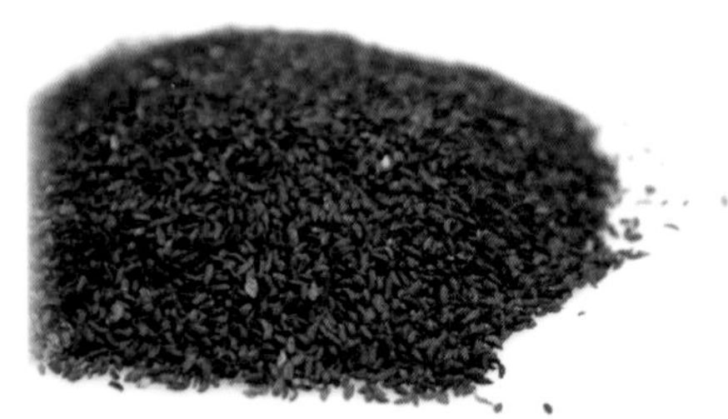

主治 淋病，尿血，目赤腫痛。

功用 利水通淋，清肺明目，滲膀胱濕氣，清肺祛痰。

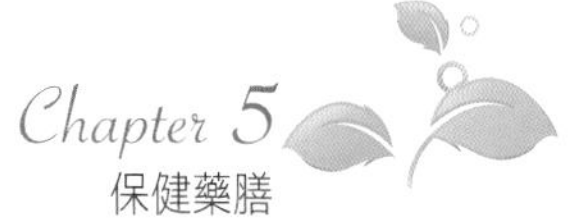

(七)洋車前子

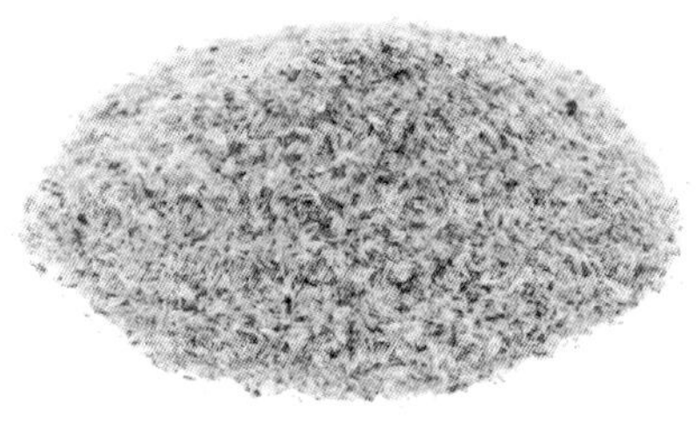

成分 洋車前子（psyllium）莖粗短，葉長橢圓形，種子含珊瑚木（Aucubine）、酵素、脂肪、黏膠質（Mucilage）等。

主治 便秘。

功用 降低膽固醇，對於降低心臟病風險具有臨床上的意義。洋車前子吸水度佳，可軟化糞便，避免便秘的產生，且所形成的凝膠具有鎮定作用，可達到減肥少吃目的。

(八)番瀉葉

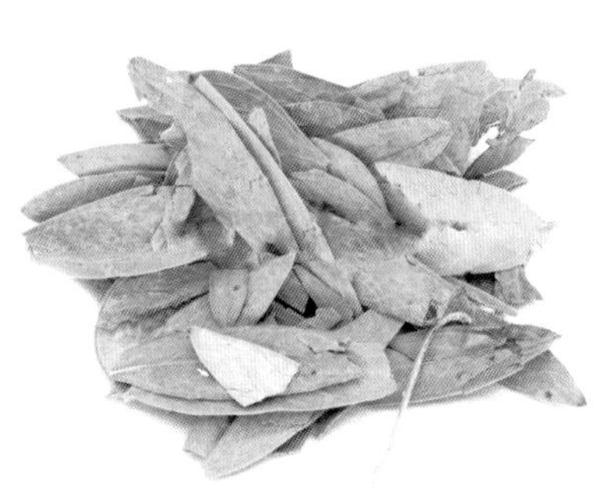

成分 為豆科植物狹葉番瀉或尖葉番瀉的乾燥小葉。狹葉番瀉葉含番瀉、蘆薈大黃素、蜂花醇、水楊酸、棕櫚酸。尖葉番瀉葉含番瀉、蘆薈大黃素、大黃酸、異鼠李素。

主治 用於熱結積滯，便秘腹痛，水腫脹滿。

功用 瀉下通便。人體每日使用番瀉葉不得超過12毫克，一旦超過就會讓人產生腹瀉、脫水、心律不整等症狀。

(九)桑葉

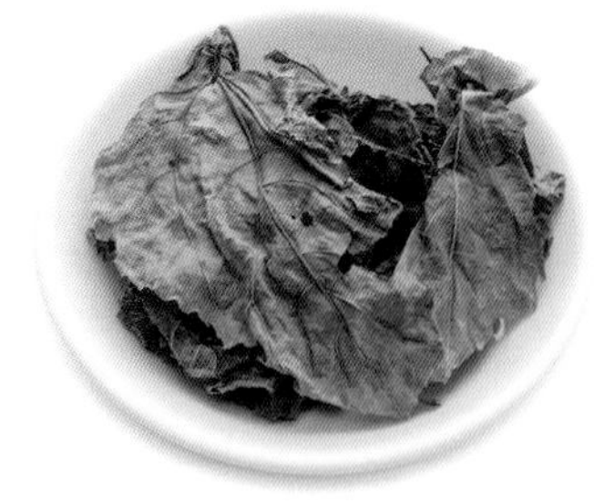

成分 含有甾體及三萜類化合物、黃酮化合物、香豆素、揮發油、生物鹼、氨基酸、有機酸及其它化合物。

主治 發熱，咳嗽，乾咳，頭痛，頭眩，偏頭痛，眼赤，眼花，肺熱，風熱。

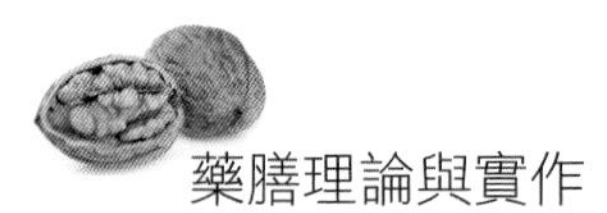

功用 解熱，祛痰，鎮咳，消炎，涼血，明目，醒腦。有降低血糖、抑制動脈硬化、防止高血壓、美膚、消腫等功效。

(十)烏梅

成分 梅子含豐富的檸檬酸、蘋果酸、琥珀酸等果酸，鈣、磷、鉀等礦物質及維他命B_1、B_2、C等成分。檸檬酸等在體內新陳代謝有所謂的檸檬酸循環，能使乳酸燃燒轉換成能量（ATP），故能提神，解除疲勞。

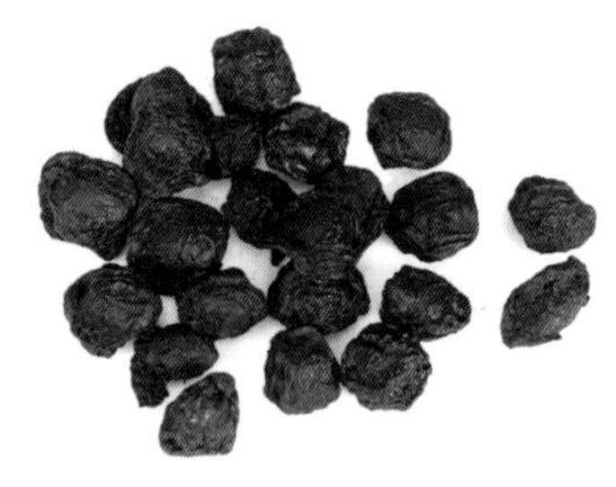

主治 用於肺虛久咳，久痢滑腸，虛熱消渴，蛔厥嘔吐腹痛，膽道蛔蟲症。

功用 作為清涼性收斂藥用，常用於止瀉、解熱、鎮咳、祛痰、鎮嘔。另外也作為驅蛔蟲藥。

四、減肥藥膳

(一)荷葉山楂茶

材料 乾荷葉1張、生山楂10克、生薏仁10克、陳皮5克

作法 所有材料加500cc水煮開。

用法 當成茶飲用。有利濕濁、祛宿垢的功用，適用於飲食過量、型體胖大者的減肥。

(二)山楂決明子茶

材料 山楂10克、決明子10克、白蘿蔔20克、綠豆20克

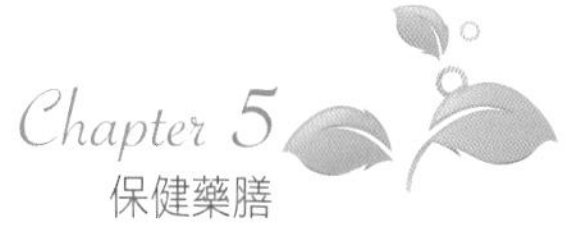

作法 山楂、決明子先加水煎20分鐘，再加入其他藥材煮至綠豆爛熟即可飲用。

用法 可天天少量飲用，飯後更佳。有平肝瀉火、消脂減肥、清除毒素的效果。

(三)三花減肥茶

材料 玫瑰花、茉莉花、洛神花、川芎、荷葉各1錢半

作法 所有材料加400cc沸水浸泡15-20分鐘。

用法 沖泡好即可飲用。適用於愛吃零食、下身肥胖者或暴飲暴食後化痰除濕、減肥降脂。

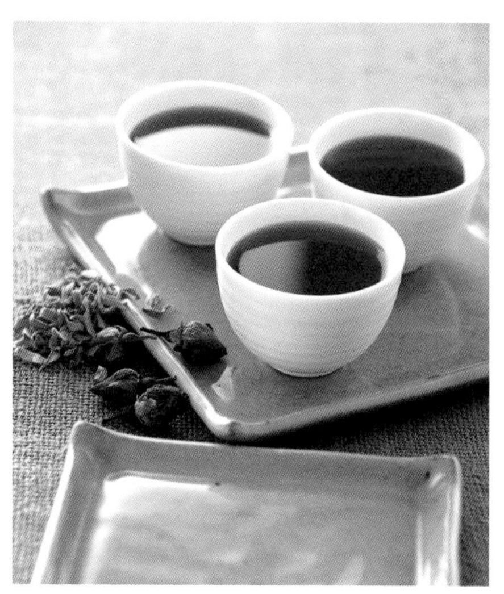

市面上有許多消脂減肥的中藥茶飲配方

(四)消脂美身茶

材料 車前子、陳皮、桑葉、黃耆、山楂、決明子、甘草、烏梅各2克

作法 沖泡法，所有藥材裝入茶袋中，以400cc沸水沖泡20分鐘後，取出茶包，喝完再沖，至無味時丟棄茶包。

用法 沖泡好即可飲用。適合高尿酸症、高血壓、便秘而肥胖者飲用。

(五)桂花烏梅湯

材料 烏梅6粒、山楂10克、洛神花5克、陳皮5克、甘草3片、桂花醬7克、冰糖適量、水2000cc

作法 烏梅、山楂、洛神花、陳皮、甘草等中藥材及冰糖加水熬煮熟後，再將桂花醬放入鍋中稍微燙煮即可，過濾取汁。

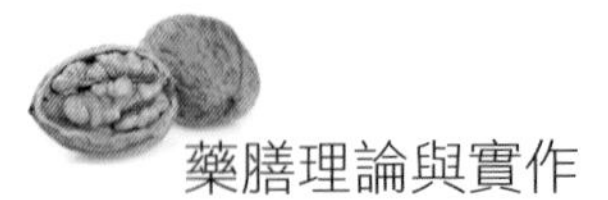

(六)荷葉粥

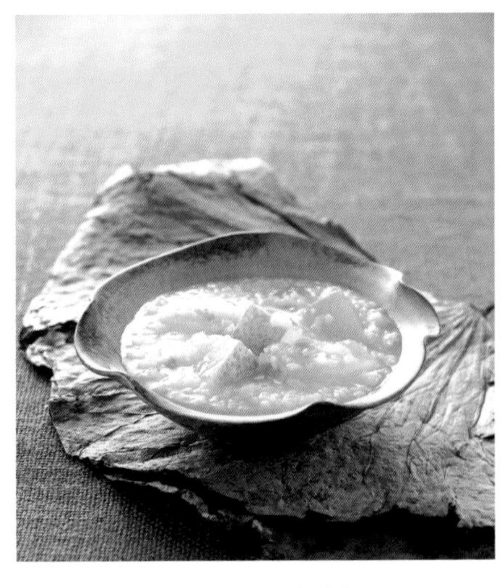
荷葉粥中可加入冬瓜煮成荷葉冬瓜粥，甜鹹皆可

材料 新鮮荷葉1張、粳米100克、冰糖適量。

作法 取粳米煮粥，待粥熟後加適量冰糖攪勻，趁熱將荷葉撕碎覆蓋粥上，待粥呈淡綠色，取出荷葉即可食用。

用法 可作夏季清涼解暑飲料，或作點心供早晚餐，溫熱食用，也可涼飲。近代研究證實，荷葉有良好的降血脂、降膽固醇和減肥的作用。

(七)健脾益腎粥

材料 茯苓10克、山楂6克、山藥10克、蕎麥10克、黑芝麻10克、大豆20克、米50克

作法 茯苓、山楂用濾袋包起來，與米、山藥、蕎麥、黑芝麻、大豆一起放入鍋中，加800cc水，大火煮開後以小火煮成粥。

用法 可當主食連續食用數周。適用於高血脂、脂肪肝而肥胖者。

(八)蜜餞百合

材料 百合100克、蜂蜜150克、白木耳40克

作法 將白木耳洗淨，以水泡發，再將百合洗淨，一起放入大瓷碗內，加入蜂蜜，入蒸籠蒸1小時，趁熱調勻，晾冷後，即可食用。

用法 每日早晚各服1湯匙。

(九)山楂荷葉飲

材料 山楂15克、荷葉12克

作法 將山楂、荷葉加水1000克煮沸放涼。

用法 隨時代茶飲用。山楂、荷葉均有降血脂、減肥作用。胃及十二指腸潰瘍者禁用。

(十)綠豆粥

材料 綠豆50克、粳米100克

作法 先將綠豆洗淨，後以溫水浸泡2小時，然後與粳米同入砂鍋內，加水1000cc，煮至豆爛米開湯稠。

用法 每日食用2至3次，夏季可當冷飲頻食之。

(十一)紅花綠茶飲

材料 西紅花5克、綠茶5克

作法 將紅花、綠茶放入有蓋杯中，用沸水沖泡。

用法 當茶頻頻飲服，一般沖泡3至5次。本方取材方便，藥房常年有紅花供應，綠茶為家庭必備之品。

第二節　豐胸保健藥膳

一、豐胸藥膳原理

女性乳房的發育平均以10歲至18歲為「高峰期」，18歲之後成長則較為緩慢，到了懷孕後會再度發育，所以應適當把握在發育時期健胸，才能事半功倍。

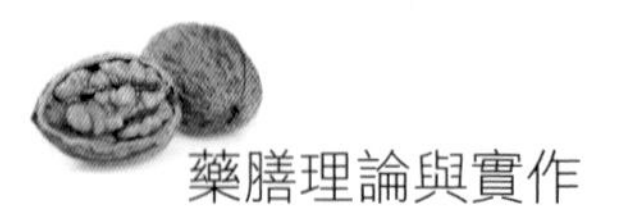

乳房增大的速率也會因人而異，有的人會比較豐滿，而有的人就會比較小，並且有些人會有一邊大、一邊小不勻稱的現象。

乳房的大小跟遺傳很有關係，均衡的飲食也是絕對需要的，因為胸部最主要的構成物就是脂肪，如果什麼都不吃，身體就無法提供營養素使它長大，那就不可能成為有豐滿胸部的女人了，所以想要豐胸就要多多攝取高蛋白質食物。

對有些減肥的人來說，最好是控制飲食與適當的運動雙管齊下，並且攝取足夠的蛋白質，例如牛奶、蛋類和豆類，才能夠健康地瘦下來，再加上美胸運動及按摩，才能使胸部不因瘦身而鬆弛，更加堅挺有型，如此才能在瘦掉脂肪的時候，乳房不會變小！乳房的大小主要受發育期的影響，乳房的生長發育主要受多種激素的影響，例如腦垂體分泌的促性腺激素、泌乳素，卵巢分泌的雌激素和孕激素，還需要腎上腺和甲狀腺分泌的激素、垂體分泌的生長激素等的作用。

(一)胸部的成長階段

女性青春期大概從9、10歲開始，乳房受到荷爾蒙的驅動，開始會有脹痛、乳頭突起、乳暈形成等等現象，這是乳房發育的最主要時期！成年期乳房發育告一段落，乳房的形狀、大小也日趨穩定！而如何防止乳房提早老化對女人來說很重要。懷孕期由於體內荷爾蒙的增加，乳房會開始脹大，乳頭和乳暈也會變得較大，顏色較深。懷孕5至6個月以後，乳頭還可能會分泌些微奶水！

在更年期時卵巢功能及女性荷爾蒙分泌會逐漸退化，使得乳房腺體組織萎縮，脂肪組織及纖維組織也隨之變化，支撐乳房的庫柏式韌帶鬆弛，因而導致乳房下垂。

青春期時女性荷爾蒙分泌最旺盛，是乳房發育的最佳時機，若能把握這個時期來調補，最能達到豐胸的效果。性腺臻於成熟時會開始分泌女性荷爾蒙，乳腺受到女性荷爾蒙的刺激，逐漸發育長大。此時女性荷爾蒙分泌是否充分、營養是否均衡、乳房局部循環是否良好，扮演著極重要的角色。應特別注意營養，多攝取富含蛋白質（如蛋、奶、肉類、豆類等）、澱粉質（如南瓜、洋芋、番薯等）、維生素B（如肝臟、蛋黃、小麥胚芽、酵母等）、維生素C（如綠色蔬菜、柑橘類水果等），再加上應適當的運動，尤其是擴胸運動和游泳，對乳房發育特別有幫助。再加上適切的按摩，正常的生活作習，減少精神壓力，都有助於乳房的生長。在月經來的第11~13天，為豐胸最佳時期，第18~24天，為次佳時期，把握這10天，有空就多做胸部按摩，效果會相當明顯，再搭配勤擦健胸霜，按摩胸部肌膚，這些都對胸部增長有所幫助！

倘若對於青春期該注意的事項而未注意，或是因為先天失調體質虛弱，或是想藉助外力給予青春期一臂之力，皆可求助於中醫藥的幫助。中醫認為腎為先天之本，腎氣盛則天癸至，性器和性腺才能發育完全，荷爾蒙分泌正常，月事按時而至，第二性徵胸部也會比較豐滿。

此外，脾胃為後天之本，脾胃健全地運作才能吸收營養，將之化生為氣血，一則滋助天癸，一則滋養組織、臟腑。另外，肝喜條暢，情志抑鬱、精神壓力使得肝氣鬱結，以致氣滯血瘀影響氣血循環，亦會讓內分泌失調。因此，中醫以補腎、補養氣血、舒暢氣機為原則，依辨證論治法則，憑證治療。

依個人體質狀況調理才能達到理想效果，中醫認為，乳頭屬足厥陰肝經，乳房屬足陽明胃經，肝主疏泄，脾胃主運化，而任衝二脈亦上胸中，主氣血。乳房發育是否豐滿，與其情志、氣血運行和營養狀況密切相關。也與腎的精氣有關，因為當女子「二七天癸至」時，乳房即開始隆起。所以，乳房的美容保健重在肝腎脾胃及任衝二脈等臟腑、經絡的調理。從中醫角度來看，如能掌握影響婦女胸部曲線發展的三個關鍵期，即發育期、妊娠期、更年期，太平公主也會有翻身的機會。

(二)發育期的調理

此時期注重疏肝解鬱、調肝養血。基本上，現代人營養不虞匱乏，只要平時不要吃生冷及過度寒涼的東西，以免妨礙氣血的疏通；只要體內溫養的力道足夠，自然不怕胸部發育不夠理想。青春期的小女生多半有升學壓力，兼之晚睡，肝鬱、肝血虛現象很常見，這時適時疏肝解鬱、調肝養血就很重要了。

(三)妊娠及產後期的調理

此時期注重氣血雙補，在胎前產後，如果調理得當，絕對是豐胸的好時機。一般中醫皆以氣血雙調為主軸，兼補脾腎，本源充足，由之化生的各項激素，如催產素、泌乳激素、女性素、黃體素等與胸腺發育最有相關的激素即不虞匱乏。產後最好親自哺育母乳，讓小孩吸吮乳頭，不要打退奶針，配合中藥調理，只要乳腺疏通，兼之營血充足，乳房要豐滿不難。

(四)中醫學保健觀點

要注重營養，因為要改善胸部發育，首先就要維持體重不要太輕，避免過度節食而使體內脂肪太少，缺乏豐胸的基本原料。因為脂肪占乳房的大部成分。尤其是在青春期時不要刻意去減肥，而導致營養不均。多食魚、肉、蛋、奶類等營養的食物及蔬果等，且可適度增肥。氣血要暢旺，注意血液循環是否正常，及自己的月經週期是否正常、流量是否會過多或過少、顏色是否會太偏黑等。月經的變化與卵巢及賀爾蒙有很直接的關係，若一切正常，自然儀態豐盈，婀娜多姿，有女人味。若氣血不足，可在中醫師的診斷下服食「歸脾湯」或「加味四物湯」來調補氣血。

(五)對豐胸有幫助的中藥

1.紫河車：補腎、補氣血、益精隨、安神、豐胸、催乳、富含荷爾

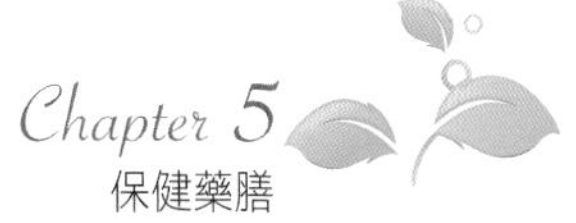

蒙。

2.王不留行：活血化瘀、通經催乳。

3.女貞子：補肝腎、具有類女性荷爾蒙作用。

4.如果是天生發育不良的人，多半以提供荷爾蒙的方式為主，所以紫河車和肉蓯蓉是最常見的藥方。

5.如果是後天的因素造成的，像是因為生產完所造成的萎縮，通常就建議可以喝一些四物湯等。

(六)豐胸食療用法

豐胸食療的食用時機，為配合高原期使用（即排卵期，月經來的前七天及後八天），此時吸收快，效果佳。居家飲食可自行搭配調理，多補充彈力素及膠原蛋白。

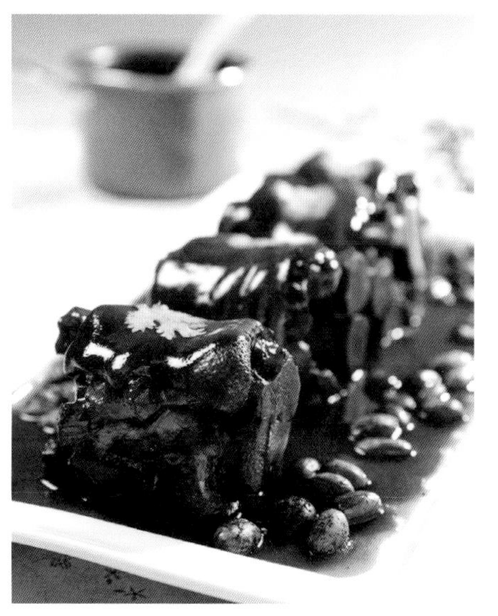

花生燉豬腳是著名的具有豐胸功效的美食

二、豐胸食材

(一)肉類

牛肉、瘦肉等含有豐富的蛋白質，可以幫助胸部肌肉生長。而豬腳和雞腳則有豐富的膠質，能夠促進胸部組織的飽滿。

(二)海鮮

蛤蜊、蚵仔都有高含量的鋅及銅，能夠刺激女性荷爾蒙的生成。

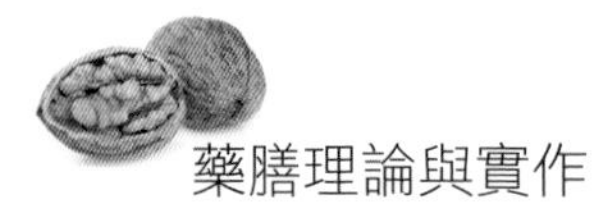

(三)蔬菜類

深色蔬菜如菠菜、綠花椰菜以及胡蘿蔔所含的β-胡蘿蔔素，可以讓胸部變得更健康。而萵苣也是具有豐胸效果的優質蔬菜。

(四)水果

蘋果、哈密瓜都有豐富的膠質，對於豐胸有很大的助益，而最為大家所熟知的當屬木瓜了，其中又以青木瓜最為有效，因其內含豐富的木瓜酵素，可以分解蛋白質，有助於身體對蛋白質的吸收，搭配肉類來食用，豐胸效果更佳。

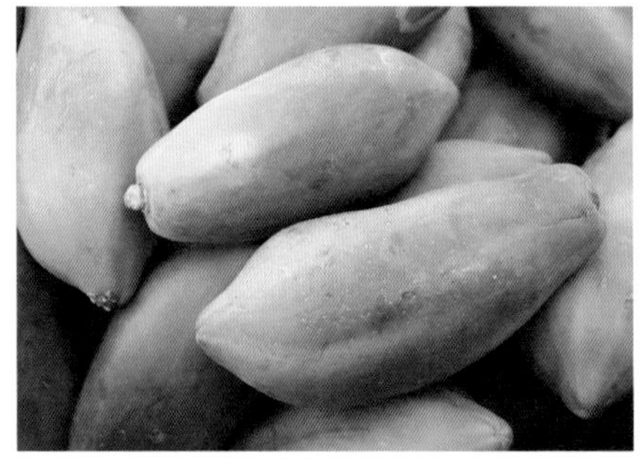

木瓜（尤其是青木瓜）具有豐胸的功效

(五)核果

花生、腰果、黃豆、杏仁、蓮子、芝麻、核桃等，因含有豐富的蛋白質和脂質，因此能夠促進第二性徵的發育。

(六)中藥材

紅棗、桂圓、當歸、淮山、人參及枸杞都具有生津補血、滋陰補陽的功效，對於豐胸頗有助益。

(七)奶蛋

牛奶、豆漿、起司、優酪乳與蛋類都有豐富的蛋白質，是幫助胸部成長的要素。

三、美胸藥膳

(一)加味四物湯燉豬腳花生

材料 豬腳300克、花生30克、熟地5錢、當歸3錢、炒白芍3錢、川芎1錢半、女貞子3錢、仙靈脾3錢、通草3錢、桔梗2錢、黨參2錢、調味料適量

作法 1.將藥材加水浸泡1小時後取出瀝乾，放入鍋中加6碗水，煮至剩2碗藥汁，瀝出藥汁備用，藥渣丟棄。

2.豬腳及花生放入鍋中加水燉煮，熟爛之後，取煎好的藥汁混入，續以小火燉20分鐘，加入調味料即可食用。

服法 每晚吃豬腳花生，再喝藥湯。洗澡時，則按摩乳房10分鐘，使血液循環順暢。此方不僅補腎、活血、通絡，可使乳汁不絕。

(二)豬腳豐胸湯

材料 豬腳300克，紅棗5粒（剪破），枸杞子2錢，薑數片，蔥段少許，鹽、冰糖、胡椒粉、酒各少許

作法 1.先將豬腳洗乾淨，並用熱水汆燙後撈出。

2.另準備一鍋熱水，放入豬腳及紅棗、枸杞子，大火煮沸後，加入少許的酒，接著轉小火燉煮。

3.燉煮至豬腳軟爛後，再放入蔥段、薑片、少許的鹽、冰糖及胡椒粉，繼續燉煮30分鐘即可食用。

說明 豬腳中的膠質含量極豐，是豐胸最好的食物之一。

(三)豬尾豐胸湯

材料 黨參2錢、當歸1錢、通草2錢、豬尾2隻、鳳爪4隻、香菇4朵

作法 1.將藥材加水浸泡1小時後取出瀝乾，放入鍋中加3碗水，煮至剩

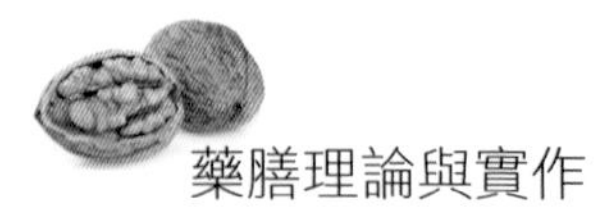

1碗藥汁，瀝出藥汁備用，藥渣丟棄。

2.豬尾洗淨切塊，並用熱水汆燙後撈出備用。

3.鳳爪洗淨切半，香菇泡軟切半。

4.將全部材料放入水中，加入藥汁以大火燉煮，待水煮沸後轉小火，繼續熬煮約1小時，最後加入少許鹽調味即可。

說明 豬尾和鳳爪中所含的豐富膠質，能促進胸部發育，另外對於美膚也有效果。

(四)青木瓜豐胸湯

材料 黨參2錢、當歸1錢、川芎1錢、女貞子2錢、青木瓜1個、排骨半斤、薑片及蔥段各適量

作法 1.將藥材加水浸泡1小時後取出瀝乾，放入鍋中加3碗水，煮至剩1碗藥汁，瀝出藥汁備用，藥渣丟棄。

2.先將排骨以熱水汆燙後撈出備用，青木瓜去皮去籽，切成小塊。

3.排骨與蔥段、薑片一起放入鍋中，加入藥汁及適量水以大火煮沸，再加入切塊的青木瓜，轉成小火燉煮。

4.燉煮至青木瓜軟爛，最後再加上少許的鹽調味即可。

(五)羊肉豐胸湯

材料 羊肉500克、蜜糖100克、生地黃2兩、當歸2兩、續斷2兩、懷牛膝1兩、黃耆1兩、黨參5錢

作法 1.將藥材加水浸泡1小時後取出瀝乾，放入鍋中加6碗水，煮至剩2碗藥汁，瀝出藥汁備用，藥渣丟棄。

2.羊肉去皮，清除肥肉及筋膜，洗淨後切成片或絲。

3.將羊肉、藥汁全部入鍋，加水，以小火慢燉約10小時，再加入蜜糖，熬至湯汁濃稠，即可食用。

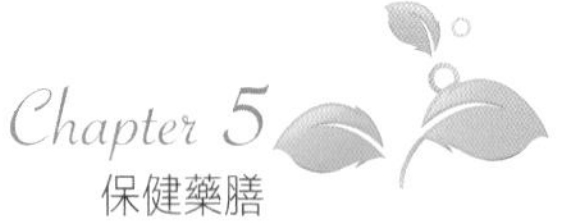

用法 肉爛湯甜，可飲湯食肉。

功效 羊肉含蛋白質、脂肪、碳水化合物、維生素B_1及B_2、尼克酸、鈣、磷、鐵等。懷牛膝味苦酸，性平，有強筋骨、活血通經作用。

(六)參歸母雞湯

材料 母雞1隻、當歸4錢、黨參8錢、生薑及蔥少許、食鹽適量

作法 1.將當歸、黨參放入鍋中，加入500cc水，用大火煮滾後，轉小火煮30分鐘，過濾出藥汁備用。

2.將母雞用水汆燙後，放入電鍋內鍋內，加水適量並倒入藥汁，並加入生薑及蔥後，放入電鍋內蒸煮至雞肉熟後，加入適量的鹽，即可食用。

功用 能補血壯體，幫助女孩胸部發育。

(七)人參養榮豐胸湯

材料 黨參5錢、白朮3錢、黃耆8錢、陳皮3錢、桂心1錢半、遠志3錢、甘草8分、當歸3錢、茯苓8錢、白芍3錢、熟地黃4錢、五味子1錢半、黑棗二枚（剪破）、生薑三片

作法 本藥材可煎煮二回，第一回將藥材加入四碗水煎煮，煮至剩一碗水的量時，濾出湯汁備用；第二回則將藥材加入三碗水煎煮，煮至剩一碗時，濾出湯汁備用。

用法 第一回與第二回的藥汁混合均勻後飲用，一日分二至三次飲用。亦可請中藥業者製成藥丸，早晚各服十五粒。

(八)豐胸藥膳湯

材料 黨參5錢、川芎2錢、通草1錢、杜仲3錢、當歸3錢、熟地3錢、

肉蓯蓉3錢、黃耆3錢、菟絲子3錢、白芍4錢、黑棗五粒（剪開）、枸杞3錢、淮山藥3錢

作法 本藥材可煎煮二回，第一回將所有藥材加入四碗水煎煮，煮至剩一碗水的量時，濾出湯汁備用；第二回則將藥材加入三碗水煎煮，煮至剩一碗時，濾出湯汁備用。

用法 第一回與第二回的藥汁混合均勻後飲用，一周喝兩、三天（經期來的時候不要吃）。

四、豐胸飲品

(一)核桃牛奶

材料 核桃仁30公克、黑芝麻20公克、牛奶及豆漿各200cc

作法 先將核桃仁和黑芝麻磨碎，然後加入牛奶和豆漿一起煮，待煮沸後立刻熄火，以免牛奶燒焦。如果不怕發胖，可以在熄火後加上少許白糖，以增添風味。

說明 此道飲品的材料都具有豐富的蛋白質，不但可以豐胸，還兼具有養顏潤膚的功效。

(二)營養牛奶麥片

材料 牛奶、麥片各適量

作法 將牛奶及麥片放入鍋中，以小火慢慢拌煮約10分鐘，待麥片膨脹即可。

說明 此道飲品含有豐富的鈣質及蛋白質，是道簡單又營養的豐胸飲品。

(三)黃耆紅棗茶

材料 黃耆3～5片、紅棗5粒、冰糖適量

作法 將黃耆和紅棗放入200cc的滾水中，沖泡後即可飲用。因為黃耆有些苦味，怕苦的人可以加入少許冰糖。

說明 此道飲品能生津補血、調節內分泌、促進乳房發育。

(四)桂圓紅棗茶

材料 桂圓肉3兩、紅棗10粒

作法 將桂圓肉及紅棗放入2,000cc的水中熬煮，至桂圓肉膨脹即可，趁熱飲用。桂圓肉及紅棗皆可食用。

說明 桂圓及紅棗具有生津補血、滋陰補陽的功效，所以常喝此道飲品，能讓胸部不知不覺地長大。

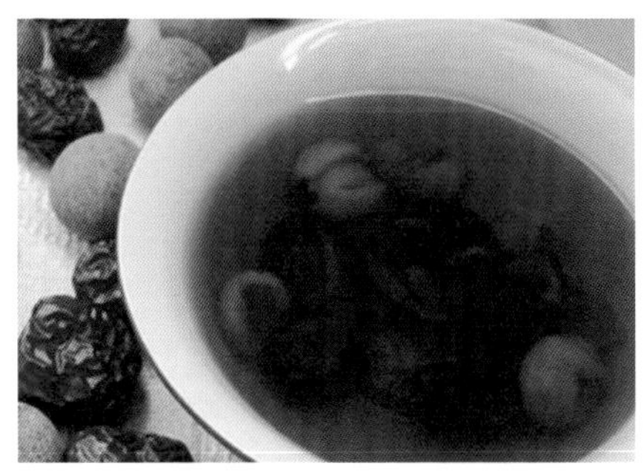
桂圓紅棗茶

第三節　美容藥膳

基於中醫「醫食同源、藥食同源」的理論，選用某些作用相關的藥物和食物配製成食品，以達到美容和保健的雙重功效。

美容不只是精神上的需要，而且對於人體的健康也有著重要的作用。欲得嬌好的面容，除了日常對皮膚的保養之外，透過適當的食物以及藥物來調節內分泌，也是非常有效的。隨著婦女美容的需要日增，美容藥膳不斷地被發掘出來，其中一些已被現代醫學所認可。

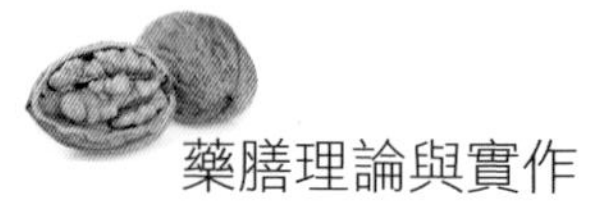

一、美容藥材

(一)枸杞子

明代大醫學家李時珍《本草綱目》中介紹，用枸杞子泡酒，長期飲用可以防老駐顏，長生不老。而近代科學研究也發現，枸杞子含有大量的胡蘿蔔素、維生素A、B_1、B_2、C、菸鹼酸、磷、鐵等滋補強壯、養顏潤膚的營養物質。作為美容食療方，枸杞子可泡酒，也可與桂圓肉及冰糖、蜂蜜等一起製成杞圓膏，或與其他食物一起配製成藥膳。

吃枸杞子的時候要把它整粒咬碎吃下去，才有最好的功效，這是很重要的一件事，這樣才能保證它的療效完全發揮。

(二)茯苓

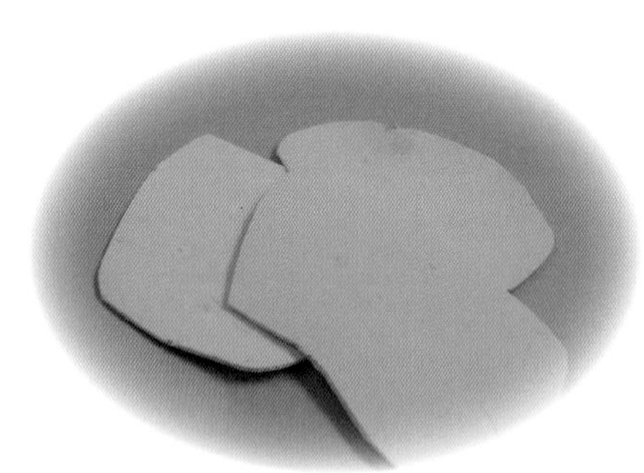

茯苓不僅可顯著提高機體免疫能力，還可使血液中氧合血紅蛋白釋放更多的氧，以供應給組織細胞，同時還可使細胞組織（包括皮膚、黏膜、毛髮等）活性增強，活力增大，進一步使皮膚、毛髮顯得更加的滋潤，達到美容的效果。

(三)何首烏

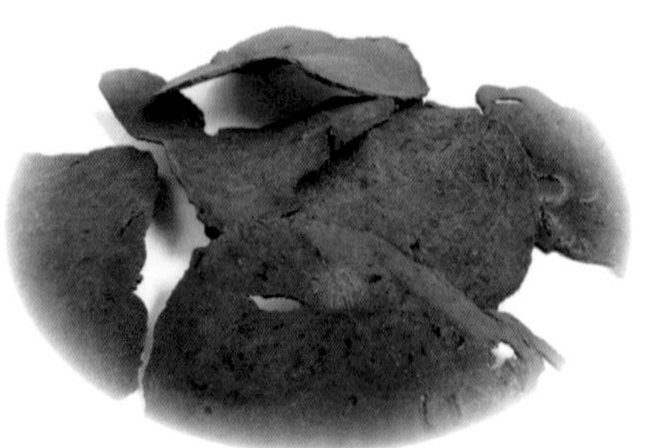

主要表現在容顏和烏髮兩個方面。唐代《開寶本草》記載，何首烏有「益血氣，黑鬚髮，悅顏色。久服長筋骨，

益精髓，延年不老」的功效。《本草綱目》記載，何首烏有「可止心痛，益血氣，黑髭髮，悅顏色」。因為何首烏有良好的益精血、補肝腎作用，因此能使人氣血充足，面色紅潤，容光煥發，對於面色及頭髮沒有光澤或面色萎黃的血虛病人，常服何首烏，可使面容青春永駐。

(四)人參

人參具有大補元氣、安神增智的功效，對於因氣虛而造成面色沒光澤、鬚髮不生者有較好的療效。它能使皮膚的毛細血管擴張，加速血液循環，增強細胞的活力，增進毛囊的營養供給，也能增加頭髮的抗脫髮強度和延伸率等作用，所以有良好的美容、生髮兩種功效。

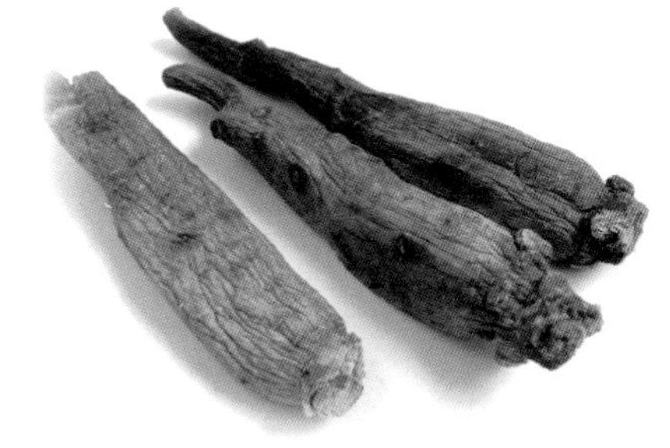

(五)龍膽草

龍膽草具有舒緩、鎮靜及滋潤肌膚的功效，無論是內服或外用，都是珍貴的美容藥材。因其具有高耐受性，可抵抗各種惡劣環境，它的提取物可使肌膚抵抗力自然增強，同時兼具美白與保濕的功效。

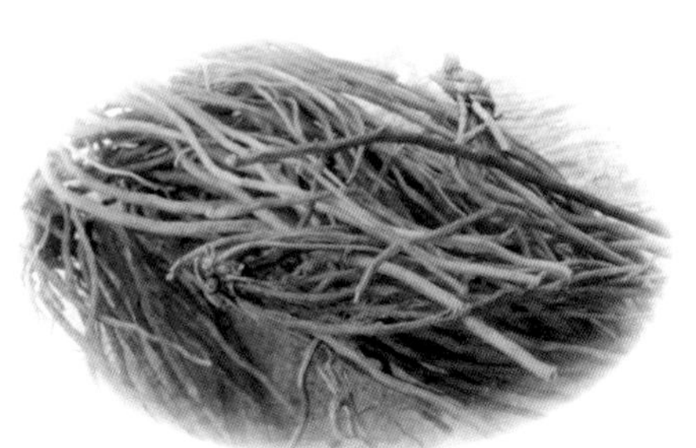

(六)白芷

白芷水煎劑對體外多種致病菌有一定的抑制作用，它可改善體內微循環，促進皮膚新陳代謝，來延緩皮膚的老化，讓柔嫩的肌膚潤澤光滑，滋潤的容顏呈現出水一樣的靈氣。

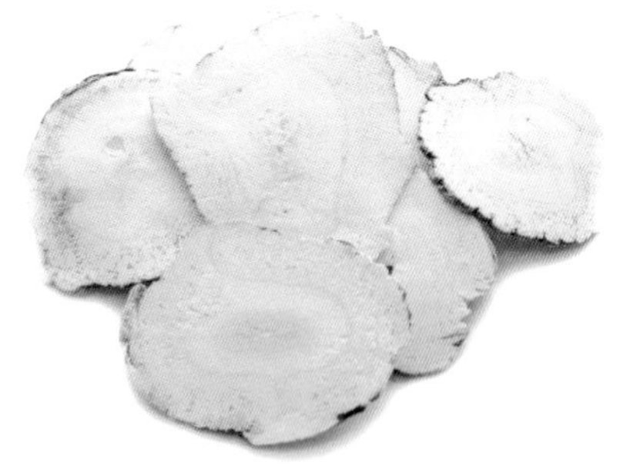

(七)薏苡仁

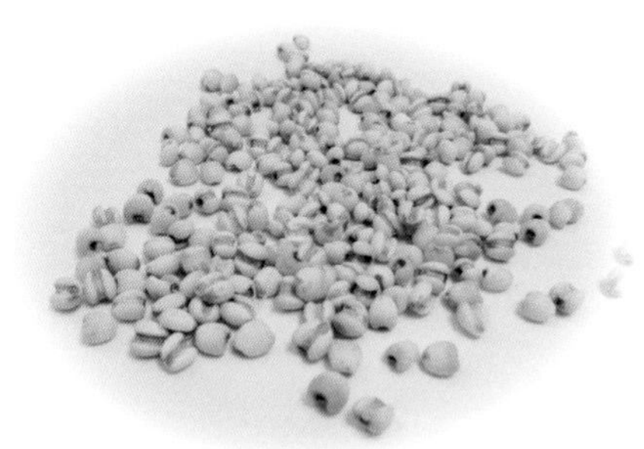

薏苡仁是很好的美容藥材與食材，具有治疣平痘、淡斑美白、潤膚除皺等美容養顏功效，尤其是所含的蛋白質分解酵素能使皮膚角質軟化，維生素E有抗氧化作用。

(八)白木耳

中醫認為，白木耳味甘，性平，無毒；歸肺、胃、腎經，主治肺結核、咳嗽咯血、痰中帶血、肺癰肺痿，亦可治胃陰不足、咽乾口渴、大便秘結。凡陰虛發熱、心煩盜汗、失眠多夢或月經不調者均可服食。白木耳還含有大量的植物膠質，這些膠質的構成成分跟我們皮膚的膠原蛋白類似，所以長期食用白木耳可以使我們的皮膚更加水潤彈滑。因為白木耳含有一定的色素淡化成分，這些色素淡化成分會直接作用於皮膚，使皮膚變得更加的白皙，對雀斑、黃褐斑有一定的治療和預防效果。

二、美容藥膳食譜

(一)美容養顏雞

材料 沙參5錢、麥門冬5錢、玉竹5錢、黨參3錢、枸杞子3錢、香菇4朵、新鮮山藥4兩、雞胸肉300克、蔥兩根、鹽適量

作法 1.沙參、麥門冬、玉竹、黨參放入鍋中，加3碗水煮至剩2碗藥

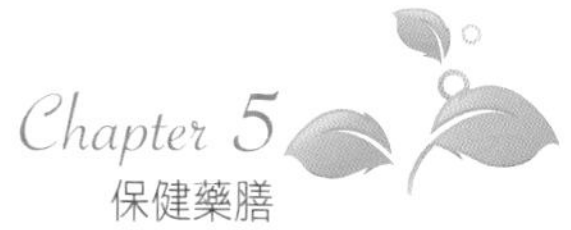

汁，過濾出藥汁備用，藥渣丟棄。

2.雞胸肉去皮，用熱水燙洗後，放入電鍋內鍋中，加水五杯，外鍋加水1/5杯，煮至開關跳起，撈起雞胸肉翻面，外鍋再加水1/4杯，煮至開關跳起，取出雞胸肉撥成雞絲備用。

3.香菇洗淨，泡軟後切片備用；山藥削去外皮後切塊備用。

4.將過濾出之藥汁煮沸後，加入香菇、山藥，改用小火煮至山藥熟透，即可加入雞絲、枸杞子，最後加入蔥花及鹽，即可食用。

功效 以沙參配合麥冬，滋陰潤肺，再加入養胃生津之玉竹，以及補脾健胃之山藥，滋陰明目之枸杞子，另外還有含豐富多醣體的香菇，以及補中益氣的雞胸肉，是一道美容養顏的藥膳。

(二)加味木瓜瘦肉湯

材料 木瓜半個、瘦肉300克、新鮮山藥2兩、薏苡仁2兩、茯苓2兩、玉竹3錢、紅棗4錢（剪破）、陳皮2錢、生薑3片

作法 1.木瓜去皮籽洗淨，切片備用。瘦肉切絲備用。上述中藥材洗淨備用。

2.薏苡仁洗淨，泡水4小時。

3.將所有材料入煲鍋，加水煲2.5小時即可食用。

功效 木瓜養筋去濕，茯苓健脾利水。本藥膳可改善脾胃濕熱、筋骨不利，進而達到健脾潤腸、潤澤肌膚的作用。

(三)清涼養顏凍

藥材 枸杞子4錢

食材 綠豆150克、蒟蒻60克、吉利丁100克、香吉士50克、奇異果150克、水蜜桃60克、冰糖少許、杏仁粉50克

作法 1.奇異果洗淨，去皮切片備用。

2.綠豆洗淨，用水浸泡約4小時，將綠豆撈出濾乾，放入電鍋內鍋內，加適量水，電鍋外鍋放2杯水，按下開關，跳起後再燜40分鐘，放冷待用。

3.吉利丁、杏仁粉加水4,000cc融化煮開，加冰糖調味。

4.蒟蒻、水蜜桃、香吉士果肉切小塊，連同枸杞子、綠豆加入吉利丁溶液中拌勻。

5.放入冰箱冷藏室冷卻凝固後，倒扣在盤子中並以奇異果圍邊即可。

功效 清熱、養顏，增強體力，適合實熱體質者食用。

(四)綠豆薏仁木耳湯

藥材 薏苡仁6兩

食材 綠豆300克、白木耳100克、冰糖適量

作法 1.綠豆、薏苡仁、白木耳分別洗淨，各加入約3倍的過濾冷水浸泡，綠豆浸泡約4小時，薏苡仁浸泡約8小時，白木耳浸泡約2小時。

2.泡好的薏苡仁倒掉水清洗一遍，放入十人份的內鍋中，加入3倍水，電鍋外鍋放2杯水，按下開關，跳起後再燜40分鐘。

3.泡好的綠豆及白木耳倒掉水清洗一遍，將綠豆瀝乾撈出，白木耳去除根部（就是白木耳比較黃、偏硬的部分），清洗乾淨，用手撕成大小合適的程度，將綠豆及白木耳加入薏苡仁中，再加適量水，外鍋放2杯水，按下開關，跳起後燜30分鐘。

4.煮好的綠豆薏仁木耳湯取出，加入適量冰糖，將冰糖攪拌至融化，再放瓦斯爐上滾5分鐘即可食用。

功效 清熱退火，消暑止渴，適合實熱體質者食用。

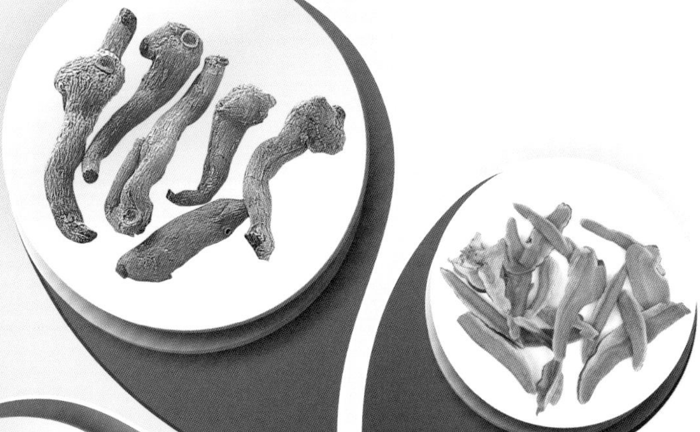

Chapter

6

藥膳烹調

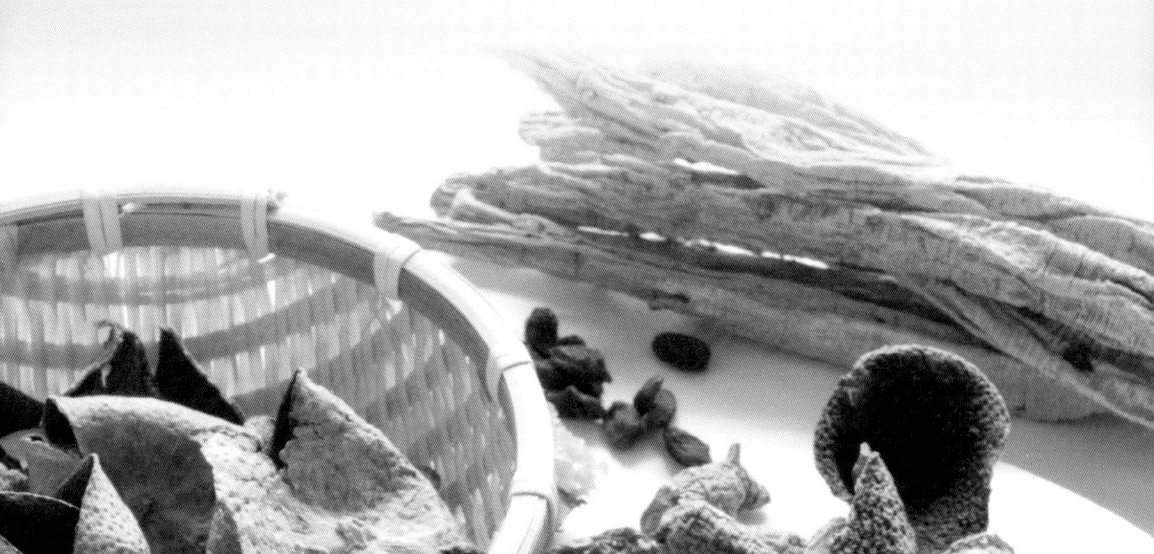

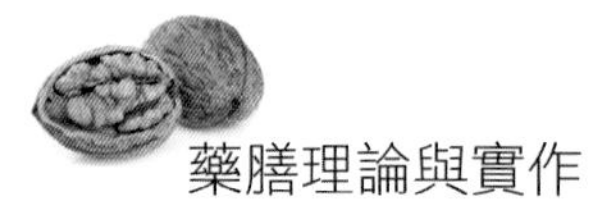

第一節　藥膳的烹調方法

一、燉

「燉」是人類發明了陶器以後產生的一種烹飪技術，在煮的過程中因「火力不同」而逐漸演變而來的，一般可以分為「不隔水燉」和「隔水燉」兩種方式。

(一)不隔水燉

不隔水燉是將原料在沸水內汆燙去除腥汙後，放入陶鍋中，加入蔥、薑、料酒等調味品和水（加水量可比原料稍多一些，如500克原料可加750～1000cc水），加蓋後直接放在爐火上烹製，烹製時先用大火煮沸，撇去泡沫，再用小火燉至酥爛。燉煮時間依原料而定，一般約2～3小時。例如「十全大補湯」、「藥燉排骨」、「黃耆猴頭湯」、「當歸生薑羊肉湯」等。

當歸生薑羊肉湯

藥材 當歸30克、生薑30克

食材 羊肉500克、米酒及調味料適量

作法 1.當歸、生薑用清水洗淨後切大片。去骨羊肉剔去筋膜，放入沸水鍋內焯去血水後，撈出晾涼，切成約5公分長、2公分寬、1公分厚的條狀備用。

2.取砂鍋加入清水適量，再將切成條的羊肉下入鍋內，然後再下當歸和生薑，以大火燒沸後，濾去浮沫，改用小火燉約1個半小時至羊肉熟透，加入米酒及調味料即可食用。

功效 此為治血虛有寒的名方。對血虛有寒而見腹中冷痛，婦女產後虛

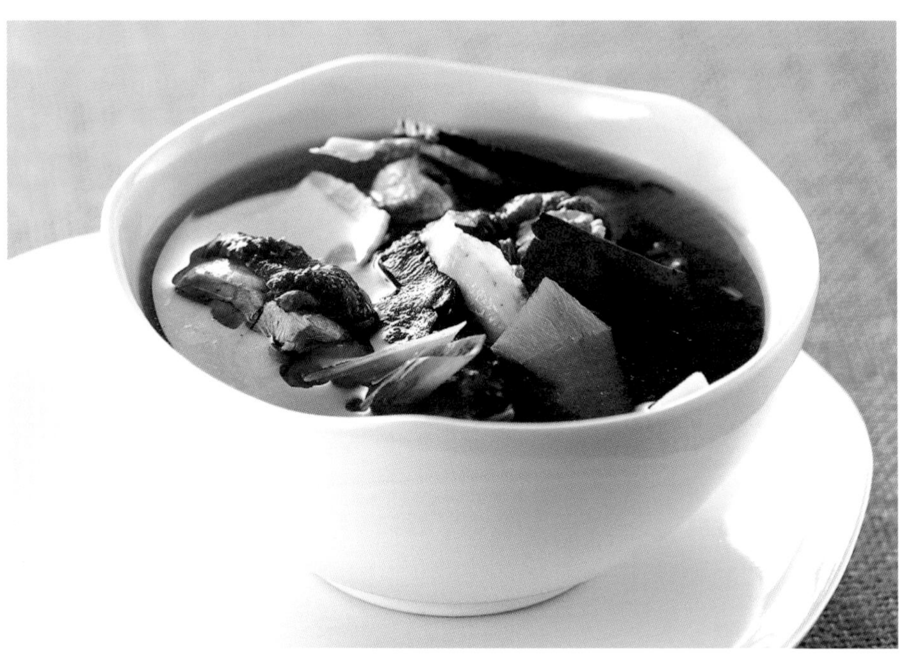

首烏菟絲燉烏雞

寒腹痛，或虛寒性的痛經，都有較好的療效。（處方來源：金匱要略）

(二)隔水燉

隔水燉是將原料在沸水中汆燙去除腥汙後，放入瓷製或陶製的缽內，加入蔥、薑、酒等調味品與湯汁，用耐熱保鮮膜封口或蓋上密封性較好的頂蓋，將缽放入水鍋內（鍋內的水需低於缽口，以滾沸的水不浸入為原則），蓋緊鍋蓋不使漏氣，以大火燒，使鍋內的水不斷滾沸，需時約3小時左右，這種燉法可使原料的鮮香味不散失，湯汁澄清，現在最方便的隔水燉工具就是使用電鍋。隔水燉有以下的優點：

1.能使燉品的營養成分不被破壞：隔水燉與不隔水燉的主要區別在於，有隔水的容器，當鍋內的水沸騰，熱傳遞到容器內的湯也達到攝氏100° C後，就不再發生熱傳遞了，容器內的湯不會繼續吸熱，因此不會沸騰，使食物能夠保持原來的形態，不會整體散爛掉，湯汁呈現清澈樣貌。而且位於底部的原料也不會因為直接接觸熱源而破壞營養成分，特別是那些粘性比較強的食材（如燕窩、山藥、魚膠、魚翅、豬腳、糯米等），不會有糊底的現象。

2.能使燉品的氣味不被揮發掉：隔水燉使用外鍋和內鍋（陶瓷）兩層容器，比不隔水燉密封性更好，更能保留住燉品的營養成分，特別是揮發性油類（主要是芳香類中藥材），所以香氣會更濃鬱，特別是在烹飪藥膳時，中醫認為辛味能行、能散，意思就是說辛香的藥物具有行氣、活血、化濕、通竅的作用，但是久煮會因為這些藥物成分揮發，導致效果減弱（如陳皮、紫蘇、藿香、當歸、砂仁、薑等含有揮發油成分的中藥材），而使用隔水燉能更加保留住藥物的氣味，增強治療效果。

3.能大量釋放出燉品的營養成分：當鍋內的水沸騰後，內鍋裏的湯和原料能夠一直保持攝氏100° C，受熱均勻，使得原料（如排骨或雞肉）骨酥肉嫩，有利於營養成分最大化融入湯中，而且由於湯汁蒸發得少，減少了營養素的流失和湯汁濃縮後造成的味道混淆，所以燉出來的湯液清醇，鮮味濃郁，原汁原味，充分發揮食材的營養價值，用隔水燉參茸等高貴補品時，也就不會因為湯液濃縮得厲害，而少了清香，食後相對沒有不隔水燉的燥熱、容易上火的副作用。例如「十全大補藥膳排骨湯」的製法。

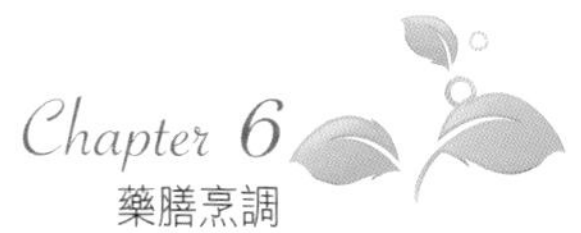

十全大補藥膳排骨湯

藥材 當歸3錢、黃耆4錢、熟地黃4錢、川芎2錢、官桂1錢、玉竹2錢、高麗參1錢、茯苓3錢、炒白芍2錢、炒白朮2錢、黨參4錢、蜜甘草5分、故紙花1錢、八角茴香1錢、小茴香1錢、花椒1錢、桂枝2錢、枸杞子3錢

食材 帶骨豬肋排1斤、香菇20克、米酒及調味料適量

作法 1.將所有藥材（枸杞子除外）放入鍋中，加2碗水煮至剩1碗藥汁，過濾掉藥渣，藥汁備用。

2.豬肋排洗淨，剁塊，加入藥汁及香菇（切塊）、枸杞子、米酒、調味料及適量水，放入電鍋的內鍋中，外鍋加入大約150cc的淨水，燉煮至排骨肉塊熟透即可食用。

功效 大補氣血，增強體力。

二、熬

熬是指先在鍋內加底油燒熱後，放入主料稍炒，再加湯及調味品，後用小火煮爛。熬的時間比燉更長，一般在3小時以上，多用在烹製含膠質重的原料。此法特點是汁稠味濃，例如「銀耳羹」、「冰糖綠豆銀耳羹」等的製法。

冰糖綠豆銀耳羹

藥材 白木耳2兩

食材 綠豆300克、冰糖300克

作法 1.白木耳洗淨，浸於清水中泡開至軟（約40分鐘），用手撕成小塊，去掉底部黃色較硬的部分。撈出後倒入潔淨的鍋中，加水約2000cc，以大火燒滾後再轉小火繼續燉煮3到4小時，至木耳熟爛汁稠，備用。

2.綠豆以清水洗淨，瀝去多餘水分。燒4000cc熱水備用。

3.取一圓底炒鍋，以大火燒熱（鍋中不需加油），倒入洗好的綠豆，翻炒至手摸會燙的程度。

4. 此時加入1大匙熱水，保持大火翻炒綠豆，炒乾倒入的1大匙熱水，冒煙後，再加入另1大匙熱水，同樣翻炒至水分收乾。

5.再將剩下的熱水倒入，蓋上鍋蓋，大火煮滾後轉成中小火，煮約20分鐘。

6.加入白木耳，繼續燉煮約20~30分鐘，鍋中大部分的綠豆熟軟裂開後，加入冰糖即可食用（冰糖先用熱水溶化）。

三、燴

燴是將多種原料用湯和調料混合烹製，至湯汁不太多時勾芡即成的一種湯汁菜，例如「枸杞山藥燴海參」的製法。

枸杞山藥燴海參

藥材 黨參5錢、枸杞子8錢

食材 新鮮山藥2兩、海參300克、筍片30克、蔥2枝、油１大匙、高湯1碗、米酒10cc、鹽少許、太白粉水少許、香油少許

作法 1.黨參加半碗水熱開，再用小火煮30分鐘，過濾後，取藥汁備用。

2.海參去泥腸，放入沸水汆燙後瀝乾。筍片也用水汆燙過。蔥切段，枸杞沖洗乾淨，山藥洗淨切塊。

3.鍋內放油加熱，先炒蔥段、筍片、海參、山藥，倒入高湯、酒、鹽、黨參湯煮沸後，改用小火煨煮。

4.稍微收汁後，放入枸杞，淋入太白粉水稍微勾芡後，淋入香油，即可盛盤食用。

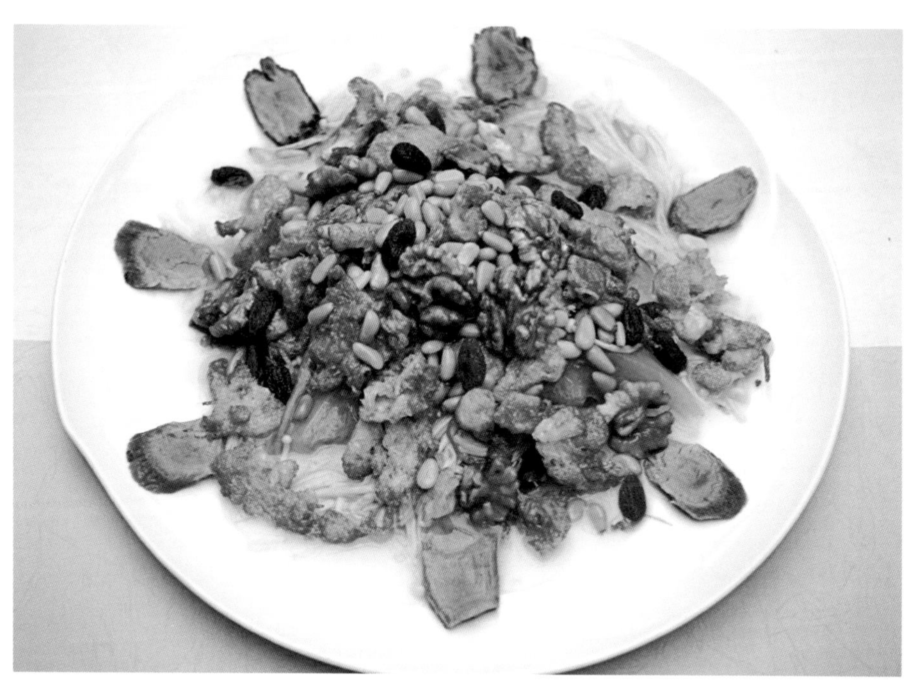

以燴的方式製作的藥膳——雙仁燴人參

四、燜

燜是先在鍋內放油，將處理好的食材放入，炒成半成品，再加適量的湯水和調料，蓋緊鍋蓋燒開，改用中小火進行較長時間的加熱，待原料酥軟入味後，留少量湯汁成菜的多種技法的總稱，按調味種類不同，可分成原燜、油燜、紅燜、黃燜、醬燜等。

(一)原燜

將加工整理好的食材用沸水汆燙或煮製後放入鍋中，加入調料和足量的湯水（淹沒過原料）後蓋緊鍋蓋，在密封條件下，用中小火較長時間加熱燜製，使食材酥爛入味，保留少量湯汁。其特點是留住食物香味，保

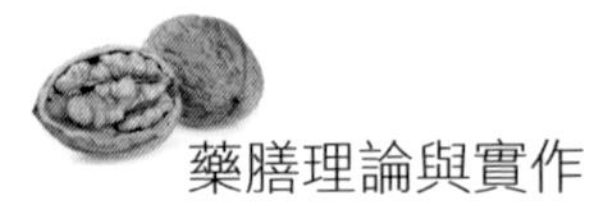

持鮮味。原燜常用的食材有畜禽肉類和富含油脂的魚類，少用蔬菜，代表菜例如紹酒燜肉等。

(二)油燜

將處理好的食材油炸，排出食材中的適量水分，使之受到油脂的充分浸潤，然後放入鍋中，加調味品和適量鮮湯，蓋上鍋蓋，先用大火燒開，再改轉用中小火燜，邊燜邊加一些油，直到原料酥爛為止。油燜的原料有蔬菜、海鮮、茄子、尖椒等。代表菜例如油燜冬筍、油燜大蝦、油燜尖椒等。

(三)紅燜

將加工好的原料經汆燙或過油後，放入鍋中加適量調味品，主要以紅色調味品為主（醬油、糖色、老抽、甜麵醬等），蓋上鍋蓋，大火燒沸轉中火燜，直至原料酥爛為止。特點是色澤紅潤、酥爛軟嫩、香味濃醇。原料有雞、鴨、豬、羊、牛等畜禽野味肉類。代表菜例如紅燜雞塊、紅燜肉等。

(四)黃燜

同紅燜相似，只是在顏色上比紅燜淺一些，呈現金黃色。代表菜有黃燜雞塊等。

(五)醬燜

與油燜、紅燜、黃燜的方法相同，只是在放主配料前，將各種醬（豆瓣醬、大豆醬、甜麵醬等醬料）炒酥炒香後，再加食材燜至酥爛。代表菜例如醬燜鯉魚等。

五、燒

燒和燜的主要區別在於燜使用的火力要小，湯量更多，而且燜一般不勾芡。

燒是先將主料用煮、炒、煎、炸等方法烹熟後，加調味品和清湯，煮沸後用中到小火燒入味至酥爛，再旺火收湯。有的時候勾芡，不勾芡者稱為乾燒。燒的分類有：紅燒、白燒、乾燒（常見於川菜）、蔥燒。

這種烹調的特點是油大、酥爛、味道厚重、口味鮮鹹。常見菜餚有紅燒肉、蔥燒蹄筋、乾燒魚、火腿燒白菜、養生燒牛小排等。

養生燒牛小排

藥材 丁香1錢、當歸1錢、桂枝1錢、油桂1錢、山楂3錢、烏梅2錢、黨參3錢、玉竹3錢、八角茴香1錢、小茴香1錢、核桃4錢

食材 牛小排600克、鴻禧菇75克、香菇3朵、洋蔥1顆、黑胡椒3克、蠔油10cc、醬油10cc、米酒40cc、冰糖10克、鹽2克、太白粉水適量

作法
1.丁香、當歸、桂枝、油桂、山楂、烏梅、黨參、玉竹放入鍋中，加2碗水用大火煮滾後，轉小火再煮40分鐘，過濾後藥汁備用，藥渣丟棄。
2.將八角茴香、小茴香、米酒35cc、冰糖7克、蠔油7cc、醬油7cc一起煮成浸汁，加入牛小排浸泡約2小時。
3.核桃、鴻禧菇、香菇洗淨剁碎，加入藥汁、蠔油3cc、醬油3cc、米酒5cc、冰糖3克、黑胡椒、鹽煮熟，用太白粉水勾芡成醬汁備用。
4.將洋蔥切絲，熱炒一下，即可舖盤墊底。
5.將牛小排燒熟，置於盤上，淋上醬汁即可食用。

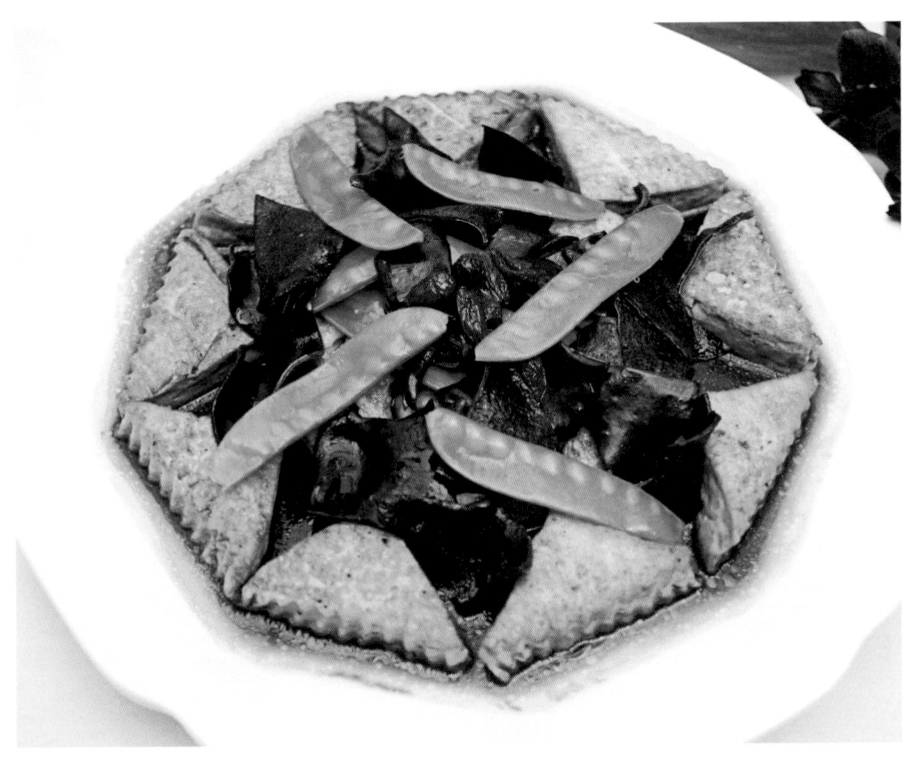

以燒的方式做成的地黃燒豆腐

六、蒸

蒸是指把食材放於器皿中，置入注水的蒸具內，利用熱力把水加熱成蒸汽，以蒸汽加熱烹熟食材的過程。中國菜以蒸來烹調的食品以肉類、魚類、豆腐及蛋類為主，例如「荷葉鳳脯」、「黃耆蒸蛋」、「荷葉粉蒸雞」、「茯苓包子」、「補腎清蒸魚」等的製法。

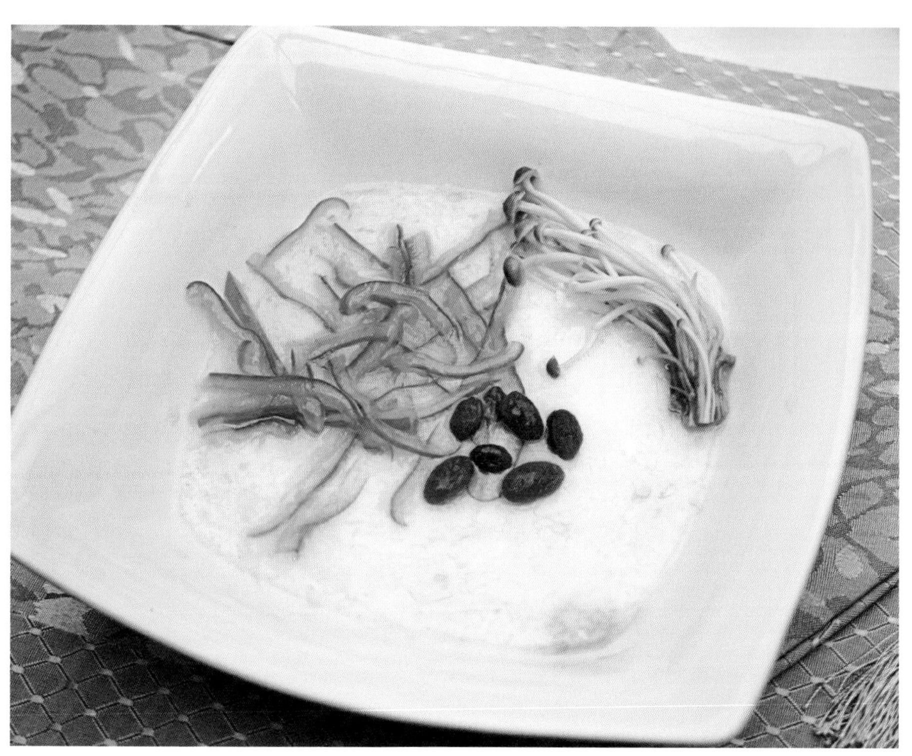

黃耆蒸蛋

七、煮

藥膳的煮法是將藥物和食物經過清洗及切割等處理後，放置在鍋中，加入調料，注入適量的清水或湯汁，用大火煮沸後，再用小火煮熟。煮法較適用於體積小、質軟一類的原料。這種方法所製藥膳的特點是口味清鮮，煮的時間比燉的時間要短。例如「銀杞明目湯」、「人參雞油湯圓」、「四神軟骨豬腸湯」等的製法。

四神軟骨豬腸湯

藥材 芡實8錢、茯苓4錢、當歸1小片、湘蓮子2兩

食材 熟豬腸400克（整條）、豬軟骨300克、薏苡仁45克、新鮮山藥75克，米酒、鹽適量

作法 1.蓮子和薏苡仁先用冷水浸泡備用。

2.熟豬腸用水沖洗乾淨，備用。

3.將洗淨切塊的豬軟骨先用熱水汆燙，再放入大瓷鍋內，加入3000CC淨水，再加入整條熟豬腸、新鮮山藥、茯苓、芡實、當歸，用大火煮沸後，改用小火煮40分鐘。

4.在大瓷鍋內再加入已用冷水浸泡過之蓮子和薏苡仁，用小火煮至豬軟骨及薏苡仁爛熟，加少許米酒及鹽調味即可，要食用時將豬腸剪成小段後食用。

八、滷

滷這種烹調方法一般是先調好滷汁（調味汁），把主食材放入滷汁中，經長時間微火慢煮，至主食材入味，特點是味厚氣香，又以滷汁是否以醬油為主，分成紅滷和白滷。滷汁擺放較久的時間通常味道更好。滷汁每次使用過後要煮滾，要注意保持清潔，避免腐敗變質，同時為了使其後滷製品的色香味一致，可適時添加調味料於滷汁中。例如：「丁香鴨」、「陳皮油燙雞」、「茴香腰子」等的製法。

常用的滷汁做法為：將大茴香50克、草果皮50克、桂皮50克、甘草50克、花椒25克裝入紗布袋，紮緊袋口，投入沸水10公升中，加醬油2.5公升、冰糖500克、食鹽250克、酒250克等調料及少許薑、蔥，用小火煮沸，俟透出香味，顏色成醬紅色時，即可以用來滷製食物。

茴香腰子

藥材 小茴香6克

食材 豬腰子一枚、滷汁適量

作法
1.在熱鍋將小茴香略炒片刻，待小茴香變脆後打成細末。
2.將豬腰子撕去皮膜洗淨，用尖刀從側面劃一條長約3公分的刀口，再向裏擴展呈三角形，然後塞入茴香末，並用麻繩將開口處纏緊待用。
3.將鍋置中火上，倒入滷汁，調好味，放入豬腰煮沸後，小火煮約30分鐘即可起鍋取出。解開繩子將豬腰剖成兩瓣，再除去腰臊，切片裝盤即可食用。（處方來源：證治要訣）

九、炸

炸，又稱油炸，是一種將食物放入高溫食用油中加熱變熟的烹飪方法。食物通常以油炸方式烹飪很快就會熟透，因為食物的整個表面都與油接觸，而油具有高度的熱傳導率。將油用大火燒至七八成熱，再將食材下鍋，注意翻動，防止食物過熱燒焦，通常炸至金黃色即可。炸可分成清炸、乾炸、軟炸、酥炸四種炸法。

(一)清炸

一般是將食物生料或半生熟料加醬油、紹興酒、食鹽、調料和藥汁後，放入油鍋炸的烹調方法。一般清炸的原料都不掛糊。特點是外脆裏嫩。

(二)乾炸

將藥物和食物生料加調料拌漬後，經過藥糊掛糊，再下油鍋中炸熟的烹調方法。特點是裏外酥透。

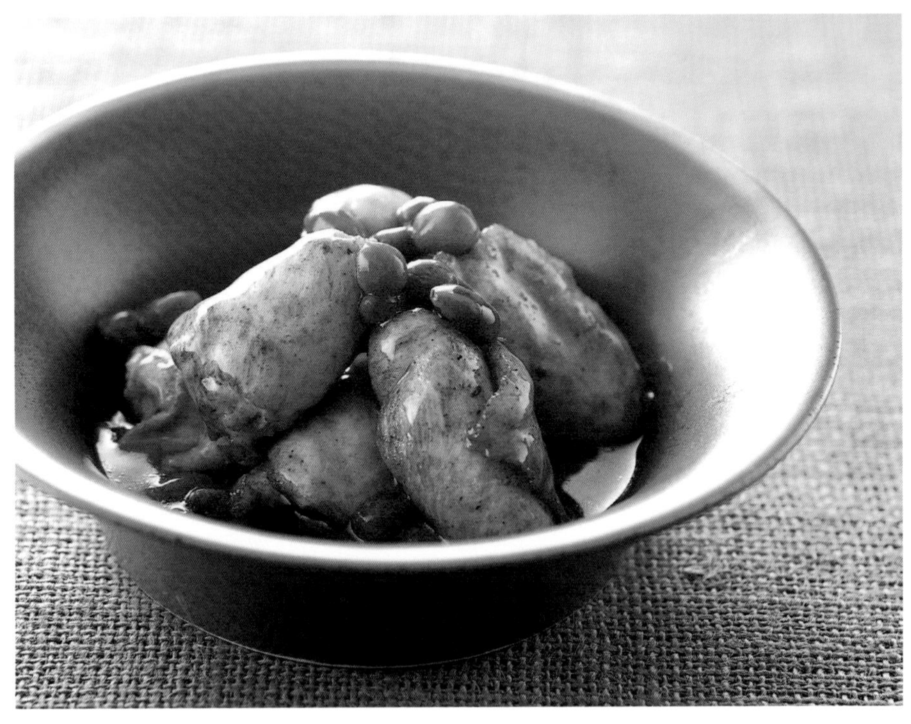

以炸的方式製作的藥膳——桃杞雞卷

(三)軟炸

一般將無骨食物切成形狀較小的塊、片、條等形狀，用調料、藥粉調成漿掛糊後，放入五六成熱的溫油鍋裏炸製的烹調方法。溫度不宜過高或過低，免得發生燒焦或脫漿的現象。炸時要注意避免粘黏，炸到外表發硬時（約七八成熟），用漏勺撈出，等待油溫升高後再炸一次。特點是略脆鮮嫩。

(四)酥炸

將原料加工（煮、蒸熟爛）後，在外掛上蛋和藥粉糊，下油鍋炸至深黃色酥脆為止。特點是香酥肥嫩。例如「藥膳健脾卷」的製法。

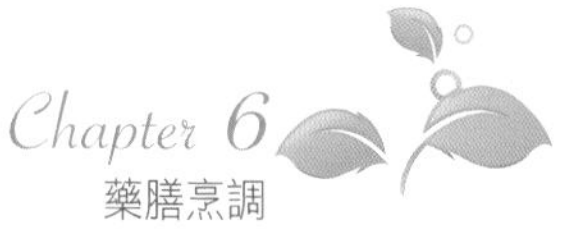

藥膳健脾卷

藥材 茯苓1兩、懷山藥1兩、芡實1兩、湘蓮子1兩、枸杞子3錢

食材 羊絞肉150克、牛蒡80克、黃豆芽60克、洋薯60克、香菇50克、黑木耳20克、紅蘿蔔60克、蠔油3cc、胡椒粉2克、醬油3cc、糖5克、香油1cc、春卷皮12張

作法
1.先將茯苓、懷山藥、芡實、湘蓮子放入電鍋蒸熟。黑木耳、枸杞子先用水泡軟。
2.牛蒡、羊絞肉、洋薯、香菇、紅蘿蔔、枸杞子、黑木耳切成細絲，與黃豆芽拌勻。
3.起油鍋，放入作法2之材料炒香，加入蠔油、醬油、糖、胡椒粉、香油拌炒，再加入茯苓、懷山藥、芡實、湘蓮子混合拌勻，即成為餡料。
4.以春卷皮包適量餡料捲好成為春卷，並用麵糊（少許麵粉加水混勻）封口。
5.將春卷以熱油炸成金黃色即可。

功效 補腎、健脾胃。可改善中氣虛弱、飲食減少或不思飲食、體倦無力。

十、煨

煨指用文火或餘熱對藥物和食物進行較長時間的烹製，分兩種操作方法：一種是將藥物和食物經炮製之後，置於容器中，加入調料和一定數量的水，慢慢將其煨至軟爛，特點是湯汁濃稠，口味肥厚。另一種是將所要烹製的藥物和食物預先經過一定的方法處理之後，再用闊菜葉或濕草紙包裹好，埋入剛燒的草木灰中，利用餘熱將其煨熟，這種方法時間較長，中途要添幾次熱灰，保持一定的溫度，例如「川椒煨梨」的製作方法。

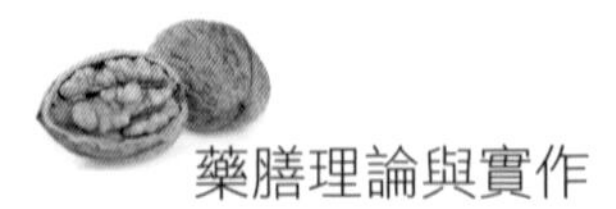

第二節　按藥膳的工藝特點分類

一、流食類

流食類包括：

(一)汁類

汁是將固體食物中的水分壓榨出來，或將固體食物加水打勻或熬煮過，再取其液體飲用。例如「鮮荷葉汁」、「鮮藕汁」等。

(二)飲類

酒水入口為飲。利用酒或水為原料，與中藥配合製作成一種液體的飲料，可用於解渴、養生等作用，中醫歸類為飲食療法的一種。例如「山楂荷葉飲」的製法。

山楂荷葉飲

材料 山楂15克、荷葉12克

作法 將山楂、荷葉放入鍋中，加水1000cc煮沸即可。

用法 隨意代茶飲用。

(三)湯類

湯是各種蔬菜、肉類以及一些其他的佐料，和適量的水一起經過熬煮，食物味道和水混合在一起，便形成了美味的湯。例如「加味四物一條根雞湯」的製法。

加味四物一條根雞湯

藥材 當歸2錢、黃耆4錢、炒白芍2錢、熟地黃4錢、桂枝尖2錢、川芎2

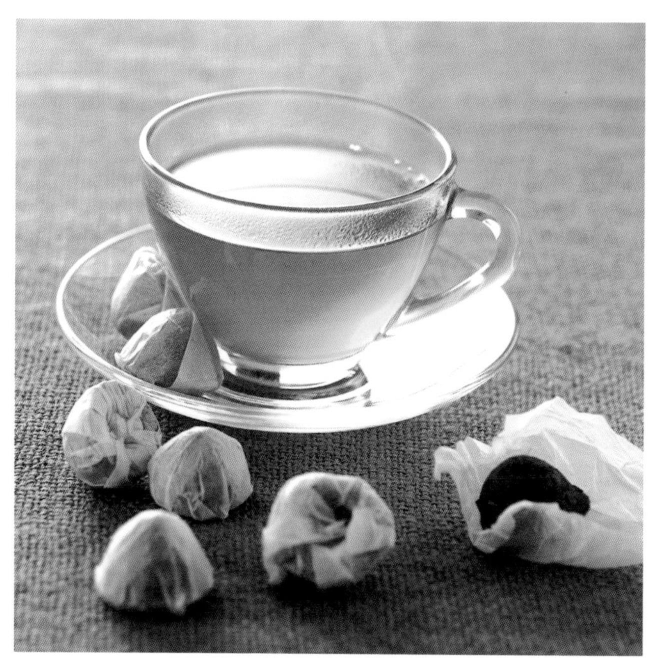

藥膳茶飲——化痰減肥茶

錢、官桂1錢、山藥3錢、蜜甘草5分、黨參4錢、一條根2錢、湘蓮子6錢、紅棗3錢（去核）、枸杞子3錢

食材 土雞一隻、米酒一小杯、食鹽適量

作法 1.藥材洗淨，當歸、黃耆、炒白芍、熟地黃、桂枝尖、川芎、官桂、山藥、蜜甘草、黨參、一條根等藥材用濾袋包好備用。

2.土雞剁成塊狀，放入鍋中，加適量水，放入藥包及湘蓮子、紅棗，枸杞子，燉煮至雞肉熟爛，再加入一小杯米酒與適量食鹽調味，即可食用。

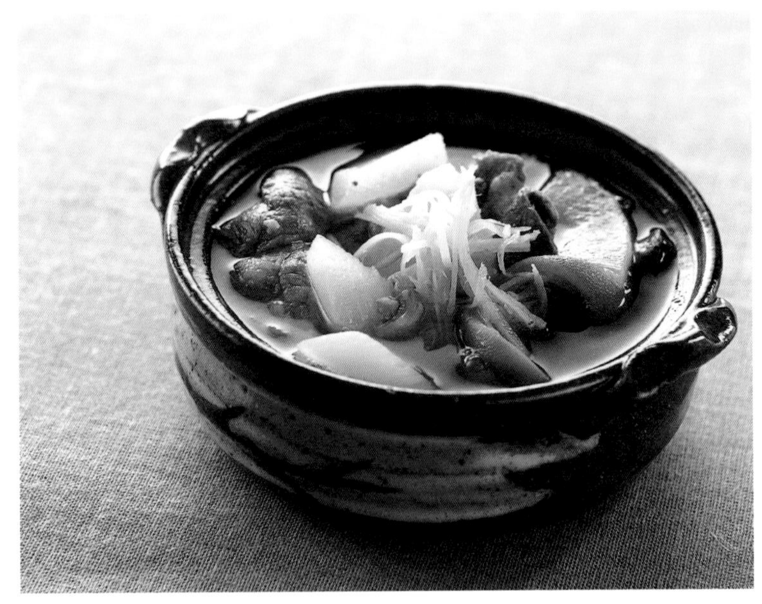

藥膳湯品——蘿蔔羊肉湯

(四)酒類

「酒」是一種有機化合物，可自然生成，是由含有足夠糖分的水果、植物根莖，或含有足夠澱粉質的穀物或食物等材料，透過發酵、蒸餾或勾兌等方法，生產出含有食用酒精（乙醇）的飲料。酒也用於醫療用途、放鬆和產生快感、娛樂、催情等其它的社交用途，早自史前就被世界各地的人們廣泛飲用。中醫利用酒有通血脈、行藥勢的作用，來和中藥材結合，製作藥酒，小量飲酒可通血脈，達到養生的目的，例如「養生藥酒」。

養生藥酒

藥材 黨參8錢、黃耆1兩、茯苓6錢、茯神6錢、淫羊藿2錢、炒白朮8錢、生地黃8錢、海馬3錢、枸杞子2兩、淮山8錢、玉竹4錢、五味

子2錢、熟地黃1兩、肉桂2錢、陳皮2錢、當歸5錢、川芎2錢、炒白芍6錢、麥門冬2錢、山茱萸8錢

食材 紅標米酒1瓶、冰糖半斤、米酒頭10瓶、高粱酒1瓶

容氣 廣口磨砂玻璃泡酒罈一個

作法 1.將所有中藥材用紅標米酒洗淨。

2.將所有中藥材倒入廣口磨砂玻璃藥酒罈中，加入米酒頭、高粱酒、冰糖。

3.將瓶口密封，浸泡半年後即可飲用。

二、半流食類

半流食類包括：

(一)膏類

膏亦稱「膏滋」，是將藥材和食物加水一同煎煮，去渣，濃縮後加糖或煉蜜製成的半流體狀的稠膏，具有滋補、潤燥的功效，適用於久病

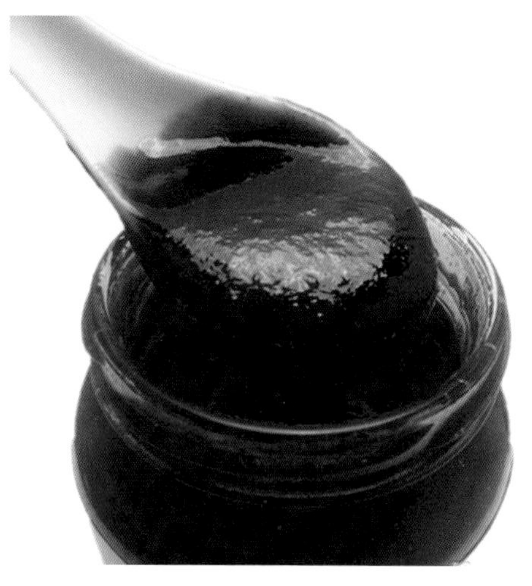

川貝枇杷膏是大眾所熟知的中藥食品

體虛、病後調養、養生保健者長期調製服用。例如《積善堂經驗方》的「烏髮蜜膏」，以及民間常用的「八珍膏」、「川貝枇杷膏」等。

(二)粥類

藥粥也是藥膳的一個重要組成部分，中醫歷來就有「糜粥自養」之說，故尤其適用於年老體弱、病後、產後等脾胃虛弱的人。粥是以大米、小米、玉米、大麥、小麥等富於澱粉性的糧食，加入一些具有保健和醫療作用的食物或藥物，再加入水一同熬煮而成半液體的食品。煮粥的方法分兩類，一是藥、米同煮，例如薏苡仁紫米粥，另一是藥、米分製。具體作法分為二種：(1)提汁：分「汁煮粥」和「粥摻汁」。(2)打粉：將藥粥中的藥物打成細粉，待粥煮熟後，撒下藥粉，一邊撒，一邊攪勻，粥稠即成。此法主要用在藥不宜久煮而又可以食的一類藥粥。常見粥品有《聖濟總祿》的「枸杞羊腎粥」，民間常用的「薏苡仁紫米粥」等。

薏苡綠豆仁粥

材料 薏苡仁150克、桂圓肉60克、綠豆仁180克、紅豆75克、冰糖60克

作法 1.薏苡仁、綠豆仁、紅豆先用水洗過，再用水浸泡4小時，瀝乾備用。

2.在鍋中加入1800cc的水，再放入薏苡仁、綠豆仁、紅豆，用大火煮滾後，再轉小火煮1小時，再加入桂圓肉、冰糖，再用小火煮1小時，再燜1小時後即可食用。

(三)糊類

由富含澱粉的食料細粉，或配以藥食兩用的藥材，經炒、炙、蒸、煮等處理水解加工後製成的乾燥品。內含糊精和糖類成分較多，開水沖調成糊狀即可食用，例如「藕粉」、「菱角粉」之類。

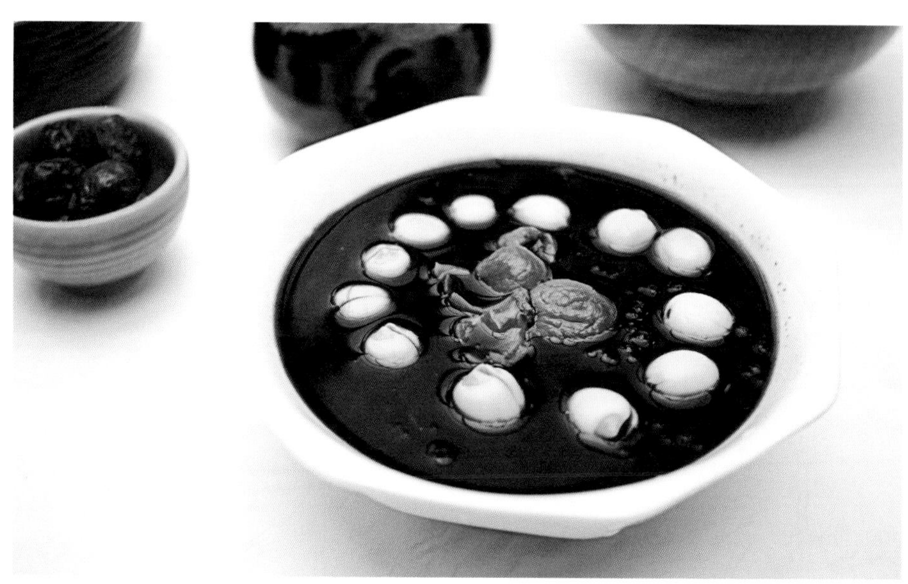

常見的藥膳——福圓紫米粥

(四)羹類

羹為一種黏稠濃湯，主要由肉、菜等勾芡調和而成，亦能加麵成為麵羹。羹類的藥膳包括治療婦女產後乳少的「豬蹄通乳羹」，中老年人補充腎氣的「補腎元氣羹」。

補腎元氣羹

藥材 高麗參片2錢、肉蓯蓉2錢、熟地黃3錢、山茱萸2錢、黨參6錢、鹿茸1錢、茯苓3錢、黃耆3錢、玉竹2錢、枸杞子2錢

食材 嫩豆腐1塊，新鮮山藥30克，香菇3朵，鮮干貝15克，紫菜30克，鮮牡蠣120克，蝦仁60克，丁香魚15克，高湯、米酒、烏醋、鹽、胡椒粉、太白粉、麻油各適量

作法 1.高麗參片放入有蓋保溫杯中，加熱開水浸泡約1小時。肉蓯

蓉、熟地黃、山茱萸、黨參、鹿茸、茯苓、黃耆、玉竹放入鍋中，加3碗水熬成剩約一碗半，濾出藥汁備用。

2.嫩豆腐、新鮮山藥、香菇、鮮干貝、紫菜以溫水泡開，牡蠣、蝦仁、丁香魚洗淨瀝乾，備用。

3.在湯鍋內放入高湯、藥汁、高麗參片及其浸泡水、枸杞子，然後用大火煮開，依序加入嫩豆腐、新鮮山藥、香菇、鮮干貝、紫菜、牡蠣、蝦仁、丁香魚，以及用米酒、烏醋、鹽、胡椒粉調味，再以太白粉水勾芡，最後淋上麻油即可食用。

三、固體類

固體類包括：

(一)糖果類

將藥物加入熬煉成的糖料中，混合均勻製成的固體食品，例如《隨息居飲食譜》的「柿霜糖」等。

(二)飯食類

飯是煮熟的米類。飯食是餐點、飯菜的通稱，也就是以米飯為主的料理，但通常也包含一般的餐點。例如「薑黃飯」、「麻油雞飯」、「沙茶羊肉燴飯」，以及民間常用的「茯苓餅」，另外如「明目杞菊補腎圓」的製法等。

明目杞菊補腎圓

藥材 杭菊花3錢、熟地黃5錢、山茱萸3錢、山藥5錢、牡丹皮1錢、茯苓2錢、黨參3錢、紅棗3錢、黃耆3錢、枸杞子4錢

食材 鮮蝦仁300克、豬絞肉200克、鮮干貝40克、香菇8朵、韭黃140公

克、豆乾80克、紅蘿蔔絲80克、酵母粉10克、中筋麵粉500克、調味料適量

作法 1.杭菊花、熟地黃、山茱萸、山藥、牡丹皮、茯苓、黨參、紅棗、黃耆放入鍋中，加2碗水熬成剩1碗，濾出藥汁備用。

2.麵粉加溫水及酵母粉揉成糰，待發酵後，分成小塊，擀成圓皮備用。

3.香菇、韭黃、豆乾等洗淨，切細。

4.起油鍋，將鮮蝦仁、豬絞肉、鮮干貝、香菇、韭黃、豆乾、紅蘿蔔絲等炒香，加藥汁、枸杞子及調味料再炒至收汁，成為餡料。

5.取麵粉皮包餡料，並捏成小包子狀，放入蒸籠內，蒸熟即可食用。

(三)菜餚類

以蔬菜、肉類、魚、蝦等為原料，配以一定比例的藥物製成的菜餚，這類食療菜可以是冷菜、蒸菜、燉菜、炸菜、滷菜等。例如「香椿魚」、「冬蟲草鴨」、「藥膳養生石斑魚」的製法等。

藥膳養生石斑魚

藥材 吉林參片3錢、紅棗3錢（去核）、肉蓯蓉2錢、川芎1錢、桂枝1錢、黨參4錢、天麻2錢

食材 石斑魚1尾，金針菇、黑木耳、榨菜、香菇、薑絲、蔥花、酒、鹽各適量

作法 1.吉林參片、紅棗、天麻以半碗溫水浸泡。肉蓯蓉、川芎、桂枝、黨參放入鍋中，加入兩碗水，用大火煮滾後再轉小火煮50分鐘，過濾出藥汁備用，藥渣丟棄。

2.金針菇洗淨；黑木耳、榨菜、香菇洗淨浸軟，切絲備用。

3.將石斑魚洗淨，魚身兩邊都切幾道切口，置於瓷盤中，上舖金針菇、黑木耳、榨菜、香菇，加少許鹽調味，淋入藥汁，並將吉林參片、紅棗、天麻、薑絲排在魚身上，放入鍋中蒸熟，灑上蔥花，淋上熱油即可食用。

第三節　按藥膳食品原料屬性分類

一、穀類

例如粳米、糯米、高粱、大麥、小麥、蕎麥、粟米、玉蜀黍、薏苡仁、豌豆、綠豆、黃豆、赤小豆、蠶豆、扁豆、黑豆、刀豆、豇豆、芝麻等。

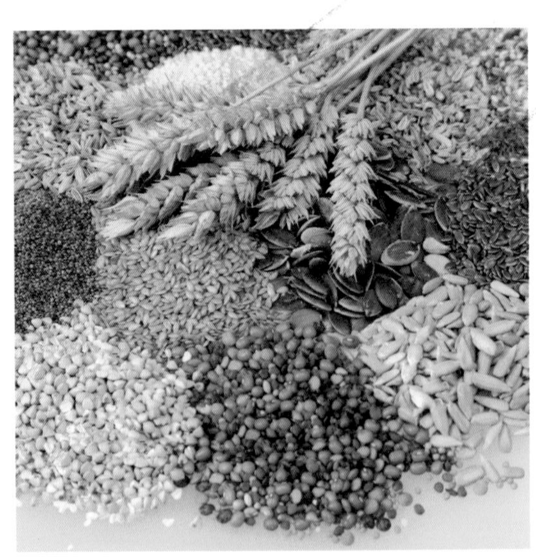

穀類食品

二、蔬菜類

例如水芹、莧菜、白菜、甘藍、蕹菜、菠菜、茼蒿、洋蔥、萵苣、茭白筍、油菜、竹筍、苜蓿、白蘿蔔、胡蘿蔔、芋、藕、甘薯、山藥、冬瓜、胡瓜、白花菜、苦瓜、石花菜、龍鬚菜、絲瓜、黃瓜、南瓜、茄子、金針菇、紫菜、木耳、蘑菇、荸薺、山藥、薺菜、大頭菜、馬鈴薯等。

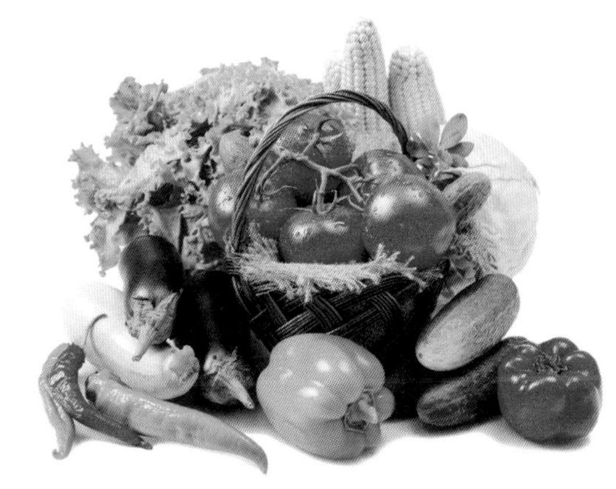

蔬菜類食品

三、禽肉水產類

例如豬肉、羊肉、雞肉、牛肉、兔肉、鹿肉、鵝肉、雀肉、鵪鶉、竹雞、斑鳩、鴿子、麻雀、蝦、海蝦、銀魚、鯧魚、鯉魚、鯽魚、鰱魚、石斑魚、草魚、鰱魚、鰻魚、鱔魚、黃魚、比目魚、烏賊、章魚、鮑魚、海參、淡菜、油魚、龜、鱉、田螺、蛇肉、青蛙、蝸牛等。

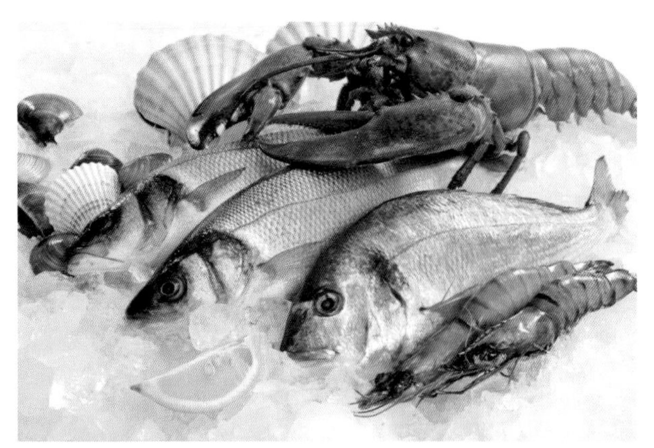

水產類食品

四、果實類

例如香蕉、柿子、李子、橘子、梨子、桑椹、蘋果、橄欖、櫻桃、葡萄、枇杷、龍眼、荔枝、獼猴桃、椰子、西瓜、甜瓜、白果、菱、蓮子、落花生、桃子、胡桃、柚子、芒果、栗子、山楂、安石榴、柑、橙、銀杏、無花果等。

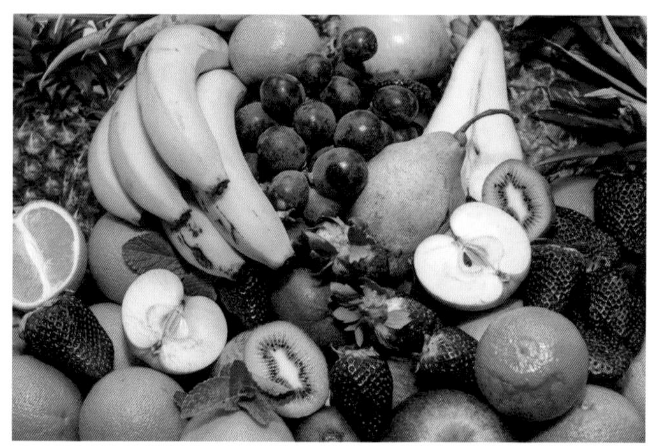

水果類食品

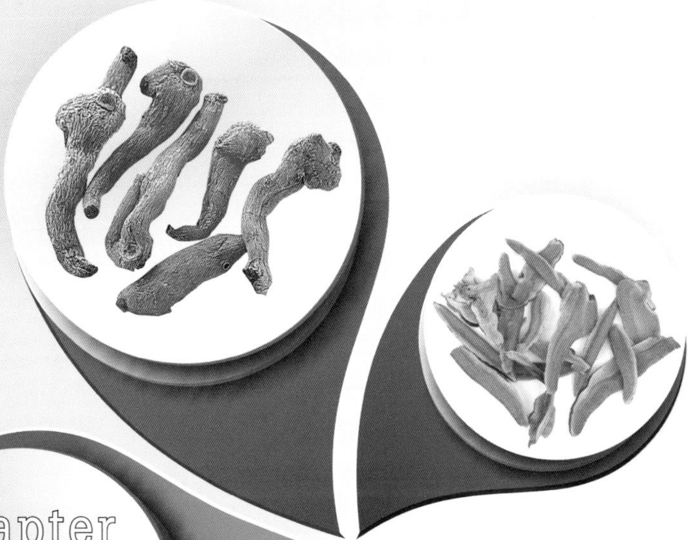

Chapter 7

藥膳製作實例

第一節　補陽藥膳

第二節　補陰藥膳

第三節　瀉實熱藥膳

第四節　適合各種體質的藥膳

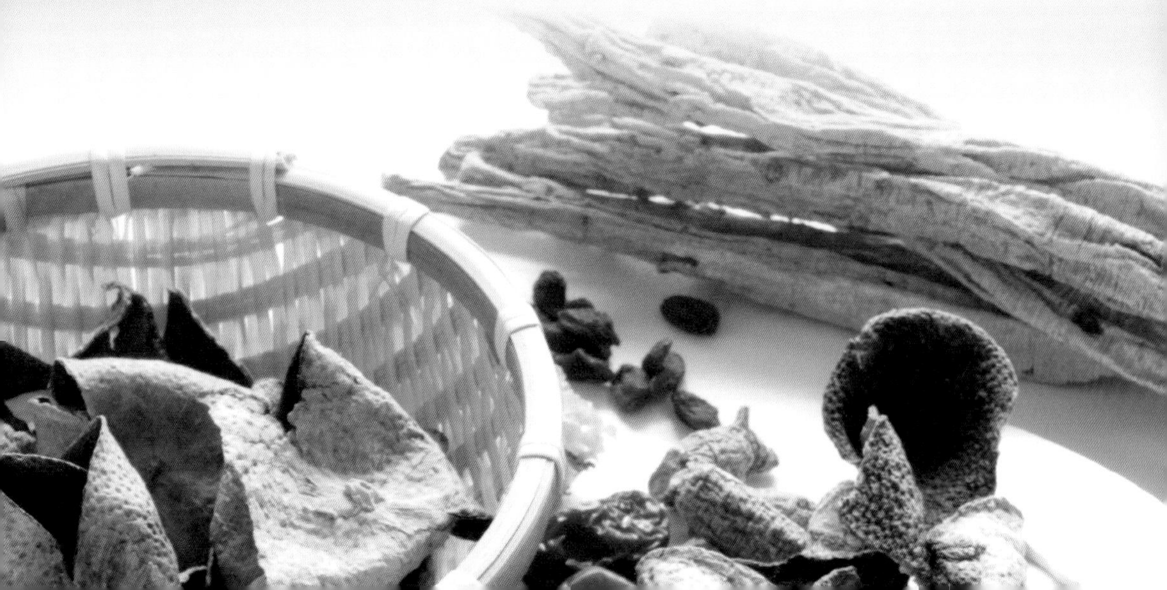

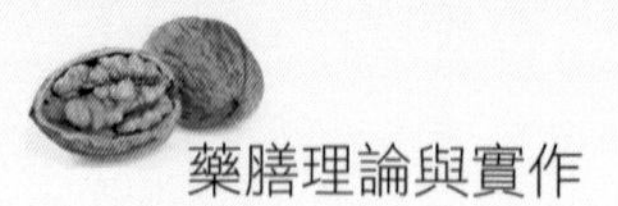

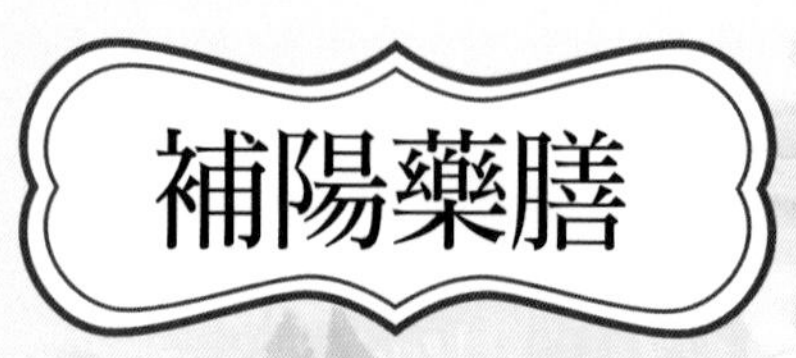

加味四物雞湯

藥材

當歸3錢、黃耆5錢、炒白芍2錢、熟地黃3錢、桂枝尖2錢、川芎2錢、官桂2錢、蜜甘草5分、黨參4錢、山藥3錢、湘蓮子4錢、紅棗3錢（剪破）

食材

土雞一隻、米酒30克、食鹽適量

作法

1.藥材洗淨，將當歸、黃耆、炒白芍、熟地黃、桂枝尖、川芎、官桂、蜜甘草、黨參、山藥用濾袋包好備用。
2.將土雞洗淨後剁成塊。
3.將雞肉塊放入鍋中，加適量水，放入藥包及湘蓮子、紅棗，燉煮至雞肉熟爛，再加入米酒與適量食鹽調味即可食用。

功效

活血、補血、增強消化功能。

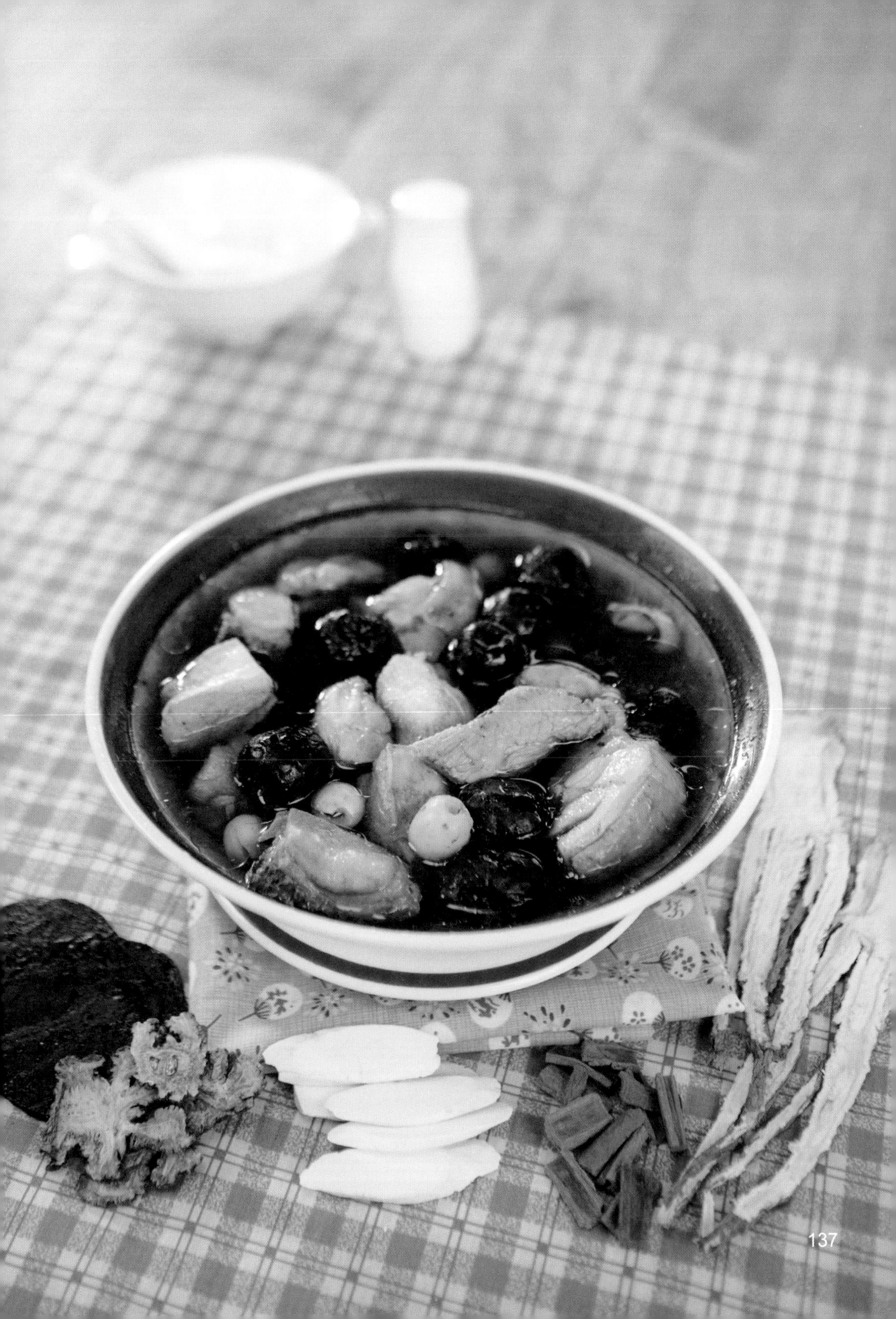

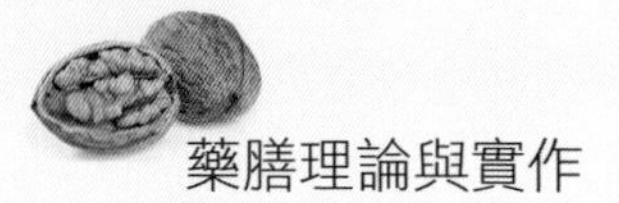

元氣佛跳牆

藥材

湘蓮子1兩、鹿茸5分、黃耆7錢、當歸2錢、川芎2錢、桂枝3錢、黨參2錢、熟地黃2錢、紅棗（剪破）1兩、枸杞子4錢、龜鹿二仙膠1塊

食材

羊肉塊150克、小排骨150克、花椒7克、熟豬肚23克、香菇75克、干貝23克、栗子23克、猴頭菇75克、竹笙53克、新鮮山藥60克、米酒30cc、食鹽適量

作法

1. 猴頭菇洗淨，用手撕成小塊，不停地洗泡至猴頭菇變軟，放入開水中汆燙去除苦味，取出備用。
2. 湘蓮子煮過，燜軟備用。羊肉塊及小排骨汆燙備用。
3. 鹿茸、黃耆、當歸、川芎、桂枝、黨參、熟地黃、花椒用濾袋包好後，備用。
4. 將藥材濾袋包及羊肉塊、小排骨、豬肚、香菇、干貝、栗子、猴頭菇、竹笙、湘蓮子、紅棗、枸杞子、新鮮山藥放進燉鍋內，加入米酒及適量淨水，燉煮至羊肉塊熟爛，取出藥材濾袋包丟棄。
5. 最後將龜鹿二仙膠加入燉好的湯內，攪拌至完全溶解後，再加適量的食鹽調味即可食用。

功效

補腎、補血、增強體力，適合（陽虛）怕冷體質的人食用。

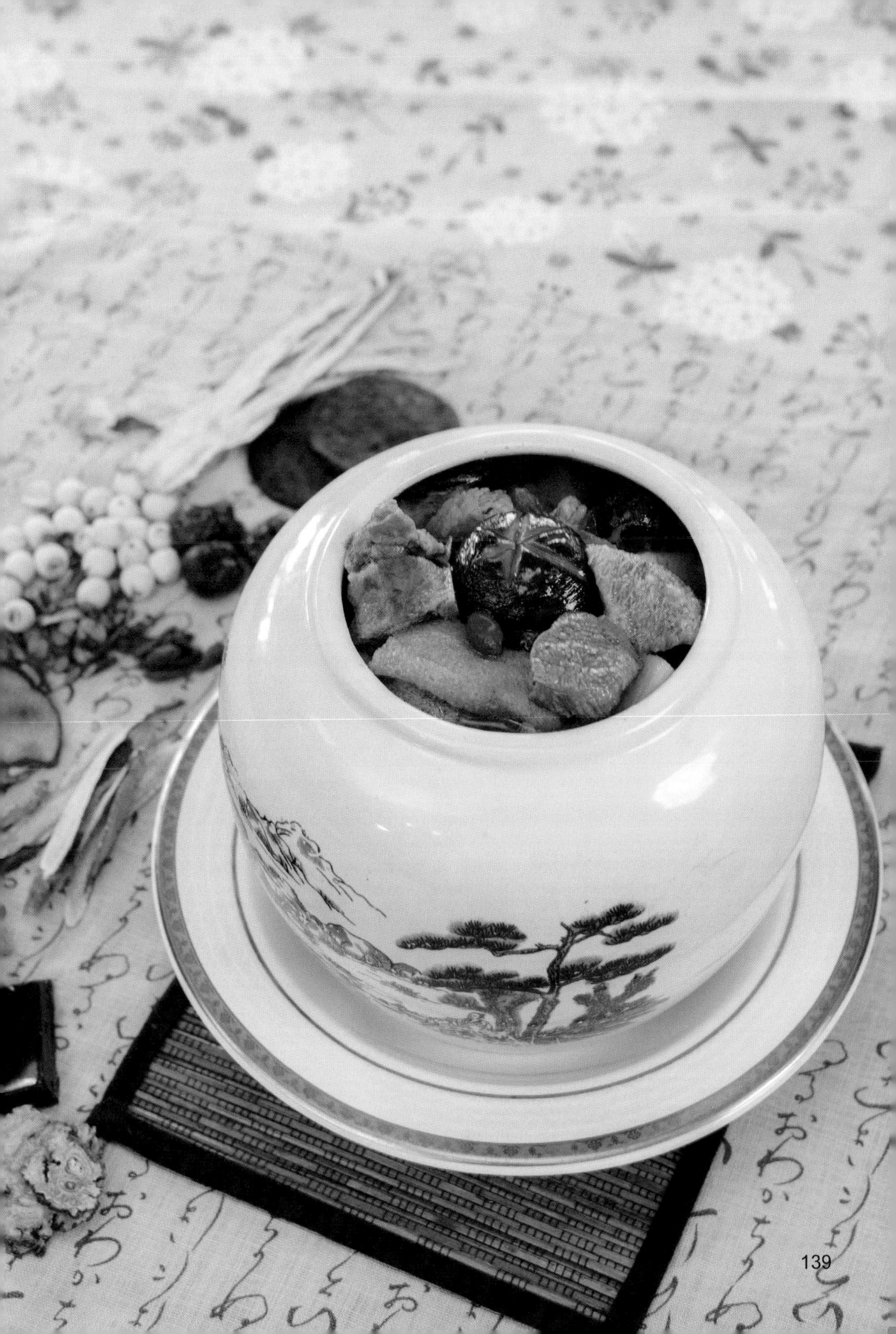

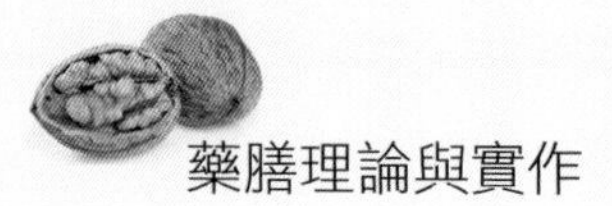

冬至大四喜拼盤

藥材

烏梅5錢、山楂3錢、枸杞子5錢、黃耆5錢、黨參3錢、紅棗3錢（剪破）、當歸1錢、高麗參3錢、熟地黃3錢

食材

鴨胸肉600克，山羊肉600克，玉米筍150克，新鮮山藥150克，生腰果150克，生薑30克（切片），米酒40cc，胡椒、胡椒粉、麥芽糖、糖、醬油、鹽、醋各適量

作法

1.所有藥材放入鍋中，加4碗水煮成剩2碗，濾出藥汁備用，藥渣丟棄。

2.將山羊肉洗淨切塊放入鍋中，加入4/10藥汁及胡椒、薑、酒、醬油、糖等各適量，再加入適量的水，超過肉塊大約2公分，以慢火熬煮至熟爛。

3.玉米筍洗淨切段，新鮮山藥洗淨切絲、氽燙後置於冰水中降溫後撈起。將1/10藥汁加調味料煮開勾芡，淋於玉米筍、山藥上即可。

4.鴨胸肉洗淨，浸泡入4/10的藥汁大約6小時，瀝乾，抹上麥芽糖及醬油、醋，吊於通風處風乾約6小時，再入烤箱烤熟即可。

5.生腰果先浸1/10藥汁，再與鹽、胡椒粉拌勻，放進烤箱，以160度烤25分鐘即可。

功效

適合陽虛體質者食用。

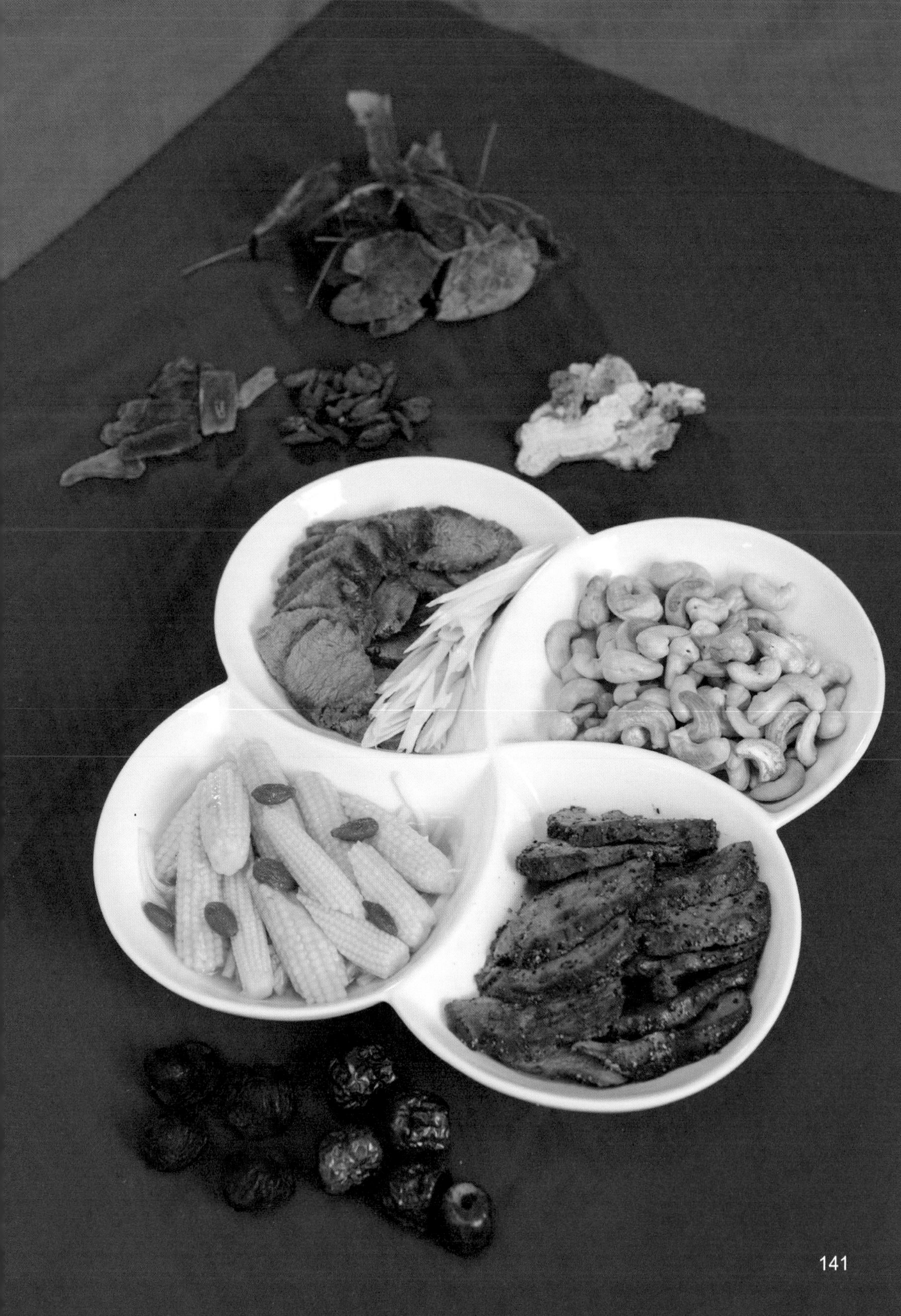

龜鹿二仙蝦

藥材

高麗參鬚4錢、茯苓2錢、黃耆3錢、山藥3錢、山楂1錢、鹿茸1錢、枸杞子6錢、龜鹿二仙膠1塊

食材

大海蝦600克、韭菜38克、洋蔥38克、蘑菇23公克、干貝絲15克、花枝丸38克、香菇3朵、杏鮑菇15公克、青豆仁15克、太白粉及調味料適量

作法

1.高麗參鬚、茯苓、黃耆、山藥、山楂、鹿茸放入鍋中，加二碗水煮成一碗的藥汁，濾出藥汁備用，藥渣丟棄。
2.大海蝦洗淨，去沙腸瀝乾，從背部剖開，加少許調味料，放入鍋中蒸熟。
3.韭菜、洋蔥、蘑菇、干貝絲、花枝丸、香菇、杏鮑菇均切丁備用。
4.起油鍋，先將洋蔥炒香，再放入韭菜、蘑菇、干貝絲、花枝丸、香菇、杏鮑菇及枸杞子、青豆仁，並加入藥汁及龜鹿二仙膠塊煮熟，再用太白粉水勾芡，淋於大海蝦上即可食用。

功效

補氣血、調養精氣神，適合（陽虛）怕冷體質的人食用。

Note

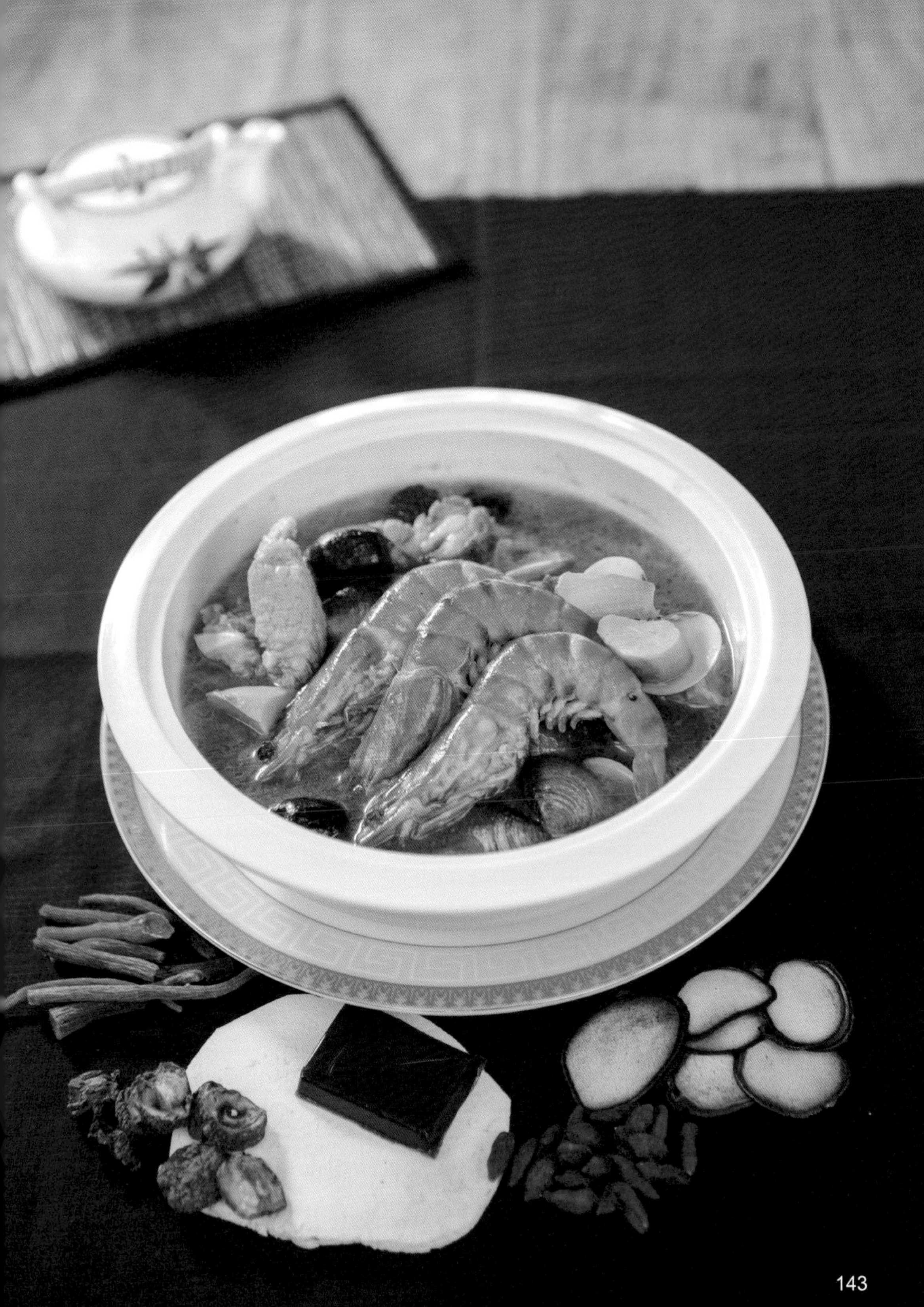

補氣烏髮鱘

藥材

高麗參3錢、黑棗4錢（剪破）、何首烏4錢、當歸1錢5分、黃耆4錢、桂枝1錢、熟地黃4錢、黨參3錢、玉竹2錢、枸杞子3錢

食材

紅鱘4隻、麵線120克、生薑片50克、米酒30cc、醬油3cc、鹽2克、烏醋3cc、胡椒粉1克、蔥花50克

作法

1. 高麗參、黑棗以熱水泡軟，備用。
2. 何首烏、當歸、黃耆、桂枝、熟地黃、黨參、玉竹放入鍋中，加入2碗水，用大火煮滾後再轉小火煮50分鐘，過濾出藥汁備用，藥渣丟棄。
3. 麵線洗淨，瀝乾，煮熟後置於瓷盤中。
4. 紅鱘洗淨切塊，上舖高麗參片、黑棗、枸杞子，並加入藥汁及生薑片、米酒、醬油，加適量水燉熟後，加入鹽、烏醋、胡椒粉調味，倒於盤中的麵線上，最後灑上過油蔥花即可食用。

功效

補腎烏髮，增強體力，滋補強身，調整體質。

Note

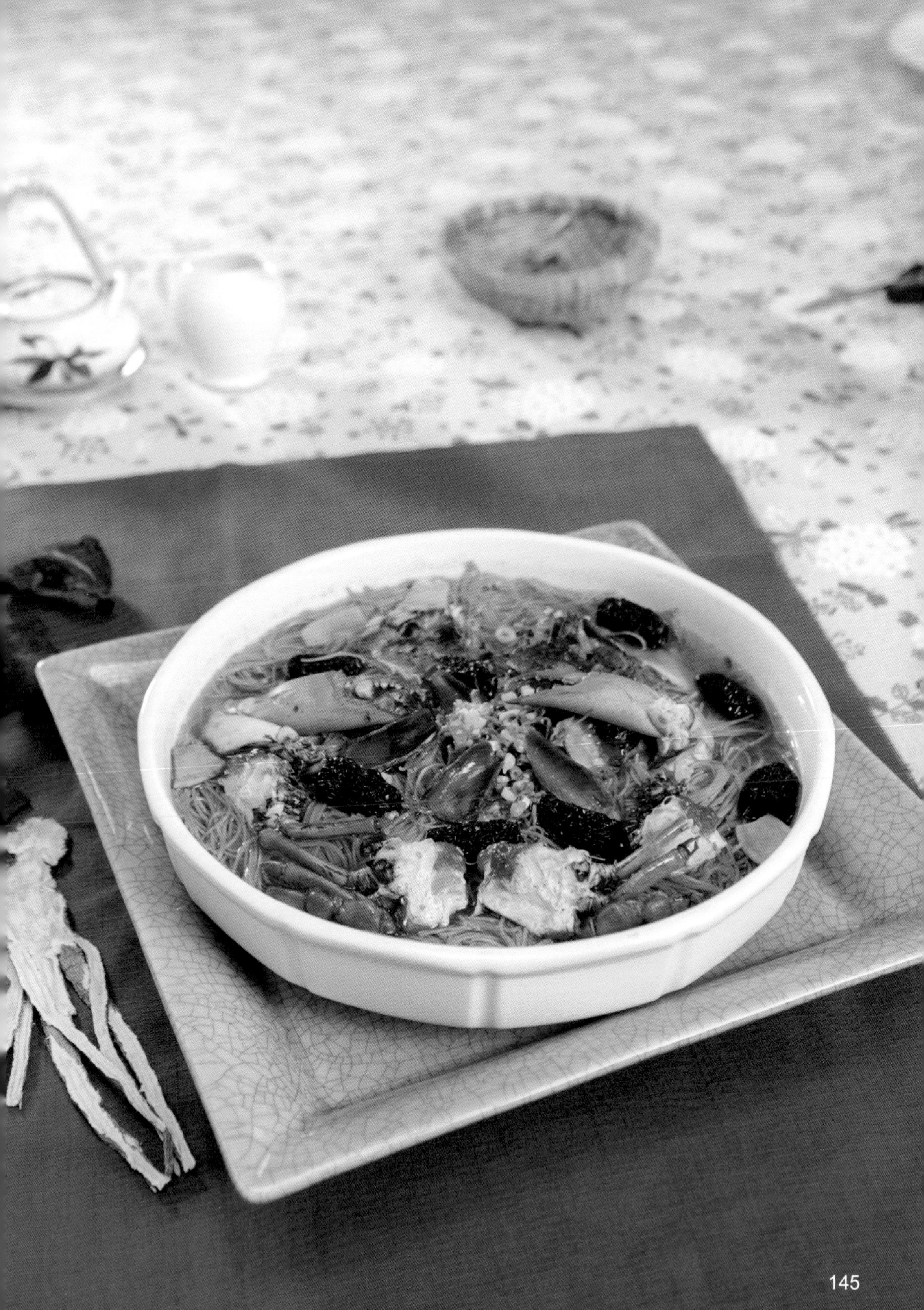

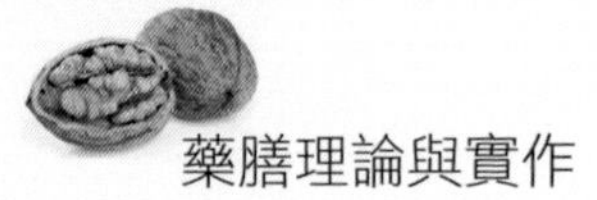

補陽人參蟳

藥材

黃耆5錢、當歸2錢、川芎2錢、黨參5錢、桂枝2錢、肉桂2錢、乾薑6錢、枸杞子5錢

食材

紅蟳3隻、冬粉100克、蔥8克、米酒20cc、醬油10cc、香油10cc、鹽適量

作法

1. 黃耆、當歸、川芎、黨參、桂枝、肉桂、乾薑放入鍋中，加3碗水煮至剩1碗半的藥汁，過濾出藥汁備用，藥渣丟棄。
2. 紅蟳切塊，蔥切成蔥花備用。
3. 將冬粉放在淺湯盤上，上面鋪上紅蟳，再淋上藥汁、米酒、醬油、香油及適量的水，灑上鹽、蔥花及枸杞子，放入鍋中蒸熟，取出後淋上少許熱油即可食用。

功效

適合怕冷的陽虛體質及增強免疫力。

Note

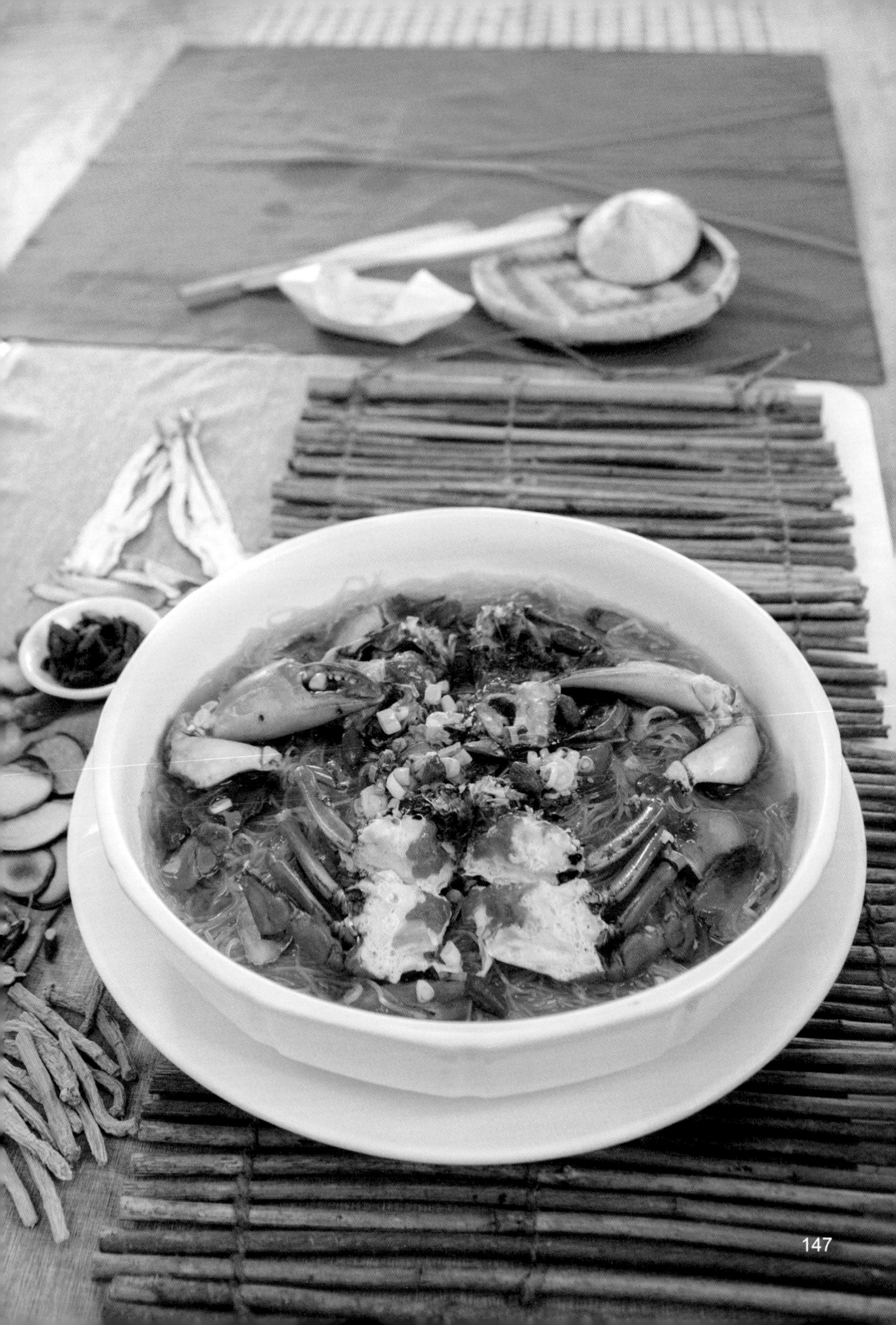

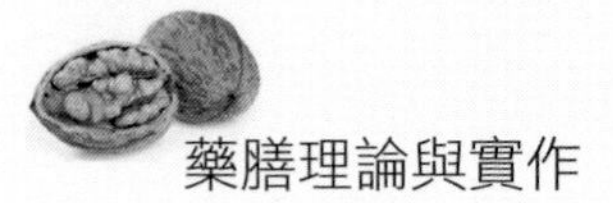

加味十全大補雞湯

藥材

當歸3錢、黃耆4錢、熟地黃4錢、川芎2錢、官桂1錢、玉竹2錢、高麗參1錢、茯苓3錢、炒白芍2錢、炒白朮2錢、黨參4錢、蜜甘草5分、八角茴香1錢、小茴香1錢、花椒1錢、桂枝2錢、枸杞子3錢

食材

土雞一隻、杏鮑菇30克、米酒及調味料適量

作法

1. 當歸、黃耆、熟地黃、川芎、官桂、玉竹、高麗參、茯苓、炒白芍、炒白朮、黨參、蜜甘草、八角茴香、小茴香、花椒、桂枝一起放入鍋中，加2碗水煮成剩1碗藥汁，濾出藥汁備用，藥渣丟棄。
2. 土雞洗淨，剁塊，加入藥汁、杏鮑菇（切塊）、枸杞子及適量水燉煮至雞肉塊熟透，再加入米酒及調味料，即可食用。

功效

大補氣血，增強體力。

Note

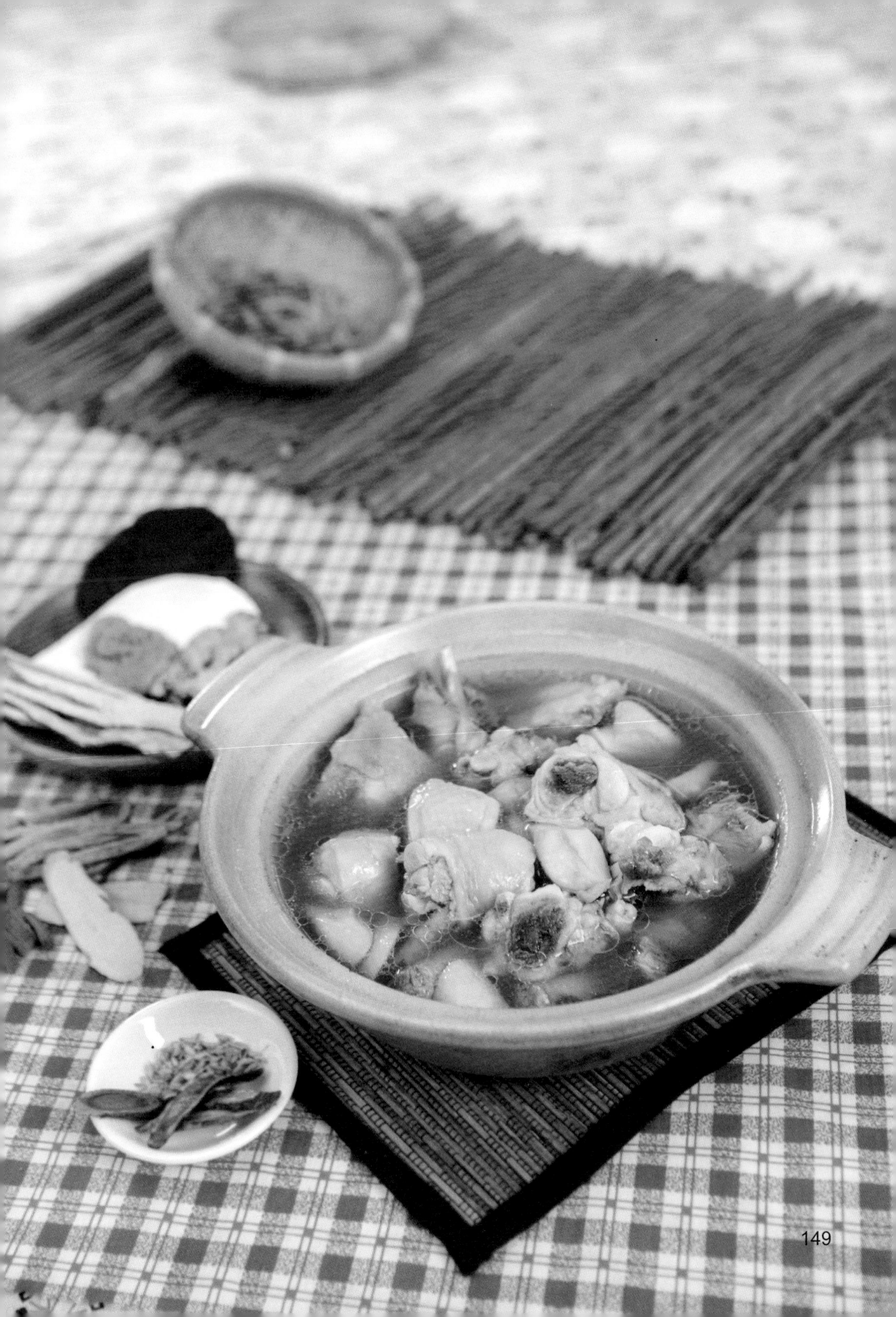

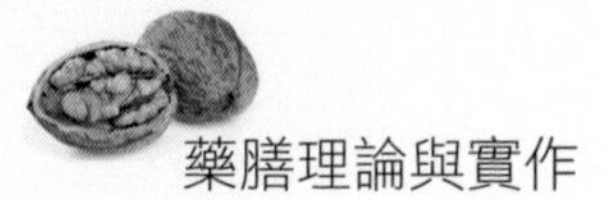

十全羊肉大補盅

藥材

當歸2錢、黃耆4錢、川芎2錢、黨參4錢、八角茴香1錢、小茴香1錢、乾薑2兩、紅棗7錢（剪破）、白果5錢

食材

羊肉塊600克、新鮮山藥40克、生腐竹80克、高粱酒20cc、食鹽適量

作法

1.當歸、黃耆、川芎、黨參、八角茴香、小茴香、乾薑放入鍋中，加3碗水煎煮成剩1碗半的藥汁，過濾出藥汁備用，藥渣丟棄。
2.羊肉塊洗淨剁成小塊狀，放入滾水中汆燙約2到3分鐘，取出備用。山藥切塊備用。
3.將羊肉塊、生腐竹、紅棗、白果、新鮮山藥放入燉鍋內，加入藥汁、高粱酒及水，燉到羊肉熟爛，加適量食鹽調味即可食用。

功效

補腎、補血、提高免疫力，適合（陽虛）怕冷體質的人食用。

Note

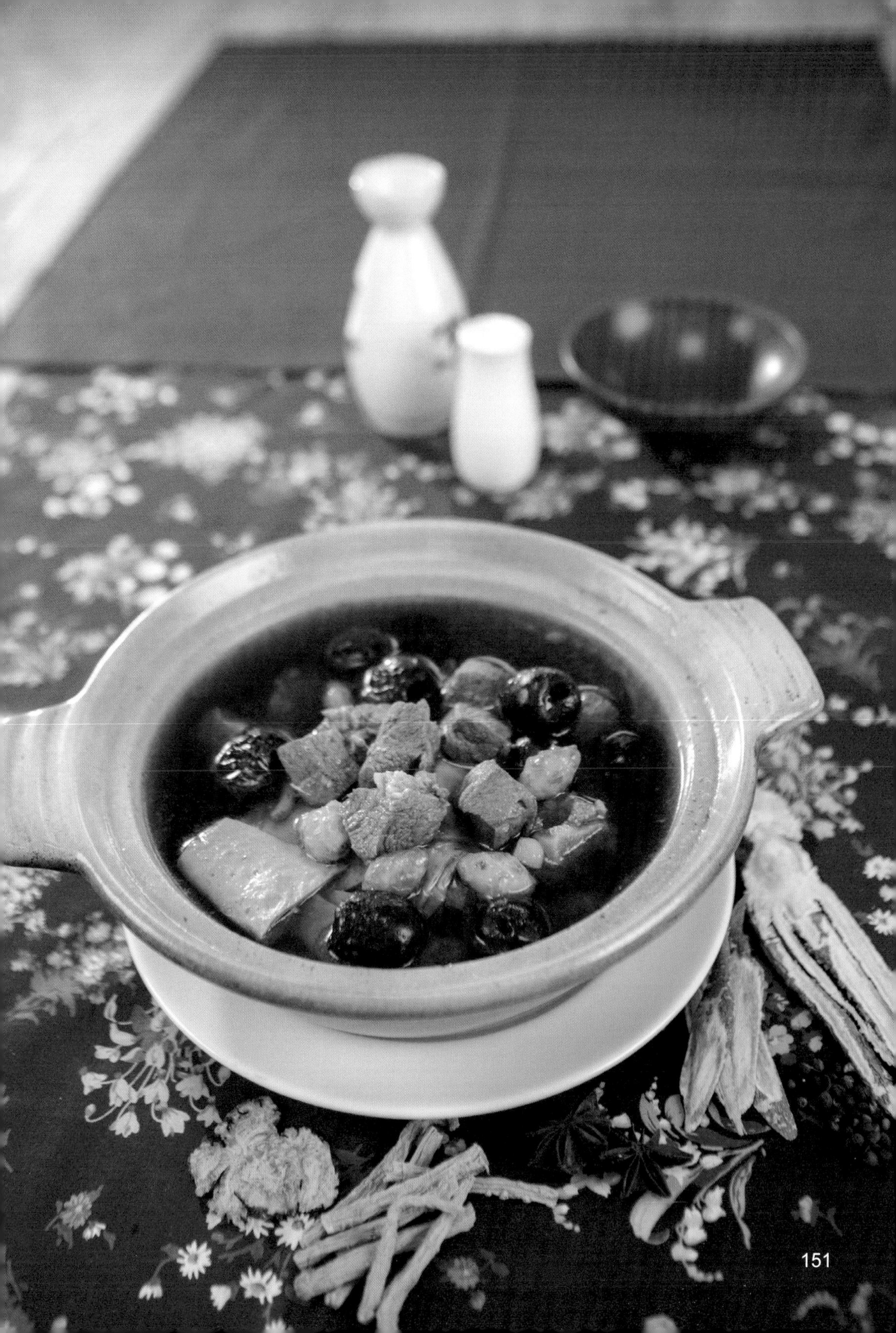

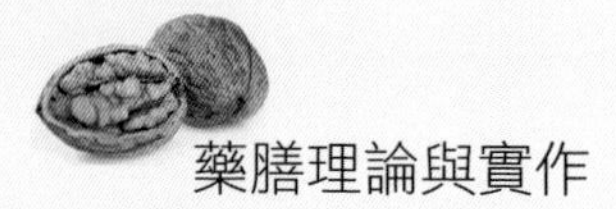

加味養生周公百歲酒

藥材

黨參8錢、黃耆1兩、茯苓6錢、茯神6錢、冬蟲夏草0.5錢、淫羊藿2錢、炒白朮8錢、生地黃8錢、龜板8錢、海馬3錢、枸杞子2兩、淮山8錢、玉竹4錢、五味子2錢、熟地黃1兩、防風2錢、肉桂2錢、陳皮2錢、當歸5錢、川芎2錢、炒白芍6錢、麥門冬2錢、羌活2錢、山茱萸8錢、蛤蚧1對（去頭、足）

食材

紅標米酒1瓶、米酒頭10瓶、高粱酒1瓶、冰糖半斤

容器

廣口磨砂玻璃泡酒罈一個

作法

1.將所有中藥材用紅標米酒洗淨，備用。
2.將所有中藥材倒入廣口磨砂玻璃藥酒罈中，加入米酒頭10瓶、高粱酒1瓶、冰糖半斤。
3.將瓶口密封，浸泡半年後即可飲用。

功效

補益氣血、滋補強壯、開胃健脾、腰膝痠軟疼痛、延年益壽。

Note

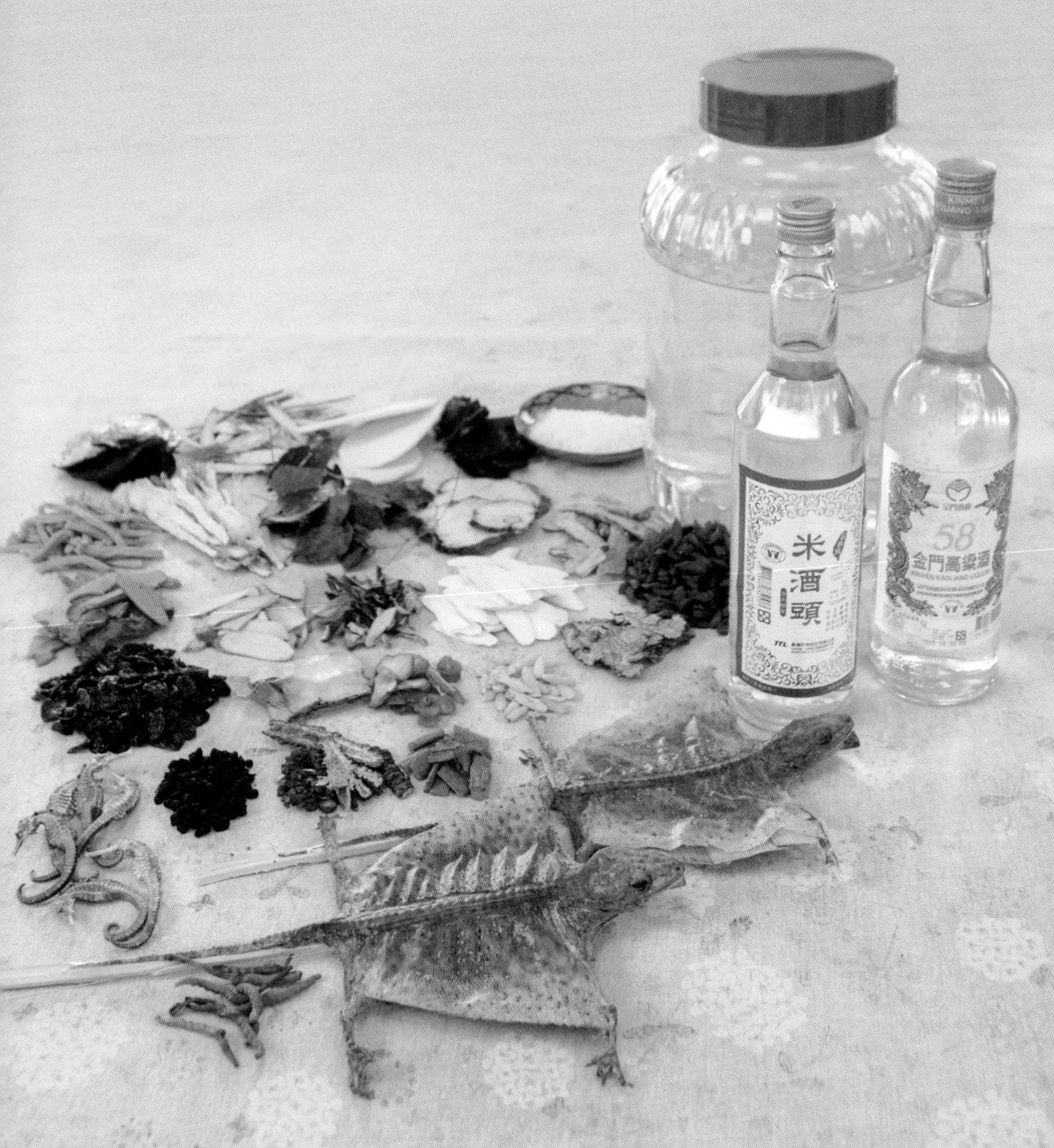
米酒頭
58
金門高粱酒

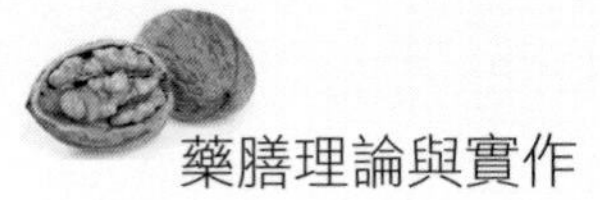

早生貴子粥

藥材

高麗參2錢、麥門冬2錢、五味子1錢、玉竹3錢、鹿茸（幼茸）2錢、黨參4錢、紅棗6粒（剪破）、枸杞子3錢、湘蓮子45克

食材

圓糯米225克、桂圓肉30克、冰糖30克、花生粉20克

作法

1. 用水浸泡圓糯米4小時，瀝乾備用。
2. 將高麗參、麥門冬、五味子、玉竹、鹿茸、黨參放入鍋中，加水800cc，用大火煮沸後轉小火煮60分鐘，濾出藥汁備用，藥渣丟棄。
3. 在鍋中加入1800cc的水，加入藥汁及圓糯米、桂圓肉、紅棗、枸杞子、湘蓮子，用大火煮滾後，再開小火煮約30分鐘後，加入冰糖，再煮10分鐘即可食用，食用前將花生粉灑在粥上。

功效

補氣生精，增加精蟲活動力。

Note

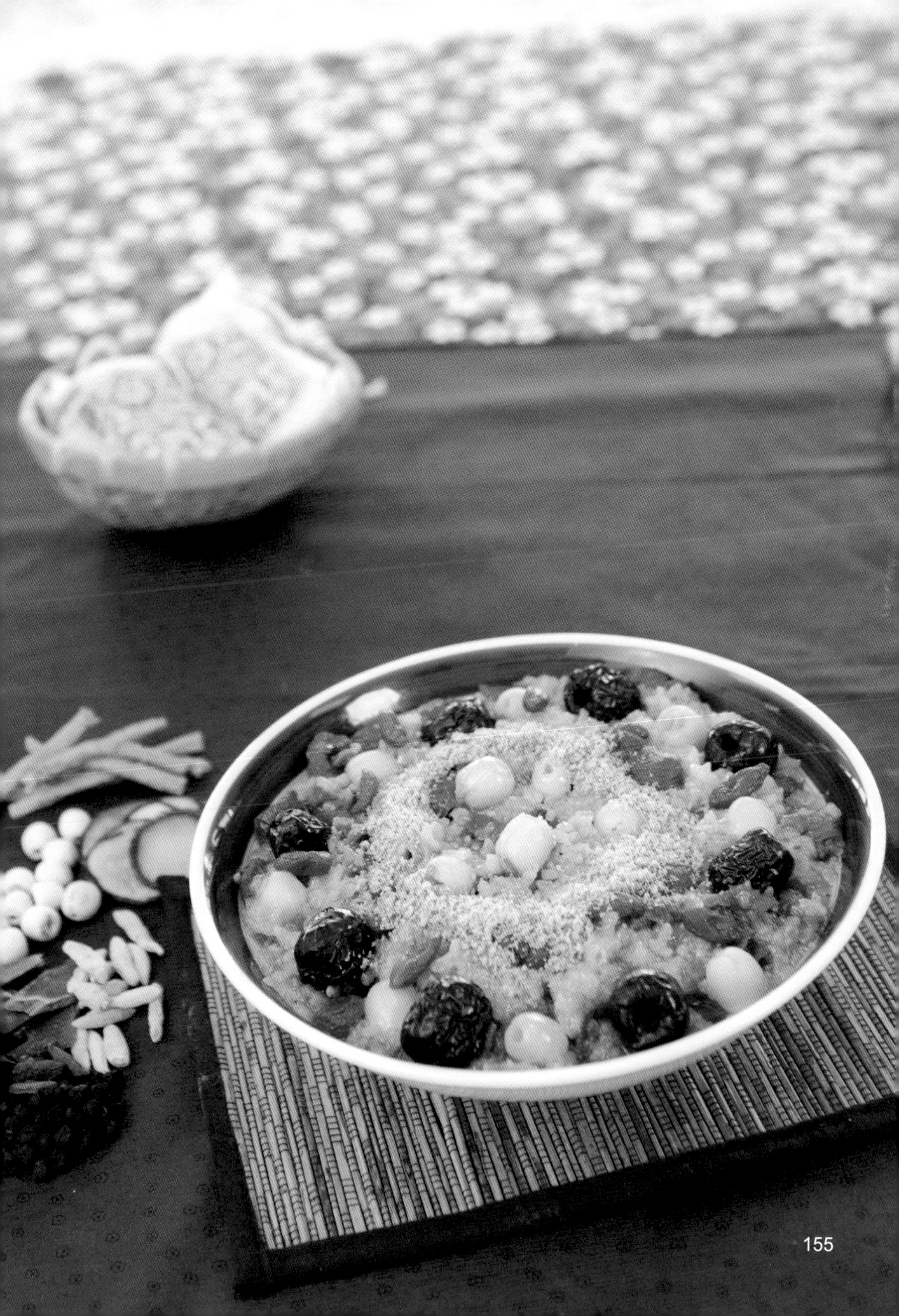

補氣鮮蝦仁

藥材

黨參6錢、白朮3錢、甘草1錢、茯苓3錢、枸杞子5錢

食材

鮮蝦400克、綠椰菜130克、鳳梨100克、美乃滋30克、蒜泥5克、香菜末2克、香油適量、醬油及黑胡椒適量

作法

1.黨參、白朮、甘草、茯苓、枸杞子放入鍋中，加1碗水熬至剩半碗藥汁，濾出藥汁備用，藥渣丟棄。
2.將鮮蝦剝去外殼，把蝦仁加上藥汁用小火隔水煮，慢慢一邊攪拌一邊煮，至蝦熟汁收。
3.綠椰菜切小朵用水煮熟，撈出備用。鳳梨切塊備用。
4.美乃滋、蒜泥、香菜末、香油、醬油、黑胡椒一起拌勻，成為美乃滋醬料。將蝦仁與美乃滋醬料拌勻。
5.瓷盤中間放鳳梨塊，綠椰菜鋪邊，裹上美乃滋醬料的蝦仁放在鳳梨上面即成。

功效

補氣、增強免疫力，適合（陽虛）怕冷體質的人食用。

Note

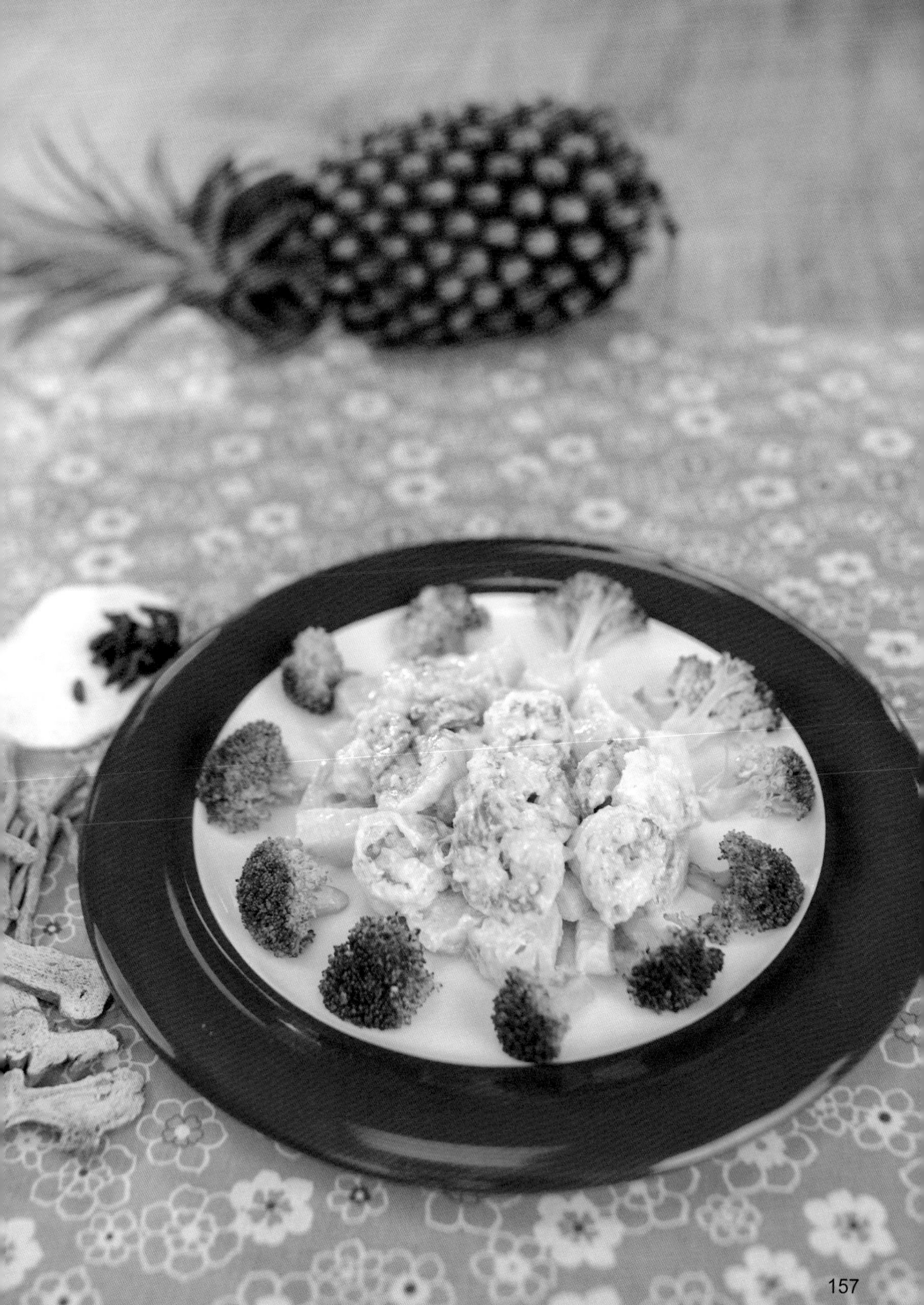

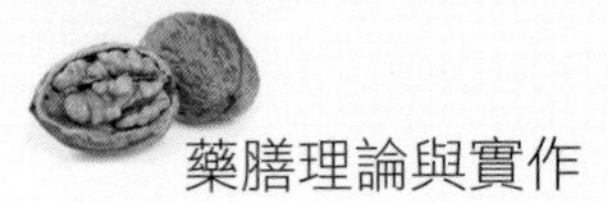

宮廷薑母鴨

藥材

當歸4錢、黃耆6錢、大茴香1錢、黨參4錢、桂枝尖2錢、川芎2錢、官桂1錢、玉竹3錢

食材

紅面公番鴨1隻、老薑150克、麻油一碗、高粱酒一小杯、調味料適量

作法

1. 當歸、黃耆、大茴香、黨參、桂枝尖、川芎、官桂、玉竹用棉紗袋包好備用。
2. 番鴨洗淨切塊。老薑切片。
3. 鍋中放入麻油加熱，然後加入薑片爆香至微黃，加入番鴨塊微炒，加入高粱酒及適量水，放入藥包，移至燉鍋內（或電鍋、燜燒鍋）燉煮到番鴨塊熟透，加入調味料即可食用。

功效

祛除體內寒氣，適合（陽虛）怕冷體質的人食用。

Note

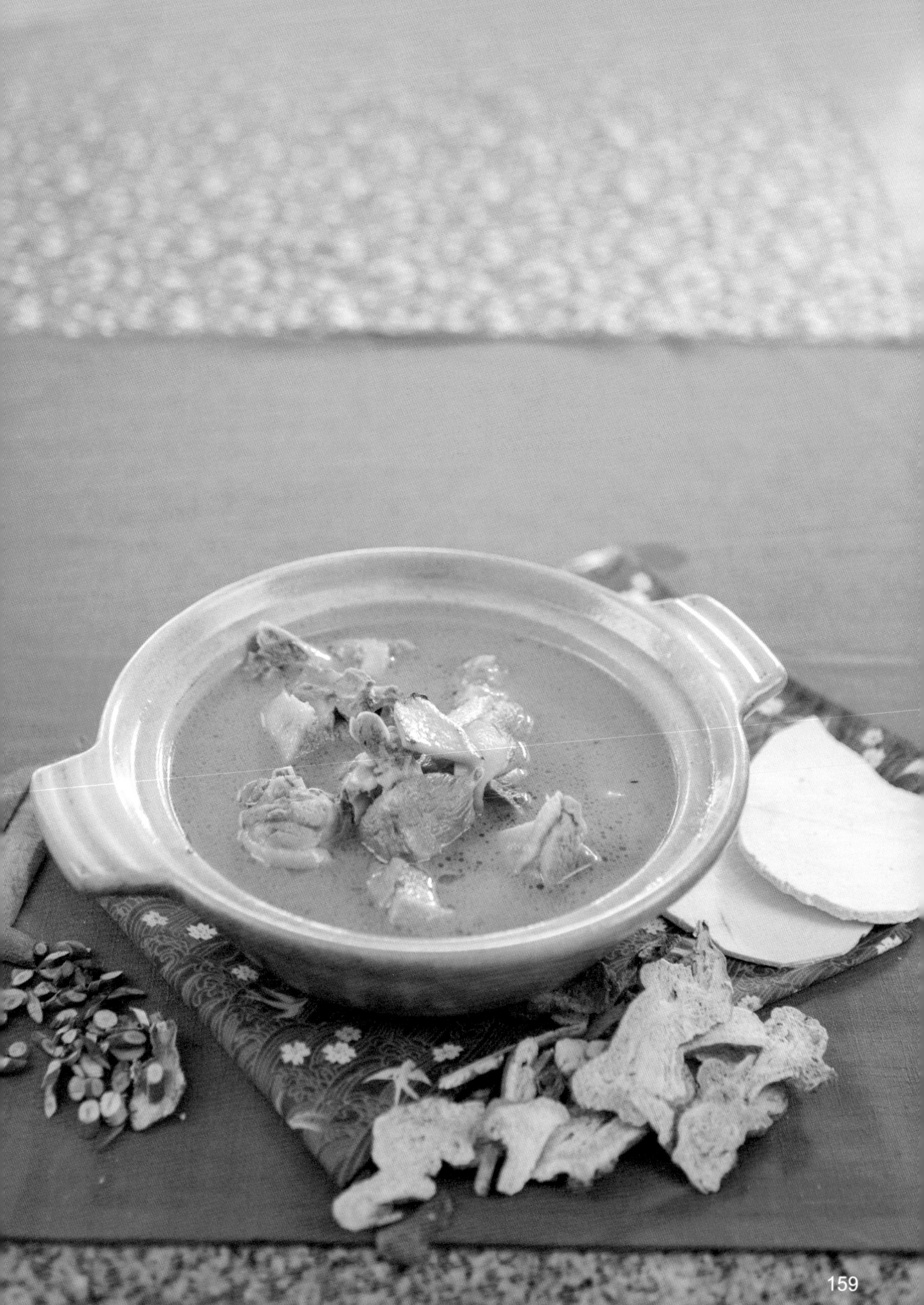

鹿鞭強腎大補湯

藥材

當歸4錢、黃耆5錢、川芎3錢、黨參5錢、熟地黃5錢、鹿鞭片8錢、紅棗7錢（去核）、枸杞子4錢、龜鹿二仙膠1塊

食材

熟牛肚150克、新鮮山藥20克、九孔10粒、土雞1隻、蓮藕片20克、高粱酒30cc、食鹽適量

作法

1.當歸、黃耆、川芎、黨參、熟地黃等藥材裝入濾袋包綁好備用。
2.熟牛肚洗淨切成指條，新鮮山藥切塊。
3.將九孔洗淨。土雞洗淨後切塊，汆燙後備用。
4.將藥材包、新鮮山藥、土雞肉塊、熟牛肚、九孔、蓮藕片、鹿鞭片、紅棗、枸杞子、高粱酒及適量水放入燉鍋內燉煮。
5.待土雞肉塊熟爛後，取出藥材包丟棄，再加入龜鹿二仙膠，攪拌到膠塊完全溶解後，加入食鹽適量調味，即可食用。

功效

補腎、補血、提高免疫力，適合（陽虛）怕冷體質的人食用。

Note

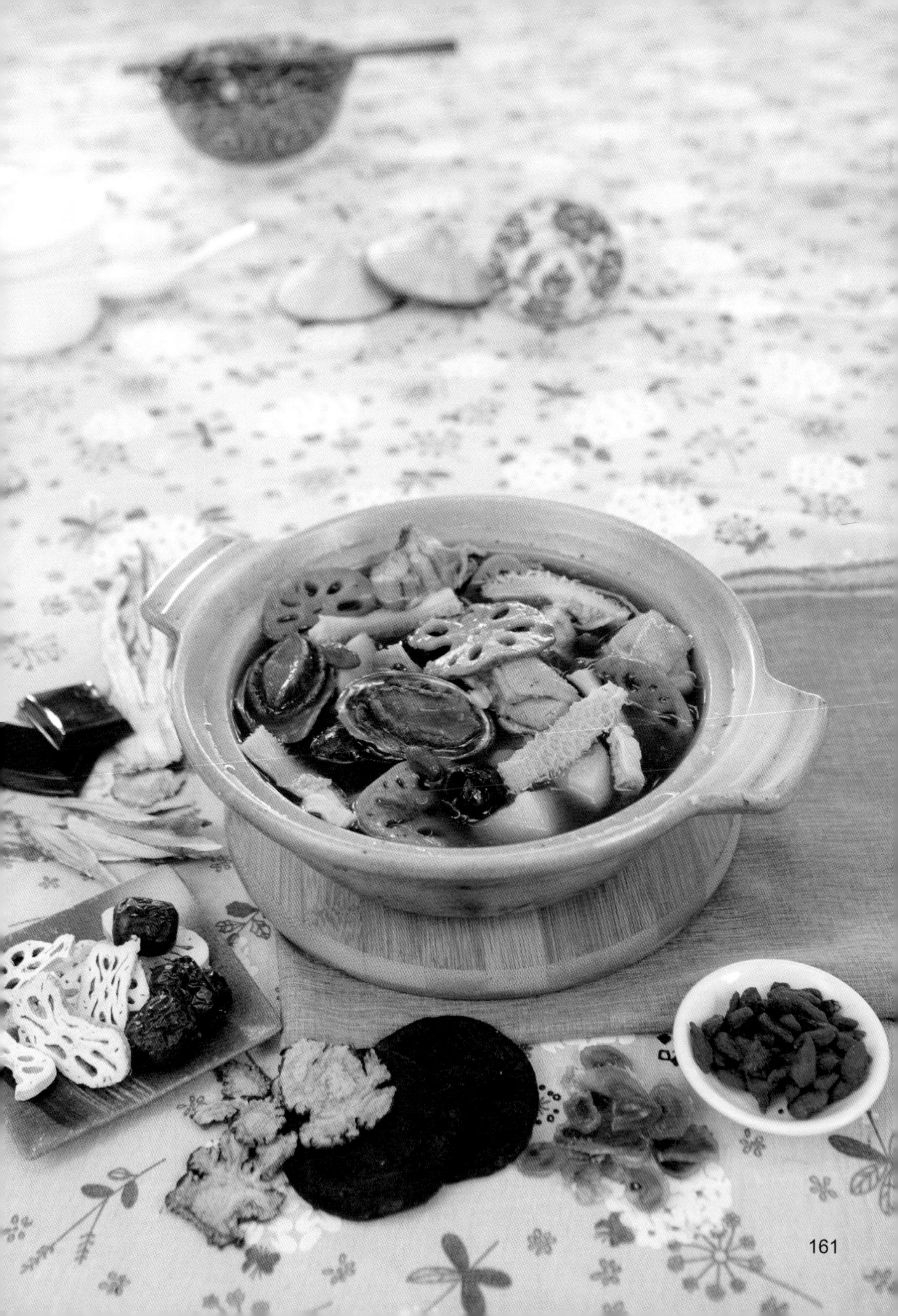

鹿寶補腎湯

藥材

當歸3錢、黃耆4錢、川芎2錢、黨參4錢、熟地黃4錢、枸杞子4錢、鹿鞭片5錢、紅棗7錢（剪破）、龜鹿二仙膠1塊

食材

斑鳩300克、新鮮山藥50克、九孔15粒、高粱酒20cc、食鹽適量

作法

1.當歸、黃耆、川芎、黨參、熟地黃、枸杞子（剁碎）裝入濾袋包，綁好備用。
2.新鮮山藥切塊。九孔洗淨。斑鳩洗淨後切塊，汆燙後備用。
3.將新鮮山藥、斑鳩肉塊、九孔、藥材包、鹿鞭片、紅棗、高粱酒放入燉鍋內，加適量水燉煮。
4.待斑鳩肉塊熟爛後，取出藥材包丟棄，再加入龜鹿二仙膠，攪拌到膠塊完全溶解後，加入適量食鹽調味，即可食用。

功效

補腎、補血、提高免疫力，適合（陽虛）怕冷體質的人食用。

Note

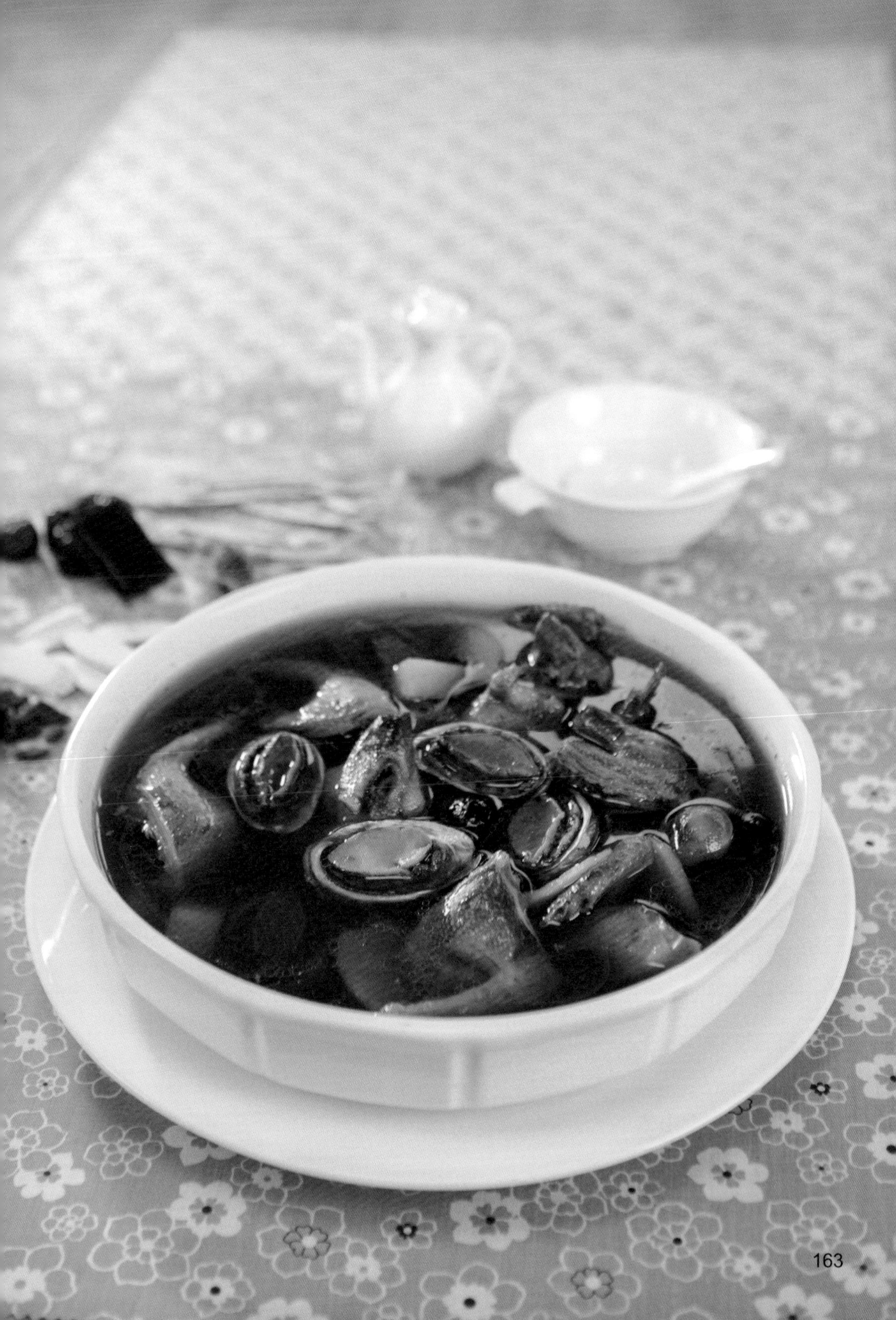

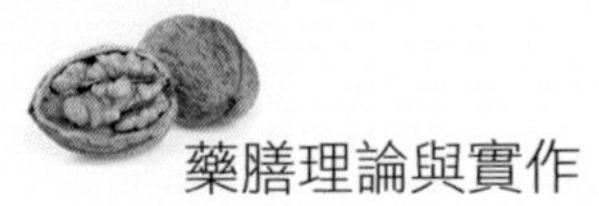

開胃燒羊排

藥材

丁香1錢、當歸1錢、桂枝1錢、油桂1錢、山楂3錢、烏梅2錢、黨參3錢、玉竹3錢、八角茴香1錢、小茴香1錢、核桃4錢

食材

小羊排600克、鴻禧菇75克、香菇3朵、洋蔥1顆、黑胡椒3克、蠔油10cc、醬油10cc、米酒40cc、冰糖10克、鹽2克、太白粉適量

作法

1. 丁香、當歸、桂枝、油桂、山楂、烏梅、黨參、玉竹放入鍋中，加2碗水用大火煮滾後，轉小火再煮40分鐘，過濾出藥汁備用，藥渣丟棄。
2. 將八角茴香、小茴香、米酒35cc、冰糖7克、蠔油7cc、醬油7cc一起煮成浸汁，加入小羊排浸泡約2小時。
3. 核桃、鴻禧菇、香菇洗淨剁碎，加入藥汁、蠔油3cc、醬油3cc、米酒5cc、冰糖3克、黑胡椒、鹽煮熟，用太白粉勾芡，成醬汁備用。
4. 將洋蔥切絲，熱炒一下，即可舖盤墊底。
5. 將羊排燒熟，置於盤上，淋上醬汁即可食用。

功效

幫助消化、開胃、營養補給。

Note

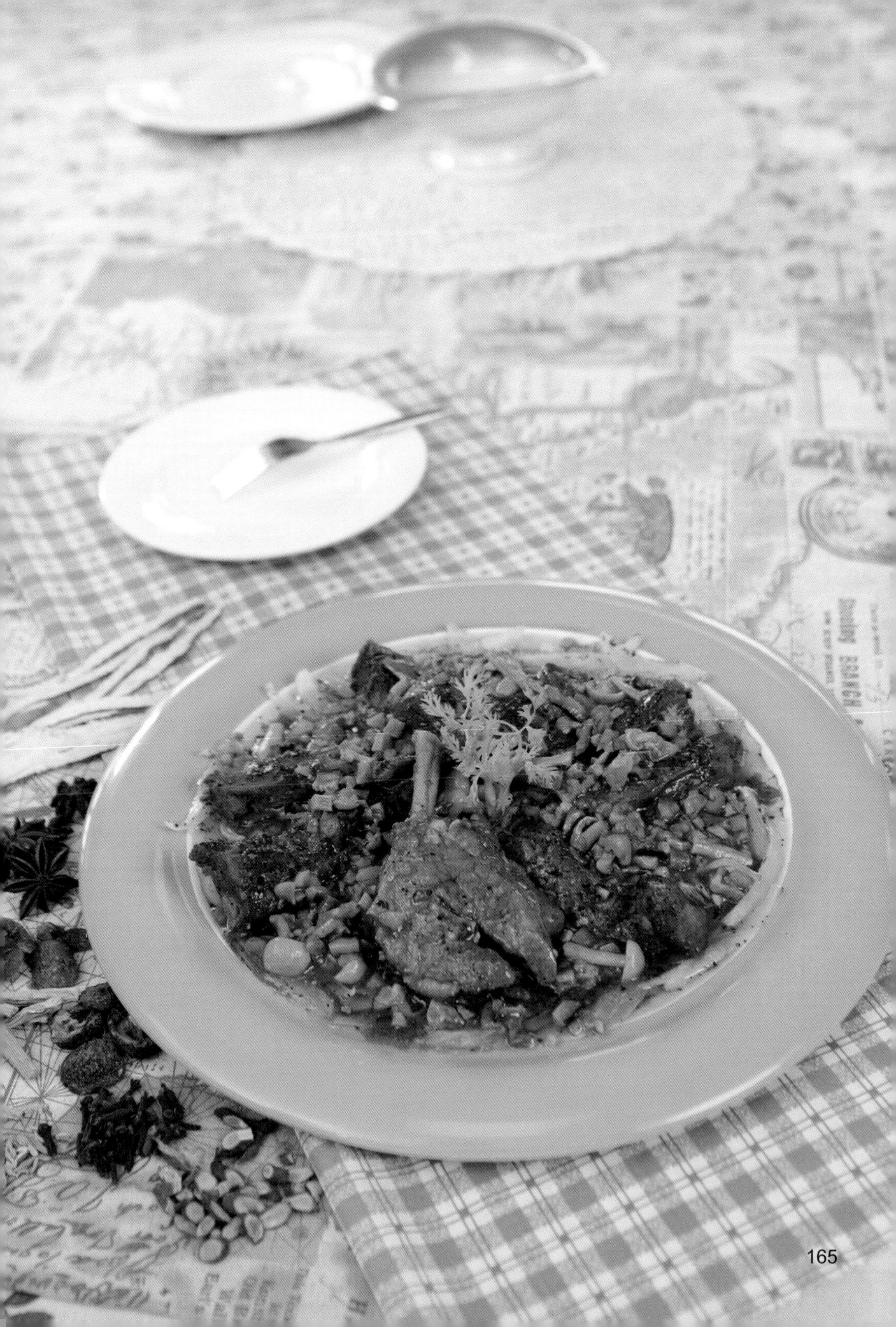

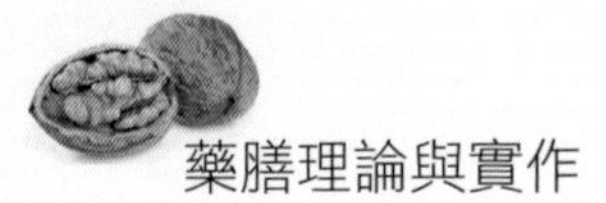

補腎斑鳩燒

藥材

海馬2錢、黃耆4錢、當歸1錢、川芎1錢、桂枝1錢、八角茴香1錢、熟地黃3錢、黨參4錢、枸杞子3錢

食材

斑鳩2隻、小排骨150克、花菇4朵、香菇3朵、栗子45克、筍片45克、青江菜10顆、蒜粒5顆、調味料（蠔油、糖、鹽、酒、醬油等）適量

作法

1. 黃耆、當歸、川芎、桂枝、八角茴香、熟地黃、黨參放入鍋中，加2碗水煎煮至剩1碗藥汁，過濾出藥汁備用，藥渣丟棄。
2. 海馬加入作法1煎煮好的藥汁中，蒸60分鐘後取出備用。小排骨洗淨，汆燙備用。
3. 斑鳩去腸肚，洗淨切小塊。花菇、香菇泡軟切片備用。
4. 青江菜洗淨，並汆燙過，舖於瓷盤邊。
5. 以油熱鍋，放入斑鳩、小排骨、花菇、香菇、栗子、筍片、蒜粒、藥汁及海馬煮熟，加入調味料，煮至收汁，起鍋置於盤中即可食用。

功效

補腎強身，增強體力，延年益壽。

Note

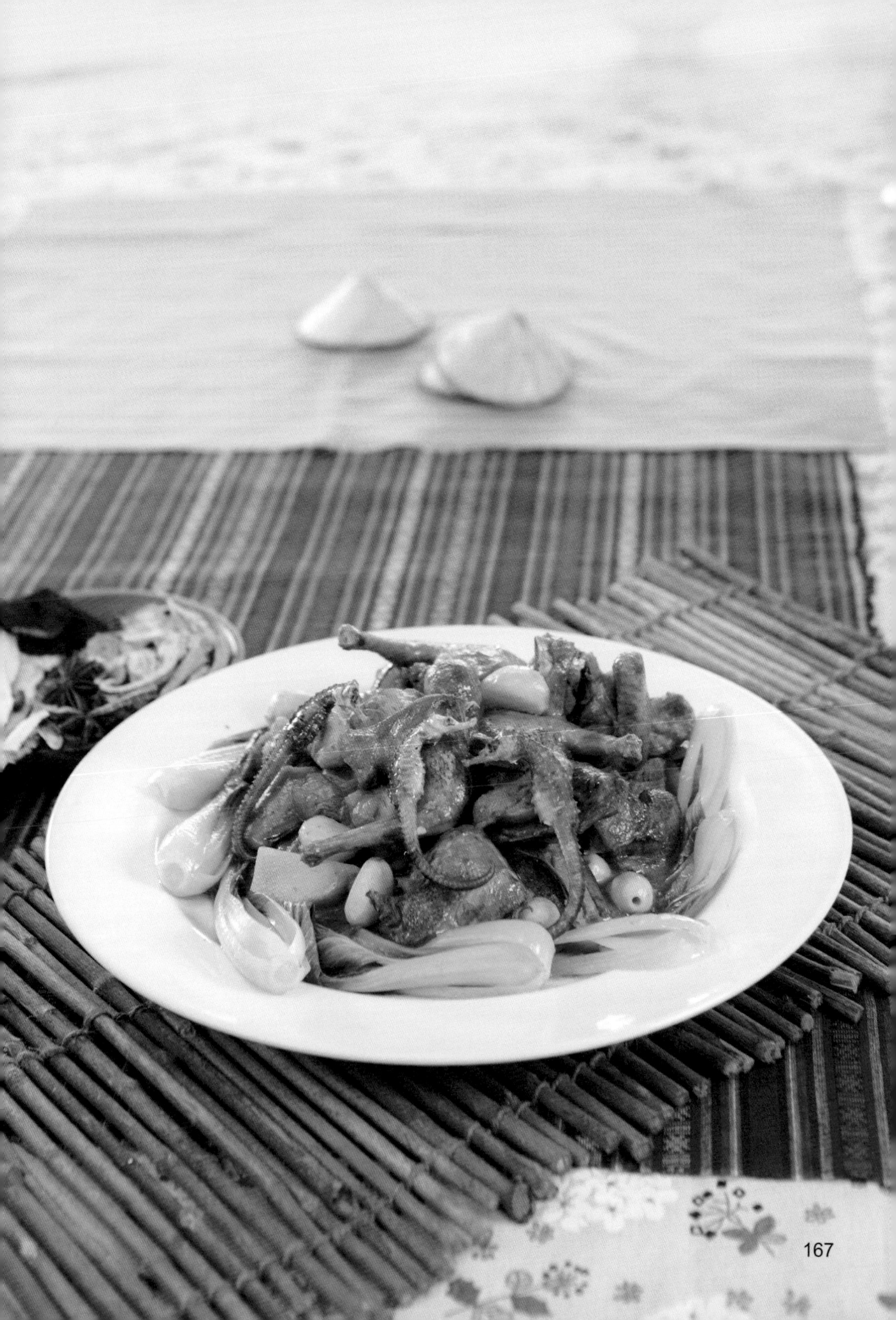

養生滋補盅

藥材

黃耆4錢、當歸3錢、黨參3錢、鹿茸1錢、川芎2錢、桂枝2錢、油桂1錢、淫羊藿1錢、熟地黃3錢、高麗參2錢、黑棗4錢（剪破）、阿膠1塊、鹿角膠1塊

食材

圓鱈魚450克、海螺肉150克、小排骨225克、新鮮山藥23克、米酒及生薑片適量、調味料適量

作法

1. 黃耆、當歸、黨參、鹿茸、川芎、桂枝、油桂、淫羊藿、熟地黃放入鍋中，加2碗水熬至剩1碗藥汁，濾出藥汁備用，藥渣丟棄。
2. 圓鱈魚洗淨切塊；海螺肉洗淨切塊。小排骨洗淨汆燙備用。
3. 圓鱈魚、海螺肉、小排骨、高麗參、新鮮山藥、黑棗及藥汁、生薑片、米酒、調味料等依序放入燉鍋中，蒸到快熟時，加入阿膠及鹿角膠塊攪拌均勻即可食用。

功效

補氣強身、增強體力、調整生理機能。

Note

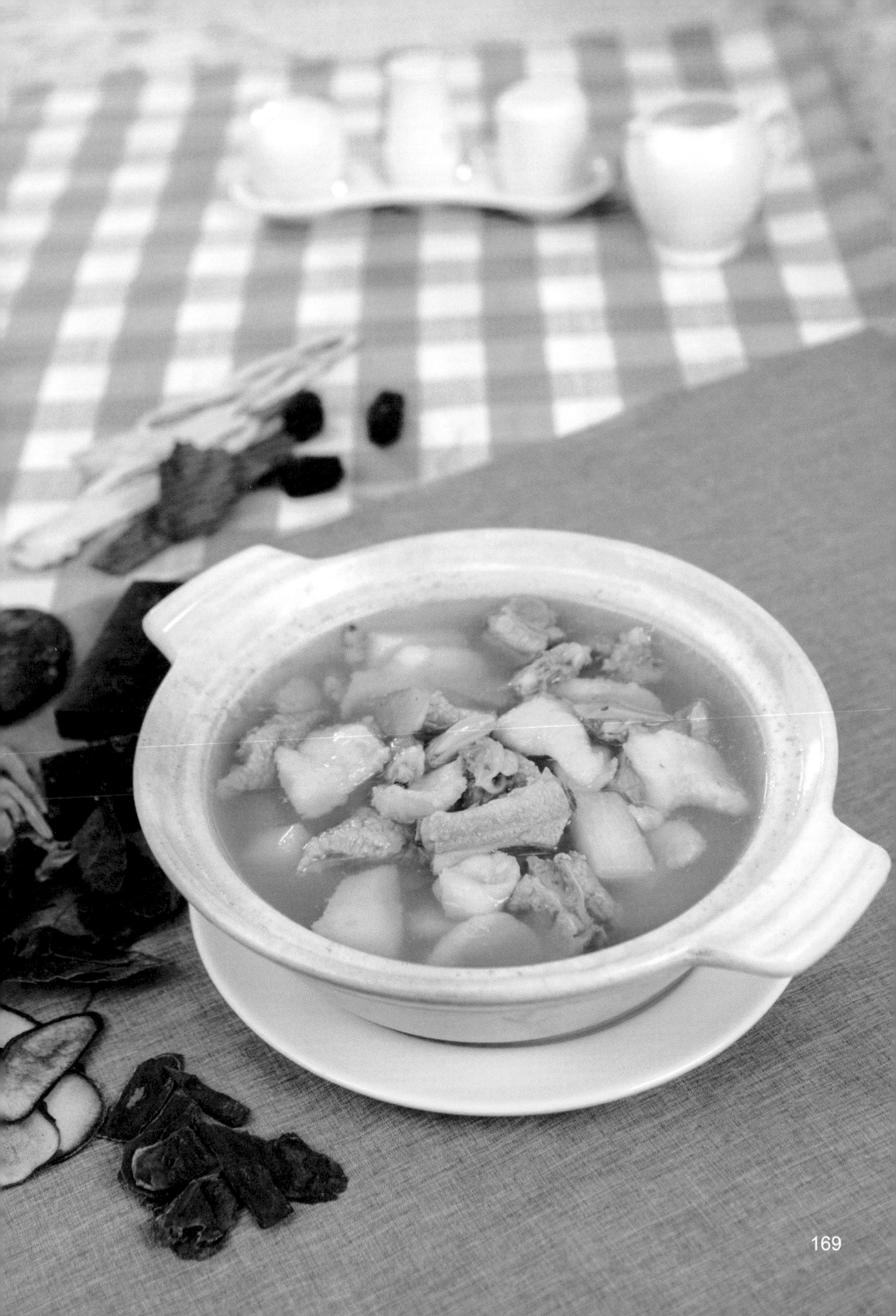

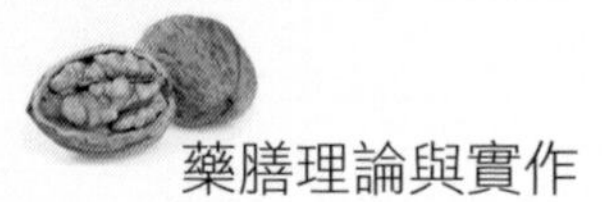

當歸羊肉麵線

藥材

當歸7錢、黃耆3錢、熟地黃3錢、桂枝尖2錢、川芎2錢、肉桂1錢、山藥3錢、玉竹2錢、小茴香1錢、大茴香1錢

食材

羊肉1斤、老薑2兩、麵線2束、米酒100cc、食鹽半茶匙

作法

1. 所有藥材洗淨，放入鍋中，加入3碗水，用大火煮滾後，再開小火煮50分鐘，濾出藥汁備用，藥渣丟棄。
2. 羊肉洗淨切小塊，汆燙一下後撈起。老薑切細片，用濾袋封好，再與羊肉一起放入內鍋中，加入藥汁、米酒及適量水，水要淹過羊肉，加入鹽調味，電鍋外鍋放2杯水，蒸煮1小時。
3. 燒一鍋熱水煮麵線，煮好麵線撈起備用。
4. 將電鍋內鍋中的濾袋取出丟棄，再將羊肉及湯倒入容器內，再加入麵線即可食用。

功效

活血、補血、增強體力。

Note

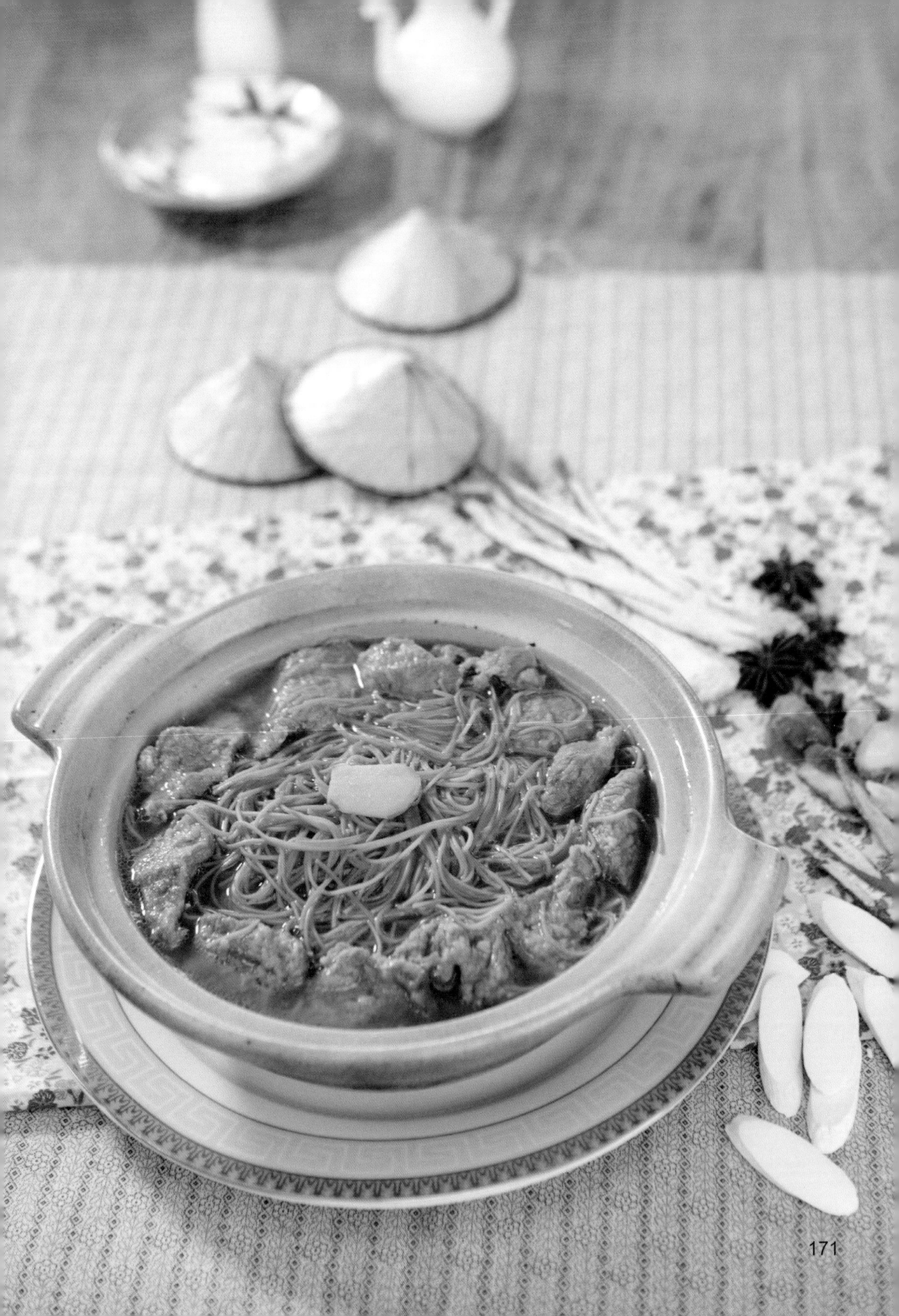

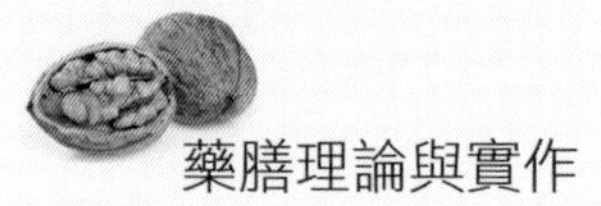

補氣石斑魚

藥材

吉林參片5錢、紅棗3錢（去核）、肉蓯蓉2錢、川芎1錢、桂枝1錢、黨參4錢

食材

石斑魚1尾，香菇、金針菜、黑木耳、榨菜、薑絲、蔥花、酒、調味料、油各適量

作法

1. 吉林參片、紅棗以半碗溫水浸泡；肉蓯蓉、川芎、桂枝、黨參放入鍋中，加入兩碗水，用大火煮滾後，再轉小火煮50分鐘，過濾出藥汁備用，藥渣丟棄。
2. 香菇浸水泡軟後切絲；金針菜洗淨；黑木耳、榨菜洗淨後切絲備用。
3. 將石斑魚洗淨，魚身劃上刀紋置於盤中，上舖香菇、金針菜、黑木耳、榨菜，調味料，淋入藥汁及酒，並將吉林參片、紅棗、薑絲排入魚身放入電鍋中蒸熟，灑上蔥花，淋上熱油即可食用。

功效

補氣、增強免疫力，適合（陽虛）怕冷體質的人食用。

Note

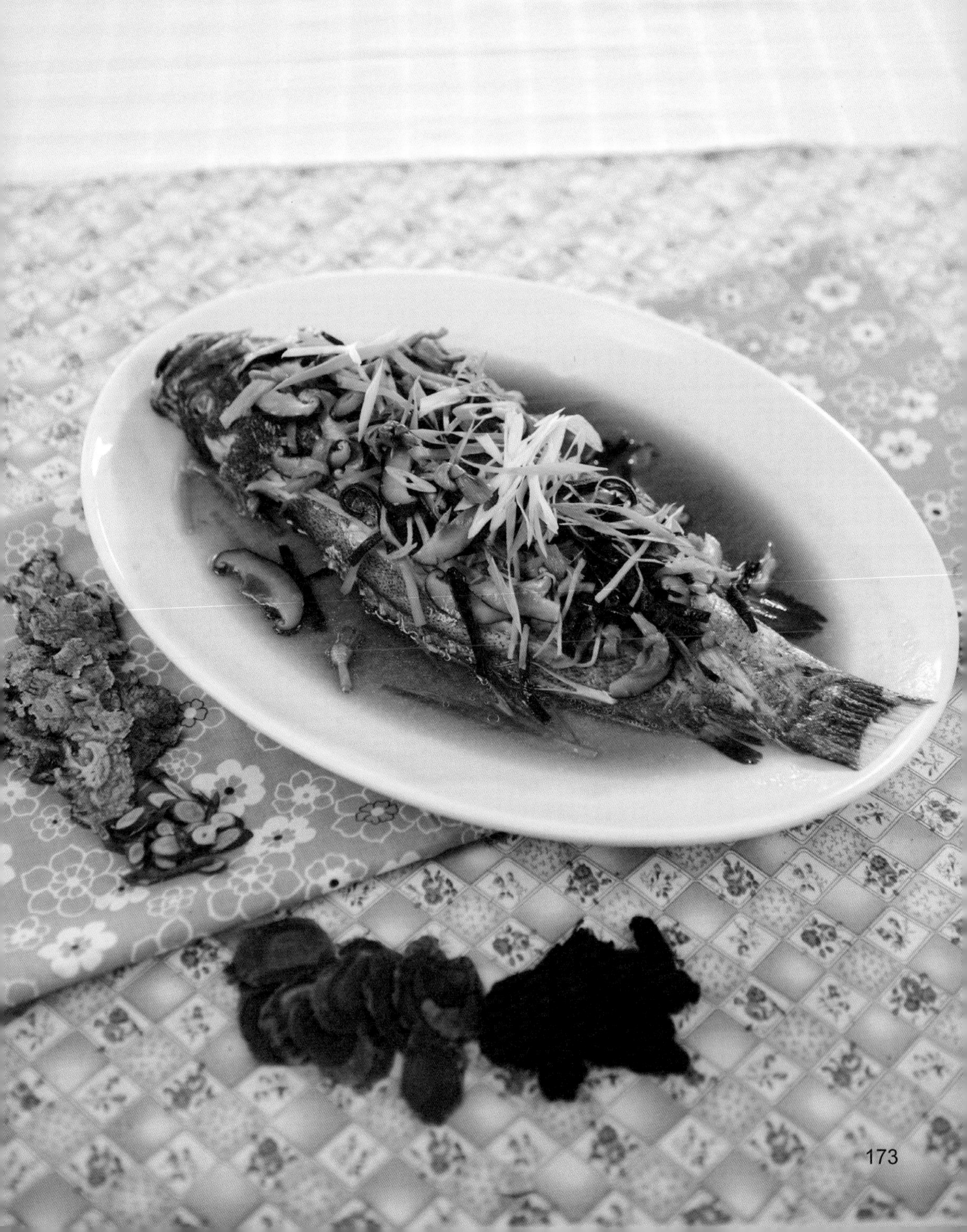

補腎清蒸魚

藥材

海馬3錢、山茱萸2錢、黃耆3錢、當歸1錢、桂枝1錢、黨參3錢、紅棗3錢（剪破）、鎖陽3錢、熟地黃3錢

食材

石斑魚1條，蔥、薑、高粱酒、油、調味料等適量

作法

1.海馬放入密封的保溫瓶，加熱水浸泡4小時，取出備用。
2.所有藥材（海馬除外）放入鍋中，加2碗水煮至剩1碗藥汁，濾出藥汁備用，藥渣丟棄。
3.薑、蔥洗淨後用熱水泡軟，切絲備用。
4.石斑魚去鱗、內臟，洗淨置於瓷盤中，魚身倒入高粱酒、調味料，淋上藥汁，並將海馬排上魚身蒸熟，灑上蔥絲、薑絲，淋上熱油，即可食用。

功效

補腎壯陽、增強體力、營養補給。

Note

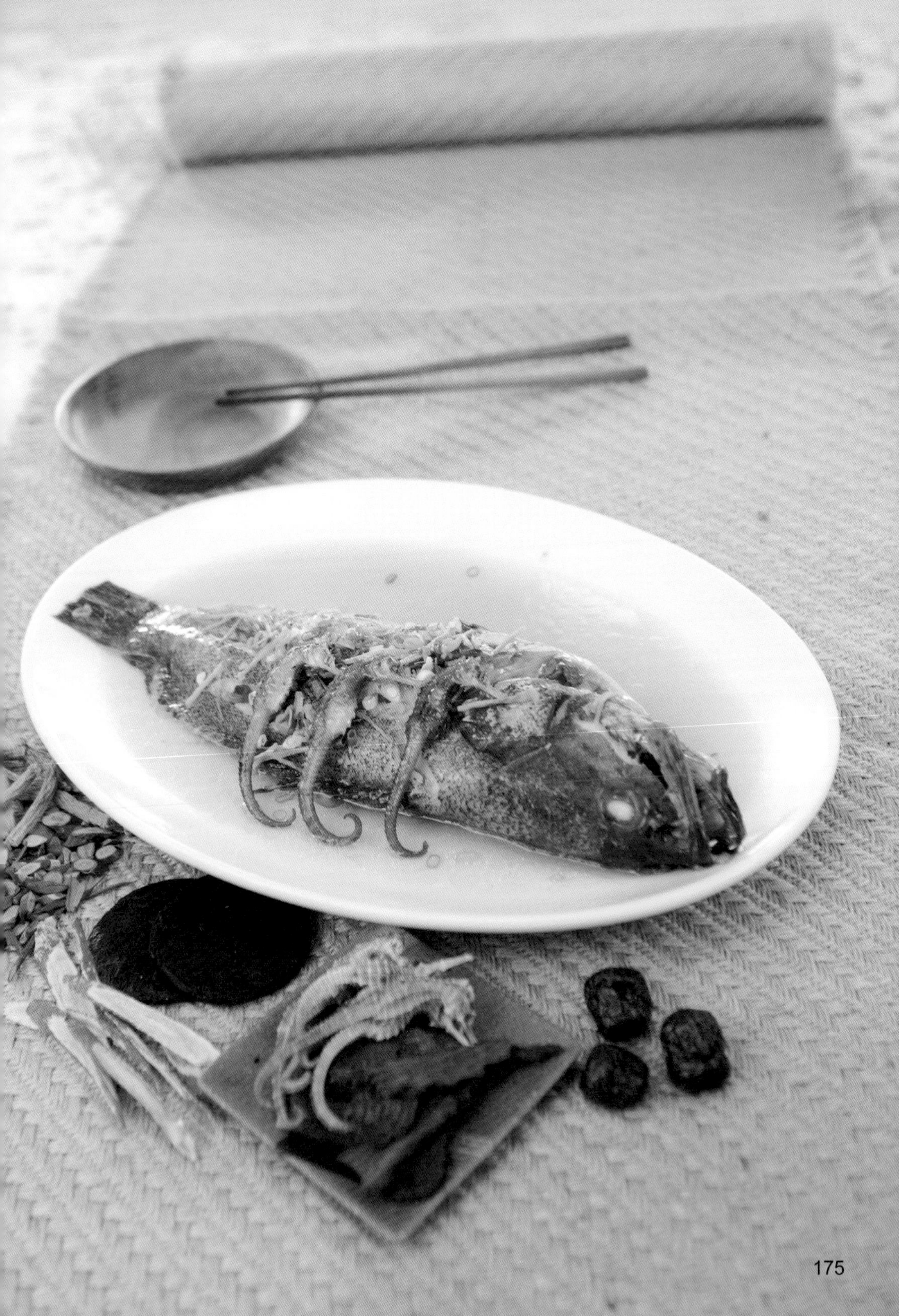

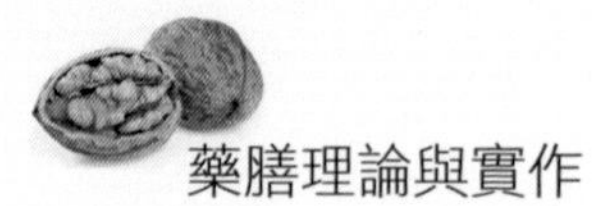

精氣神源補腎湯

藥材

當歸2錢、黃耆4錢、川芎2錢、何首烏2錢、桂枝2錢、花椒1錢、清華桂1錢、熟地黃3錢、干貝3錢、海馬3錢、枸杞子3錢、龜鹿二仙膠1塊、紅棗3錢（剪破）

食材

竹雞3隻、猴頭菇115克、米酒40cc、食鹽適量

作法

1.猴頭菇洗淨，用手撕成小塊，不停地洗泡至猴頭菇變軟，放入開水中汆燙去除苦味，取出備用。
2.竹雞洗淨切塊，汆燙後備用。
3.當歸、黃耆、川芎、何首烏、桂枝、花椒、清華桂、熟地黃用濾袋包好備用。
4.於燉鍋內依序放入藥材包、竹雞塊、干貝、猴頭菇、海馬、枸杞子、紅棗，並加入米酒，燉熟後取出藥材包丟棄，再加入龜鹿二仙膠，攪拌到膠塊完全溶解後，加入適量鹽調味即可食用。

功效

活血、補血、提高免疫力，適合（陽虛）怕冷體質的人食用。

Note

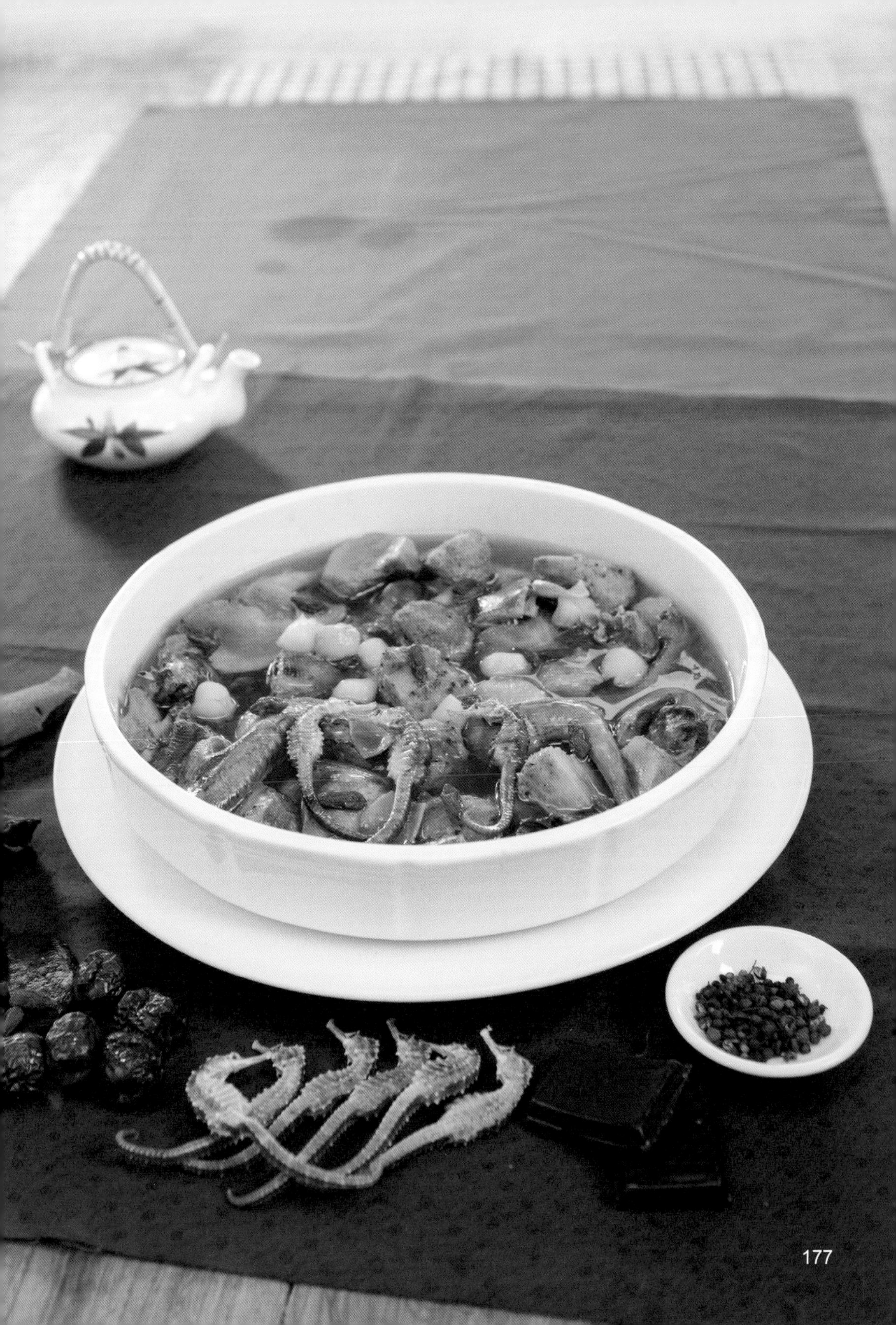

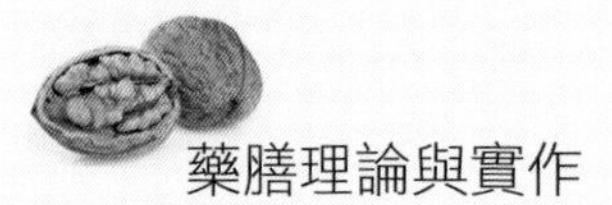

養生元氣羹

藥材

高麗參片2錢、肉蓯蓉2錢、熟地黃2錢、山茱萸2錢、黨參4錢、鹿茸2錢、茯苓3錢、黃耆3錢、玉竹2錢、枸杞子2錢

食材

嫩豆腐1塊，新鮮山藥30克，香菇3朵，鮮干貝15克，紫菜30克，鮮牡蠣135克，蝦仁60克，魩仔魚15克，瘦肉30克，高湯、米酒、烏醋、鹽、太白粉、麻油等適量

作法

1. 高麗參片放入有蓋保溫杯，加熱開水浸泡約1小時。肉蓯蓉、熟地黃、山茱萸、黨參、鹿茸、茯苓、黃耆、玉竹放入鍋中，加3碗水熬到剩一碗半藥汁，濾出藥汁備用，藥渣丟棄。
2. 嫩豆腐、新鮮山藥、香菇、鮮干貝、瘦肉切小丁，紫菜以溫水泡開，牡蠣、蝦仁、魩仔魚洗淨瀝乾備用。
3. 在湯鍋內放入高湯及藥汁、高麗參片及其浸泡水、枸杞子後用大火煮開，依序加入嫩豆腐、山藥、香菇、鮮干貝、瘦肉、紫菜、牡蠣、蝦仁、魩仔魚，再加入米酒、烏醋、鹽調味，然後以太白粉水進行勾芡，最後淋上麻油即可食用。

功效

補氣養血、適合（陽虛）怕冷體質的人食用。

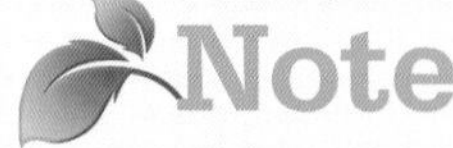

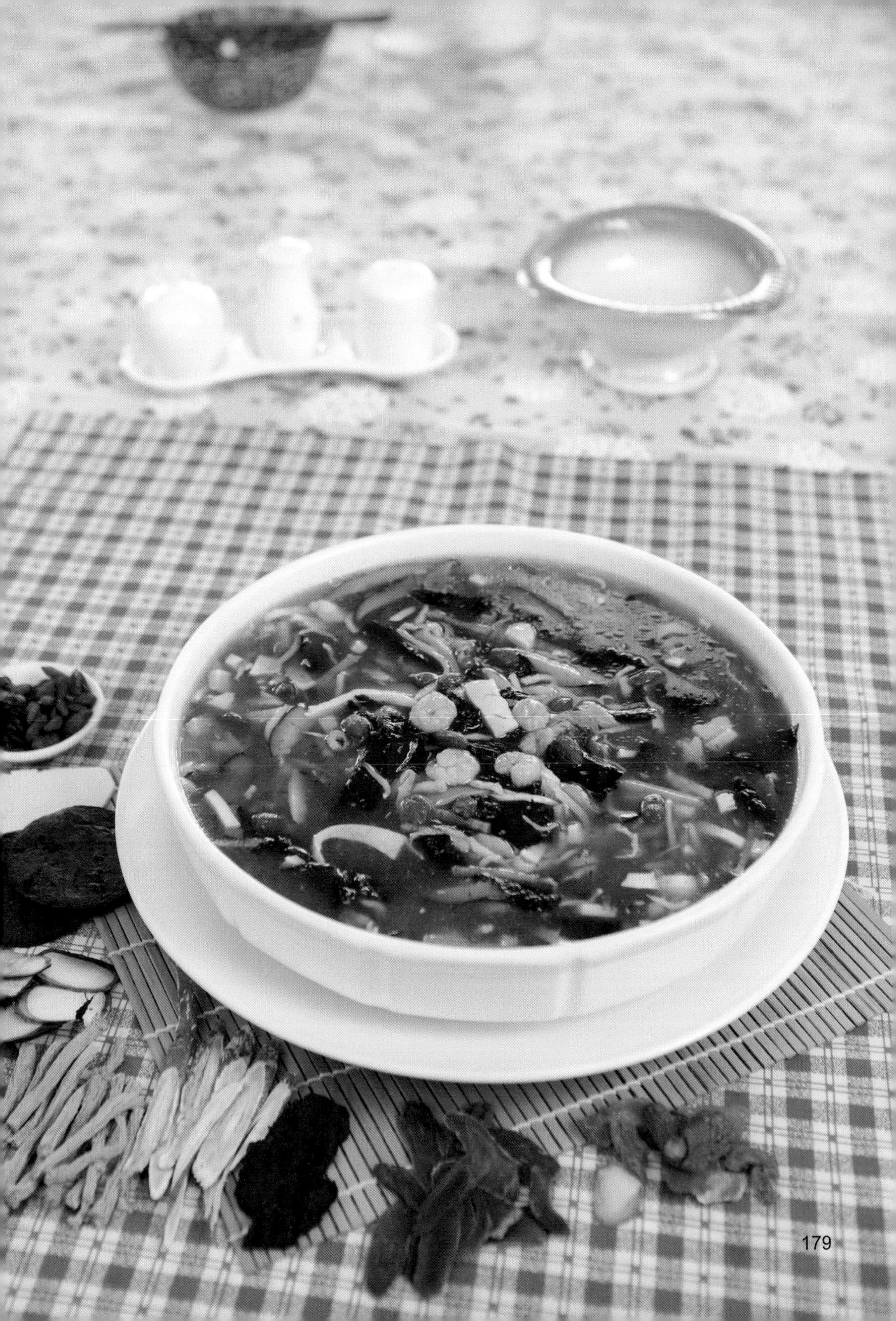

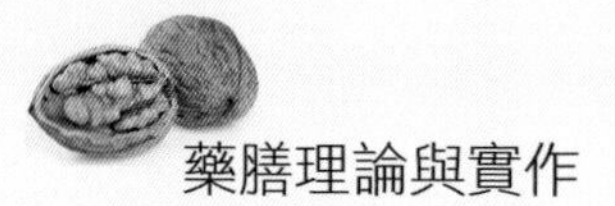

養生香烤羊排

藥材

當歸2錢、川芎2錢、黃耆4錢、清華桂1錢、八角茴香1錢、丁香1錢、甘草1錢、小茴香0.5錢、山楂2錢、黨參3錢、高麗參鬚4錢、烏梅2錢

食材

小羊排300克、綠椰菜80克、洋蔥40克、青蒜30克、蔥10克、醬油10cc、高粱酒20cc、冰糖20克、鹽3克、胡椒粉10克

作法

1.所有藥材放入鍋中，加3碗水熬成剩2碗藥汁，過濾出藥汁備用，藥渣丟棄。

2.將藥汁加青蒜、蔥、醬油、高粱酒、冰糖、鹽、胡椒粉煮成醬汁，將小羊排放入醬汁浸泡4小時。

3.將洋蔥切絲，熱炒一下，備用。

4.將綠椰菜切塊，用水煮至熟，撈起備用。

5.將小羊排用烤箱烤熟，置於瓷盤上，用綠椰菜圍邊，上灑洋蔥絲即可食用。

功效

增強體力，適合（陽虛）怕冷體質的人食用。

Note

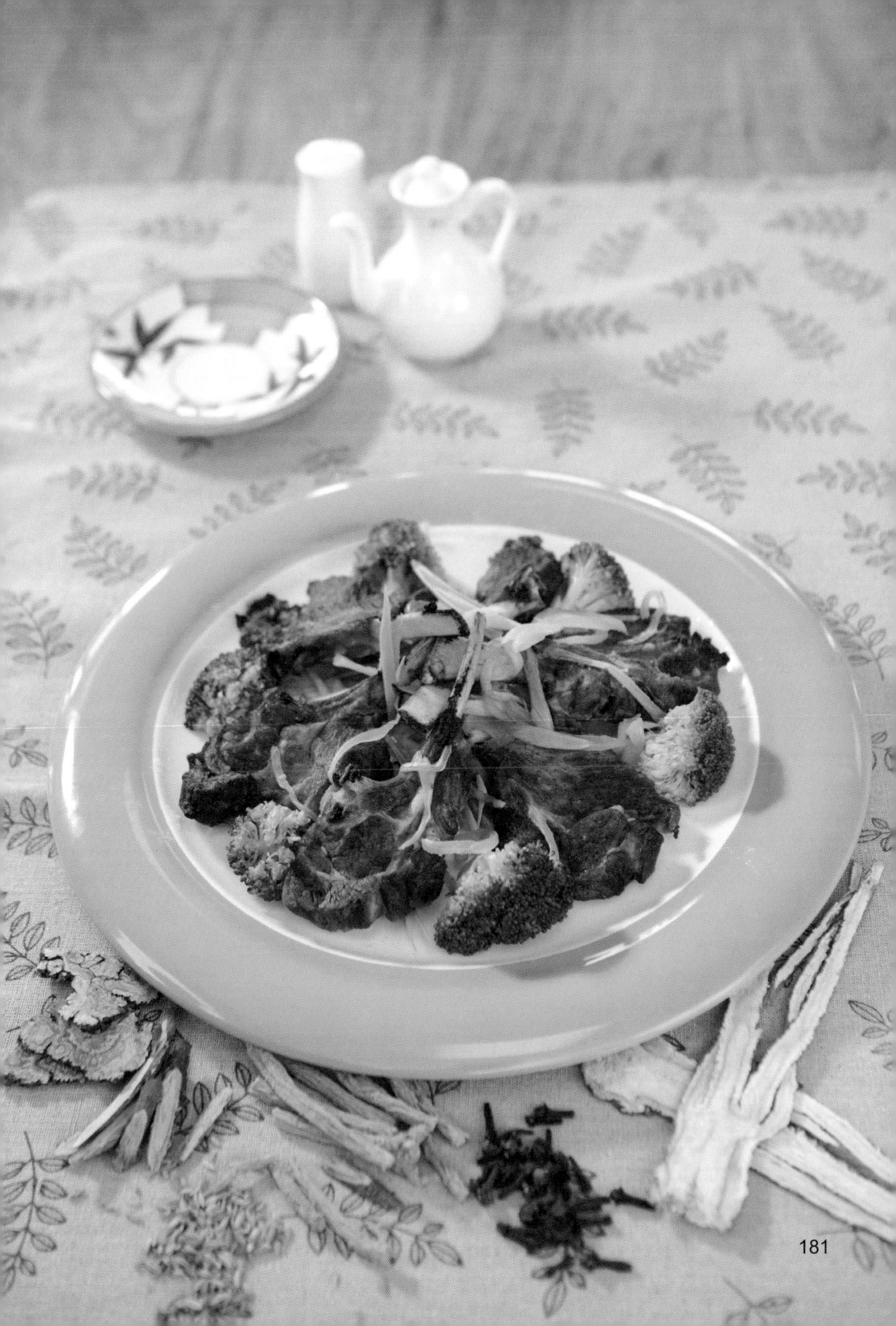

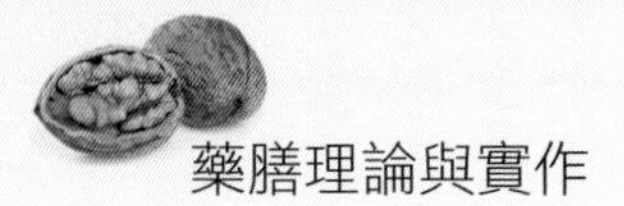

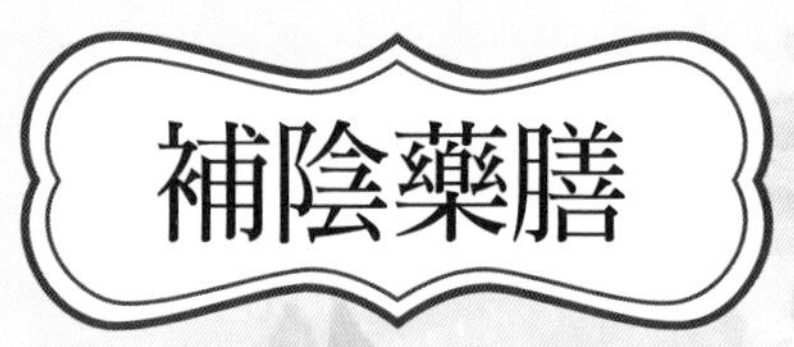

滋陰涼補盅

藥材

西洋參3錢、黃耆3錢、天門冬3錢、麥冬3錢、玉竹4錢、枸杞子5錢、紅棗3錢（剪破）

食材

椰子1個、三節翅450克、小排骨150克、蛤蜊150克、薑片4克、米酒5cc、鹽1茶匙

作法

1. 將西洋參、黃耆、天門冬、麥冬、玉竹放入鍋中，加入2碗水，大火煮滾後轉小火煮40分鐘，過濾出藥汁備用，藥渣丟棄。
2. 三節翅、小排骨洗淨備用。蛤蜊泡水吐沙後備用。
3. 椰子切開倒出椰子汁，將椰子汁連同藥汁及三節翅、小排骨、蛤蜊、枸杞子、紅棗、薑片、米酒倒入燉鍋內，再放入電鍋蒸一小時，加鹽調味。
4. 將燉鍋內的膳食倒入椰子殼內即可食用。

功效

補肺氣、益精明目，適合（陰虛體質）的人夏季涼補。

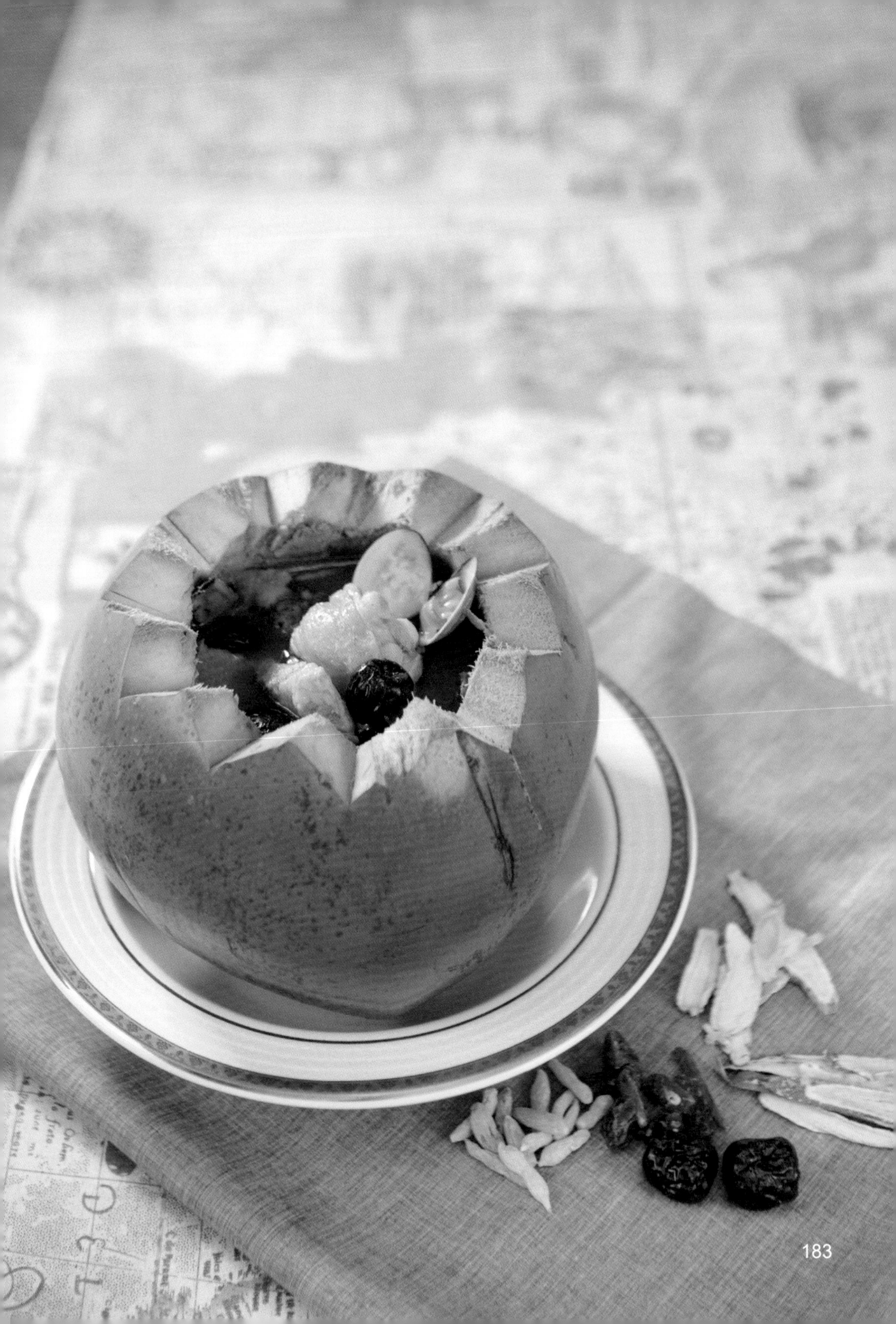

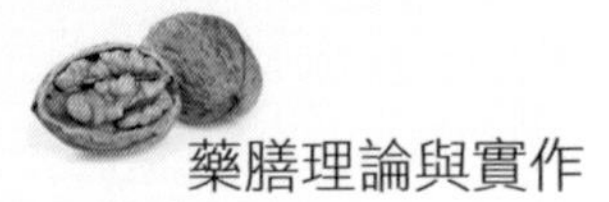

消暑冬瓜盅

藥材

花旗參3錢、黃耆3錢、玉竹4錢、黨參4錢、蓮子5錢、白果3錢、紅棗4錢（剪破）、枸杞子2錢

食材

小排骨150克、九孔10粒、鮮干貝120克、冬瓜210克（去皮）、香菇3朵、熟牛肚120克、生薑片4克、米酒5cc

作法

1.花旗參、黃耆、玉竹、黨參放入鍋中，加1碗半的水煮成剩八分，過濾出藥汁備用，藥渣丟棄。
2.小排骨洗淨，汆燙備用；九孔、鮮干貝、香菇洗淨；冬瓜、熟牛肚洗淨，切塊備用。
3.將藥汁倒入燉鍋中，再放入蓮子、白果、紅棗、枸杞子、冬瓜塊、小排骨、九孔、鮮干貝、香菇、熟牛肚、生薑片、米酒，並加入適量水燉熟，即可食用。

功效

清熱滋陰、提高免疫力，適合陰虛體質的人食用。

Note

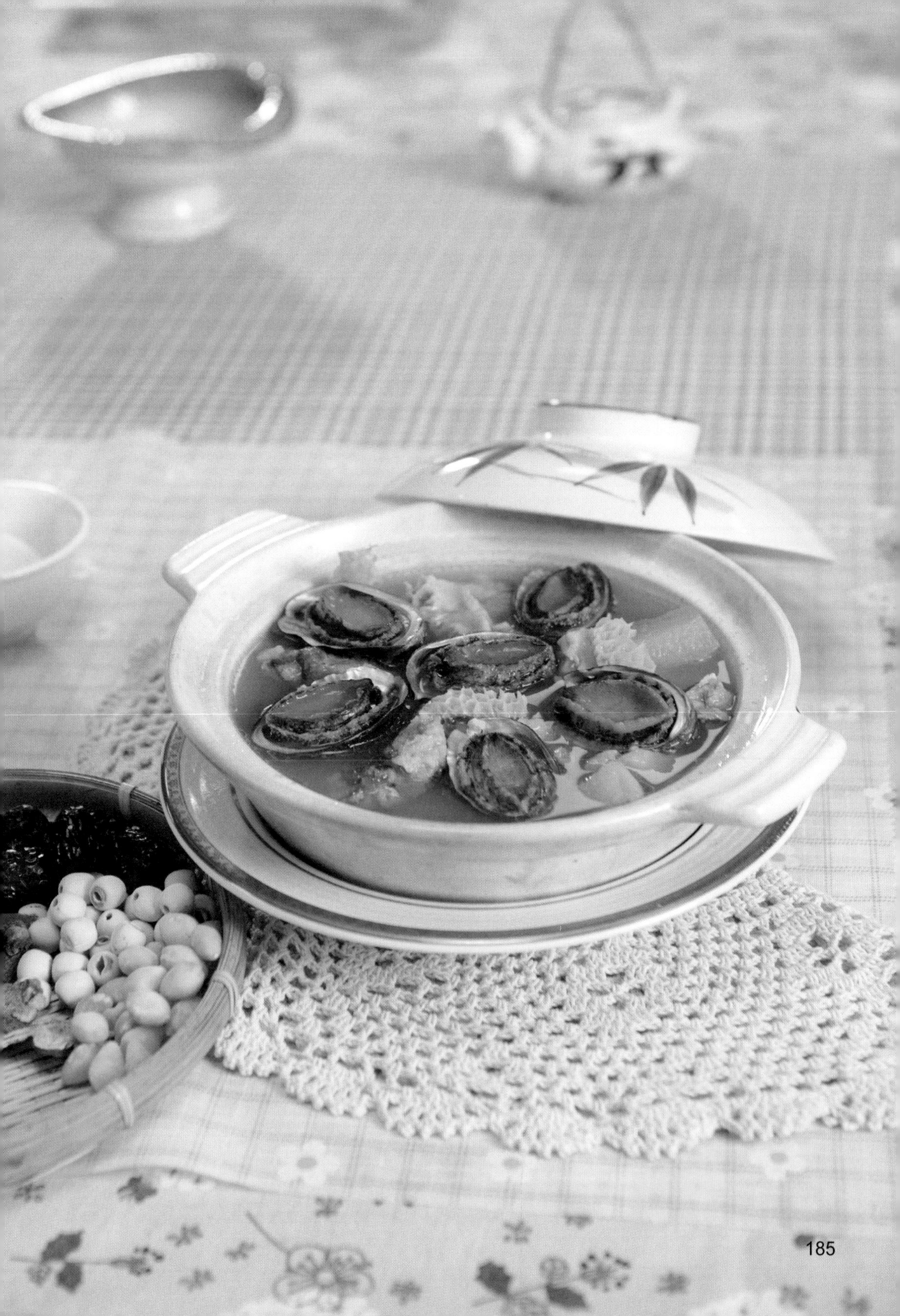

涼夏海鮮羹

藥材

花旗參3錢、黃耆3錢、生地黃4錢、枸杞子3錢

食材

黑木耳8克，白木耳8克，海參150克，花枝150克，蝦仁50克，干貝絲30克，魩仔魚、洋菇、馬蹄、嫩豆腐、太白粉、蛋白、調味料等適量

作法

1. 花旗參、黃耆、生地黃放入鍋中，加2碗水煮成剩1碗藥汁，過濾出藥汁備用，藥渣丟棄。
2. 黑、白木耳洗淨，剪去蒂頭並瀝乾，切成小片。
3. 海參、花枝、馬蹄、洋菇等洗淨切小塊；嫩豆腐切小塊備用。
4. 將黑木耳、白木耳、海參、花枝、馬蹄、洋菇、嫩豆腐、蝦仁、干貝絲、魩仔魚、藥汁、枸杞子、高湯、調味料放入燉鍋煮熟，用太白粉水勾薄芡後，淋上蛋白拌勻即可。

功效

清涼補養、調整體質、養顏美容。

Note

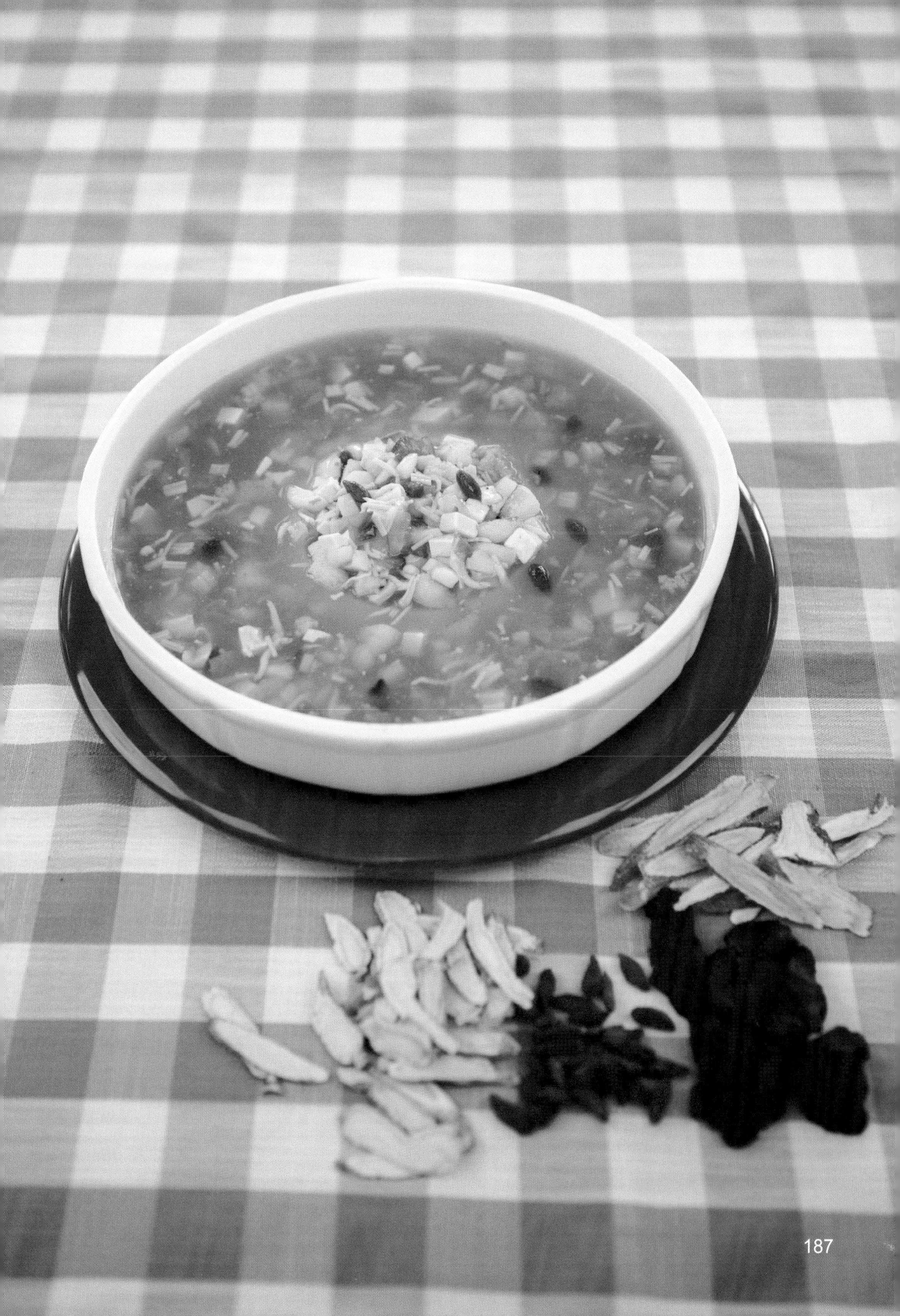

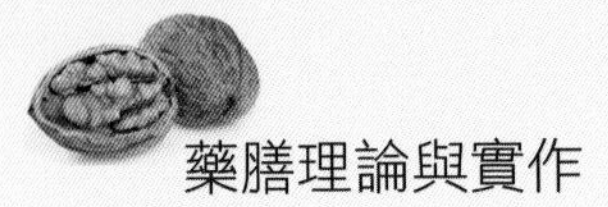

養生燕窩羹

藥材

燕窩2錢、花旗參3錢、當歸1錢半、黃耆3錢、川芎1錢半、黨參3錢、玉竹4錢、枸杞子3錢

食材

石斑魚300克，白木耳、干貝絲、荸薺、海參、筍絲、鴻禧菇各45克，嫩豆腐1塊，太白粉、蛋白、食鹽、胡椒粉、香油等適量

作法

1.燕窩以溫水泡開。
2.將花旗參、當歸、黃耆、川芎、黨參、玉竹放入鍋中，加2碗水熬煮成剩1碗藥汁，過濾出藥汁備用，藥渣丟棄。
3.石斑魚洗淨，取魚肉切小片，表面裹上太白粉，過熱油撈出備用。
4.荸薺、海參、鴻禧菇、嫩豆腐、白木耳洗淨切丁。
5.將荸薺、海參、鴻禧菇、嫩豆腐、白木耳、干貝絲、燕窩、藥汁、枸杞子及適量水煮熟後，加食鹽、胡椒粉調味，用太白粉水勾芡，加入魚片，淋上蛋白，滴上香油，即可食用。

功效

清涼補養，調整體質，養顏美容。

Note

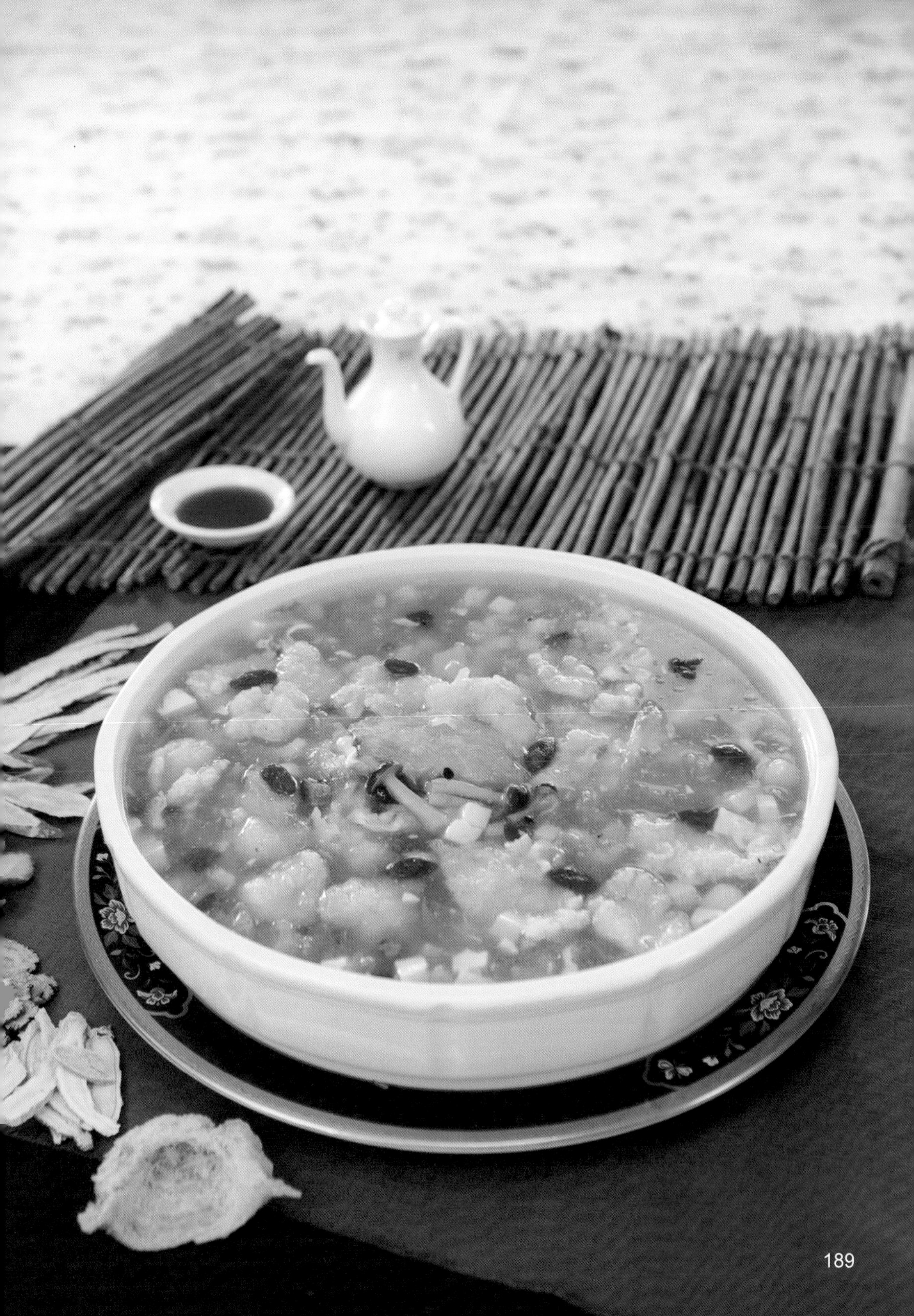

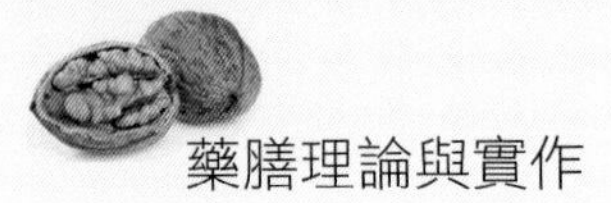

藥膳養生鍋

藥材

花旗參3錢、白朮2錢、茯苓2錢、甘草1錢、黃耆3錢、麥門冬2錢、玉竹4錢、紅棗4粒（剪破）、枸杞子4錢

食材

高麗菜300克、凍豆腐1塊、新鮮山藥180克、紅蘿蔔90克、乾香菇30克

作法

1. 將花旗參、白朮、茯苓、甘草、黃耆、麥門冬、玉竹放入鍋中，加水熬煮成藥汁，過濾出藥汁備用，藥渣丟棄。
2. 高麗菜切大片，凍豆腐切小塊，山藥、紅蘿蔔切小塊，香菇用水泡軟後切半。
3. 在鍋中加入2000cc的水，加入藥汁及香菇、紅蘿蔔、紅棗，開大火煮滾後，轉小火再煮30分鐘，再加入凍豆腐、新鮮山藥、高麗菜煮10分鐘後，再加入枸杞子，再煮5分鐘即可食用。

功效

補脾健胃，適合陰虛體質者食用。

Note

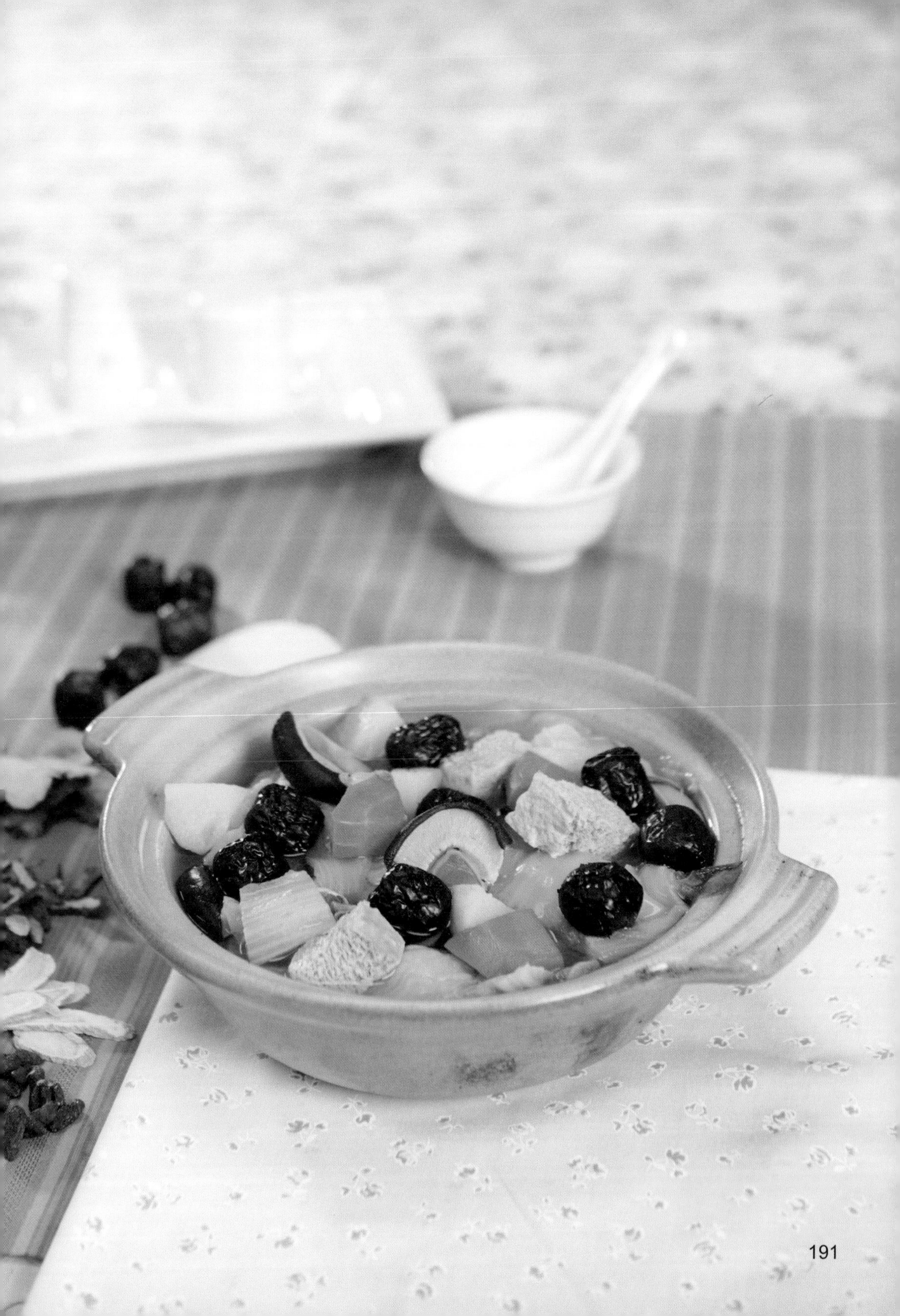

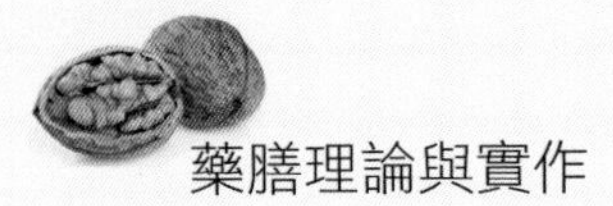

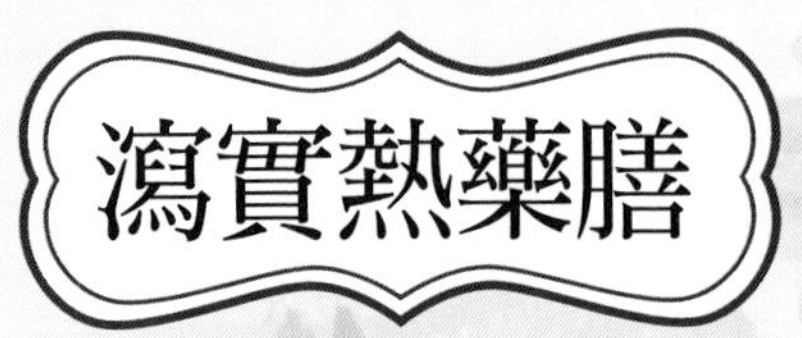

美容養顏凍

藥材

枸杞子1兩

食材

吉利T50克、香吉士60克、細糖150克

作法

1.枸杞子剁碎後，放入鍋中，加1碗水煮成剩6分，過濾出藥汁備用。
2.取700cc的水煮滾備用。
3.將吉利T及細糖拌勻，倒入滾水中拌勻。
4.取出香吉士果肉切小塊，與藥汁一起加入吉利T糖水中拌勻，再倒入不鏽鋼凹盤內，待其結凍後，放進冰箱冷藏凝固。
5.待凝固後即可倒扣取出，切塊食用。

功效

滋養強壯、潤腸胃。可改善便秘、養顏美容、抗衰老。

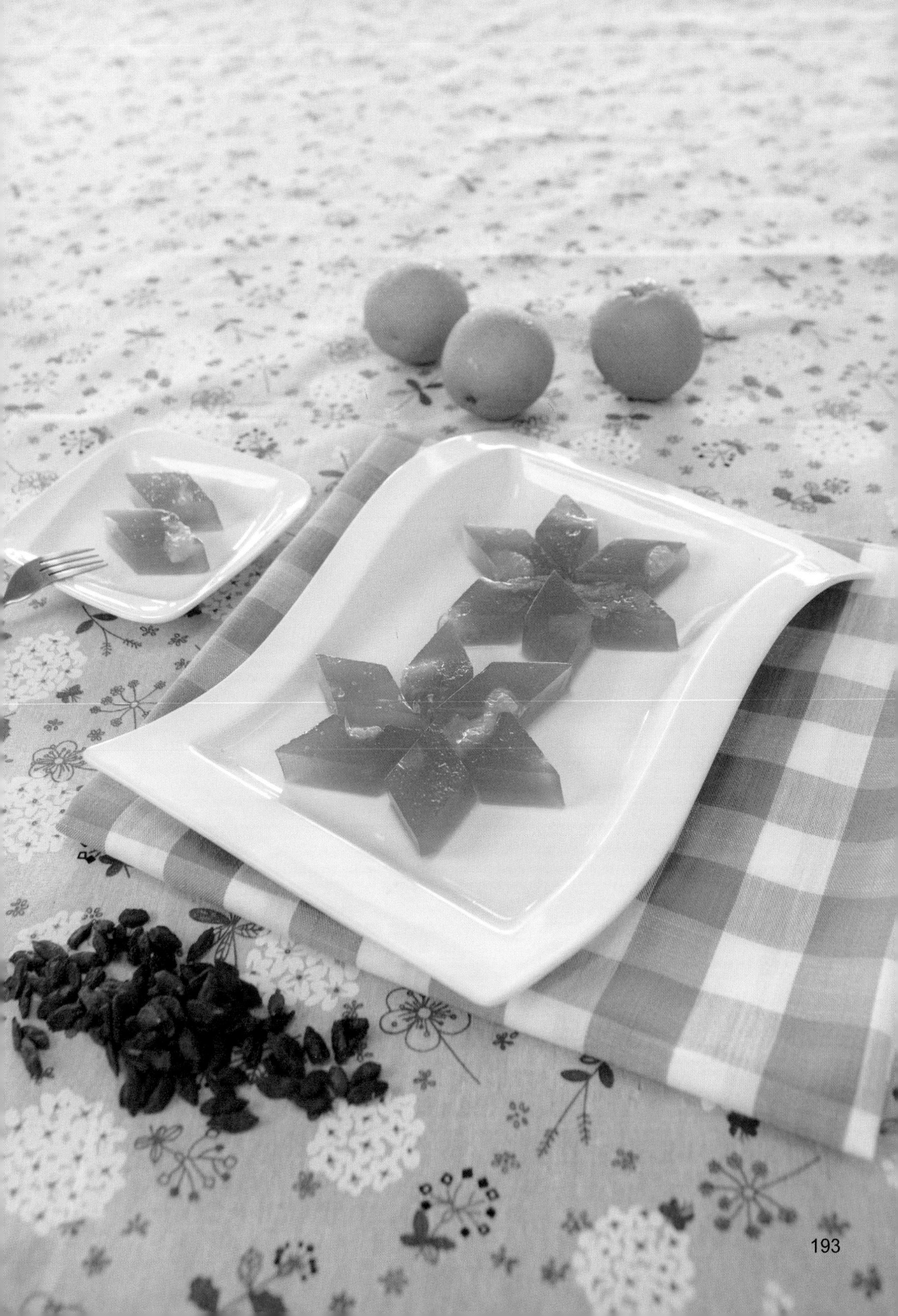

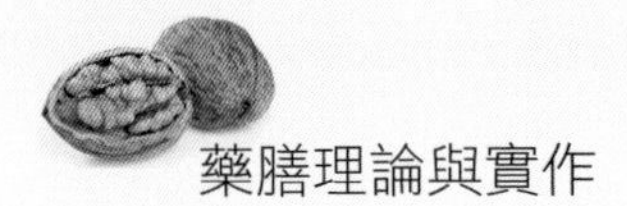

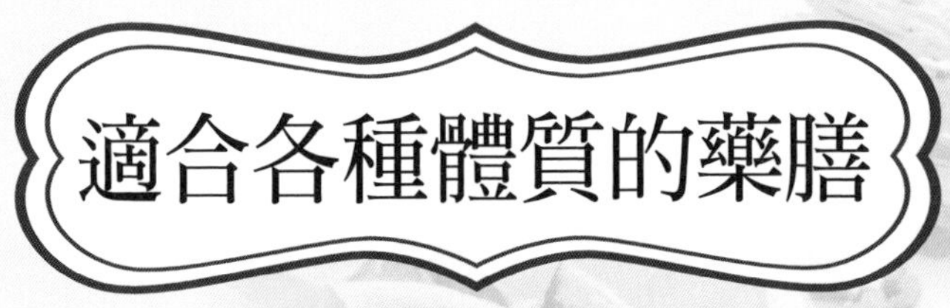

養生紅麴筒仔米糕

藥材

茯苓1兩、芡實1兩、湘蓮子1兩

食材

長糯米600克、紅麴米100克、香菇7朵、素羊肉150克、杏鮑菇150克、新鮮山藥38克、香菜20克、老薑20克、醬油40克、糖25克、食鹽5克、香油40克、五香粉2克、胡椒粉5克

作法

1. 長糯米洗淨放入鍋中，加600cc的水及醬油、五香粉、糖，慢火炒到水收乾，再加入紅麴米拌勻。
2. 香菇、素羊肉、杏鮑菇全切絲。老薑切末。
3. 鍋子燒熱，用1匙油先把薑末爆香，再加香菇炒香後，加杏鮑菇、素羊肉及的鹽、胡椒、香油炒勻，平均放入數個不鏽鋼筒內，再平均填入拌好的糯米及茯苓、新鮮山藥、芡實、湘蓮子，然後放入蒸籠中蒸熟，取出不鏽鋼筒，用奶油刀在不鏽鋼筒的邊緣畫一圈再倒扣，就可以取出米糕了。再灑上香菜即可食用。

功效

健脾開胃，幫助消化。

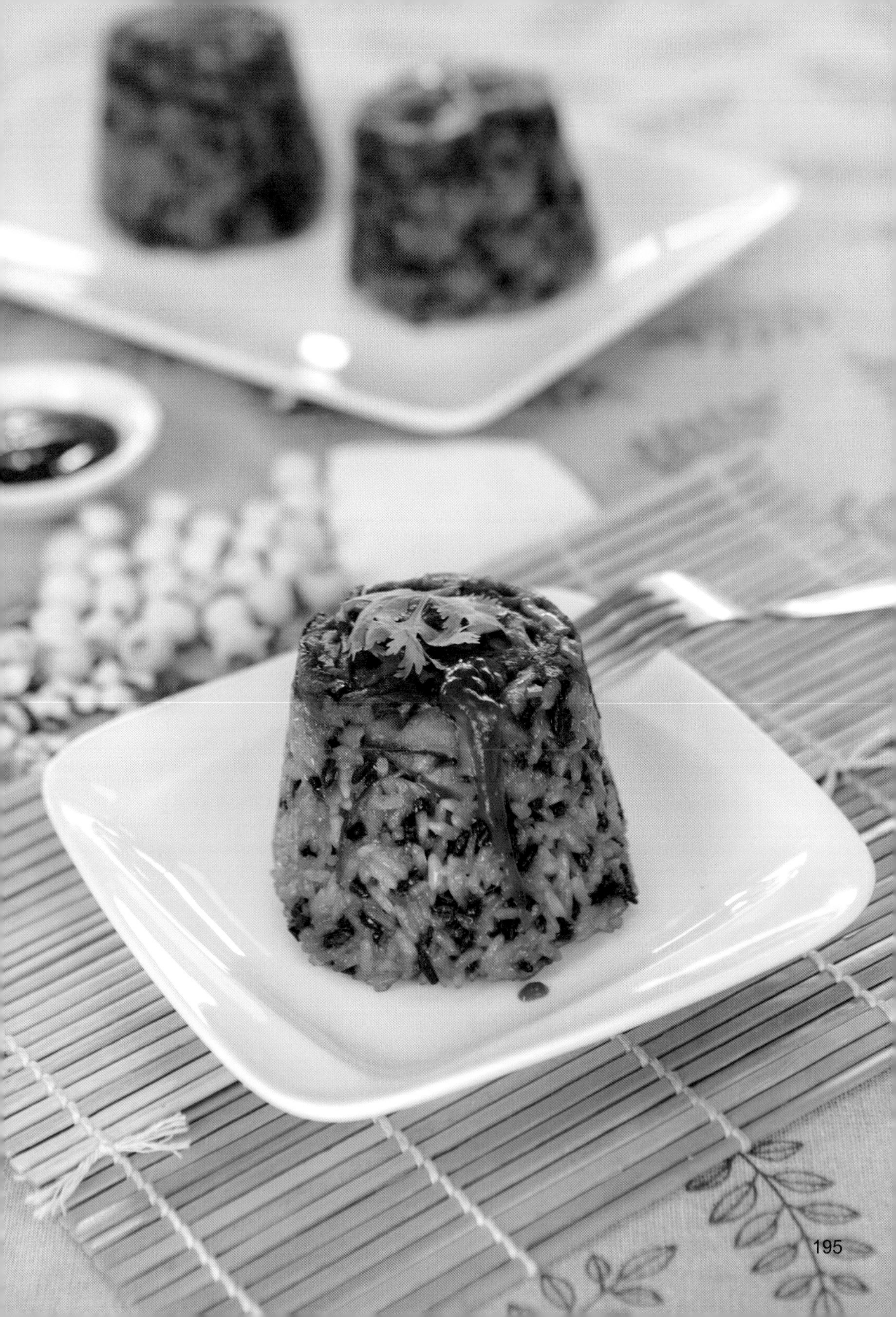

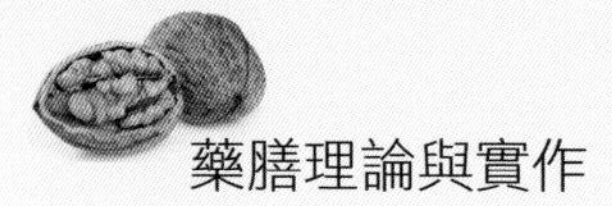

養生甜八寶飯

藥材

黑棗10錢（剪破）、紅棗10錢（剪破）

食材

長糯米150克、燕麥75克、裸麥60克、薏苡仁30克、桔餅150克、鷹嘴豆35克、花豆45克、湘蓮子45克、炒松子仁20克、冰糖150克、白糖150克、豬油一大匙

作法

1.長糯米、燕麥、裸麥、薏苡仁洗淨，加水浸泡3小時，瀝乾後加等量的水，放在大碗上，放入電鍋中煮成糯米飯。趁熱拌入白糖、1大匙豬油備用。

2.冰糖加水煮化，將桔餅、鷹嘴豆、花豆、湘蓮子、黑棗、紅棗分別以冰糖水煮至入味或熟，瀝乾備用。

3.將蒸好的糯米飯反扣在瓷盤上，最後在飯上面放入松子仁與鷹嘴豆、花豆、桔餅、湘蓮子、紅棗、黑棗排列整齊，即可食用。

功效

生津和胃、補脾助消化、利尿。可改善消化不良，及毛髮、皮膚乾燥等症。

Note

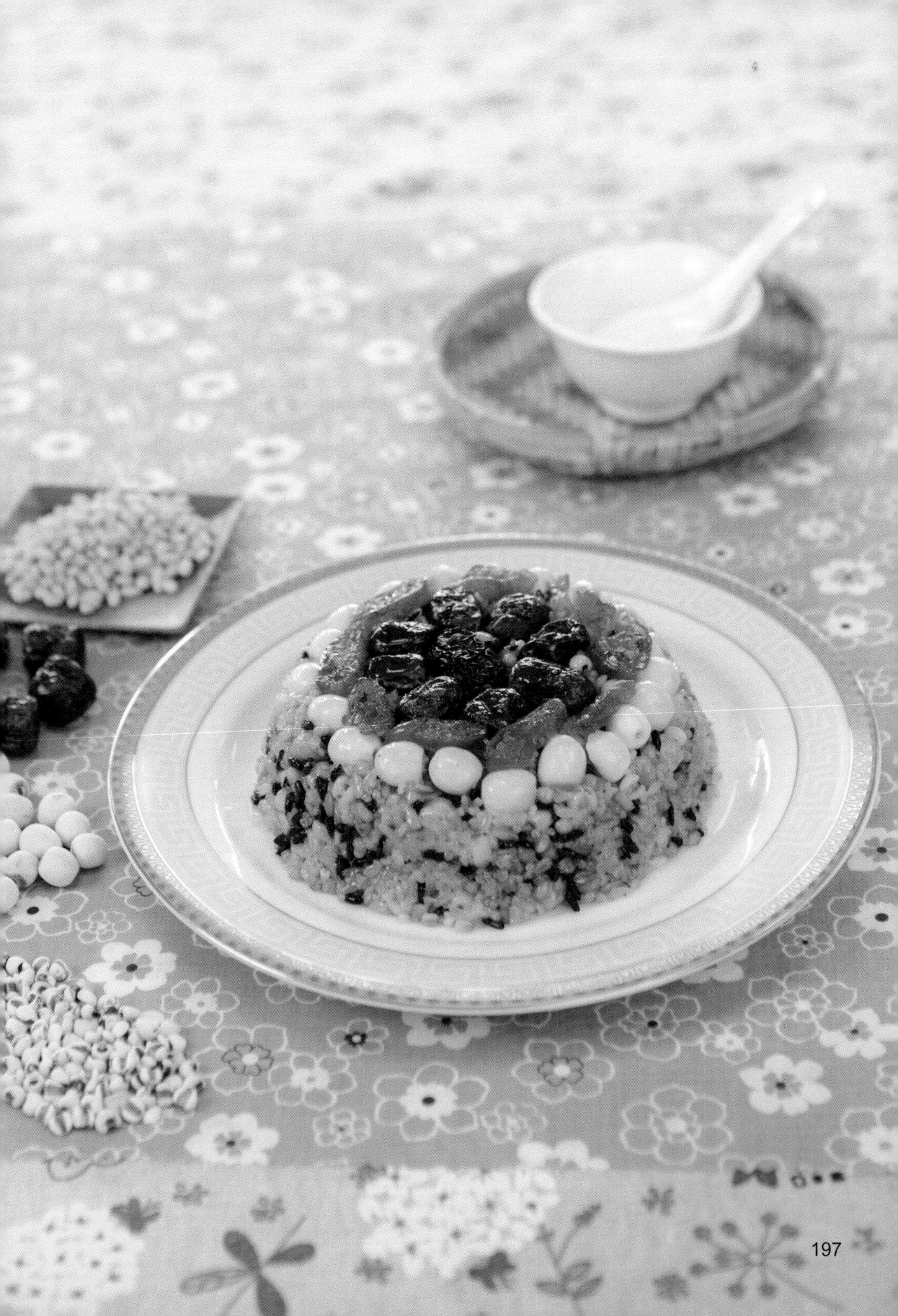

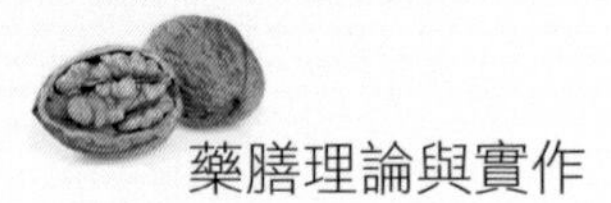

養生南瓜八寶飯

藥材

薏苡仁2錢、綠豆仁1兩、吉林參片1錢半、白朮2錢、茯苓2錢、甘草5分、黨參2錢、龍眼肉1兩、紅棗1兩（剪破）、枸杞子3錢

食材

花生8克、燕麥38克、裸麥38克、花豆38克、蓮子20克、白糯米185克、黑糯米85克、南瓜半顆（約300克）、豬油2匙、鹽1茶匙

作法

1.吉林參片、白朮、茯苓、甘草、黨參放入鍋中，加三碗水煮成剩二碗藥汁，濾出藥汁備用，藥渣丟棄。
2.將薏苡仁、白糯米、黑糯米用水分開浸泡4小時後，瀝乾備用。
3.將南瓜用刀子挖出南瓜肉，切丁，南瓜殼當容器，備用。
4.薏苡仁、綠豆仁、燕麥、花豆、蓮子、紅棗、白糯米、黑糯米、裸麥、南瓜丁、龍眼肉、枸杞子洗淨濾乾，以藥汁浸泡30分鐘後蒸熟。
5.以2匙豬油起油鍋，上述材料一同放入鍋中拌炒好，加鹽調味，放入南瓜殼內，再蒸15分鐘，即可食用。

功效

溫中祛寒、健脾養胃、清心除煩、利尿。可改善脾胃虛弱、養顏美容。

Note

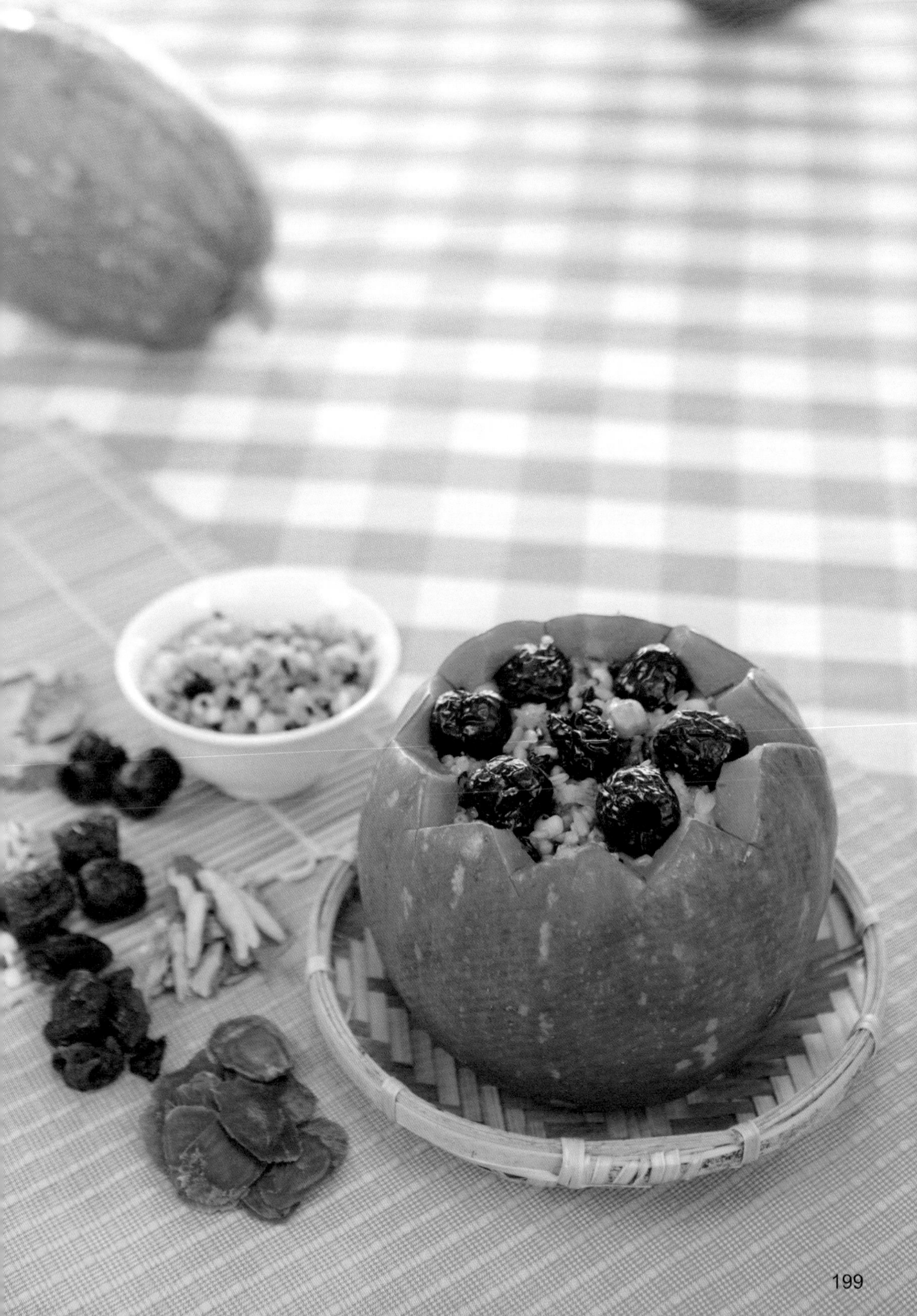

開胃健脾卷

藥材

茯苓1兩2錢、懷山藥1兩2錢、芡實1兩2錢、湘蓮子1兩2錢

食材

素羊肉180克、牛蒡80克、洋薯60克、香菇50克、紅蘿蔔60克、黑木耳20克、黃豆芽60克、素蠔油3cc、醬油3cc、糖5克、胡椒粉2克、香油1cc、春卷皮12張，麵粉少許

作法

1.先將茯苓、懷山藥、芡實、湘蓮子放入電鍋蒸熟。黑木耳先用水泡軟。
2.素羊肉、牛蒡、洋薯、香菇、紅蘿蔔、黑木耳切細絲，與黃豆芽拌勻。
3.起油鍋，放入作法2之材料炒香，加素蠔油、醬油、糖、胡椒粉、香油拌炒。
4.將茯苓、懷山藥、芡實、湘蓮子及作法3混合拌勻，並以春卷皮包裹後，用麵糊（麵粉加水混勻）封口，以熱油炸成金黃色即可。

功效

補腎、健脾、涼血。可改善中氣虛弱、飲食減少或不思飲食、體倦無力。

Note

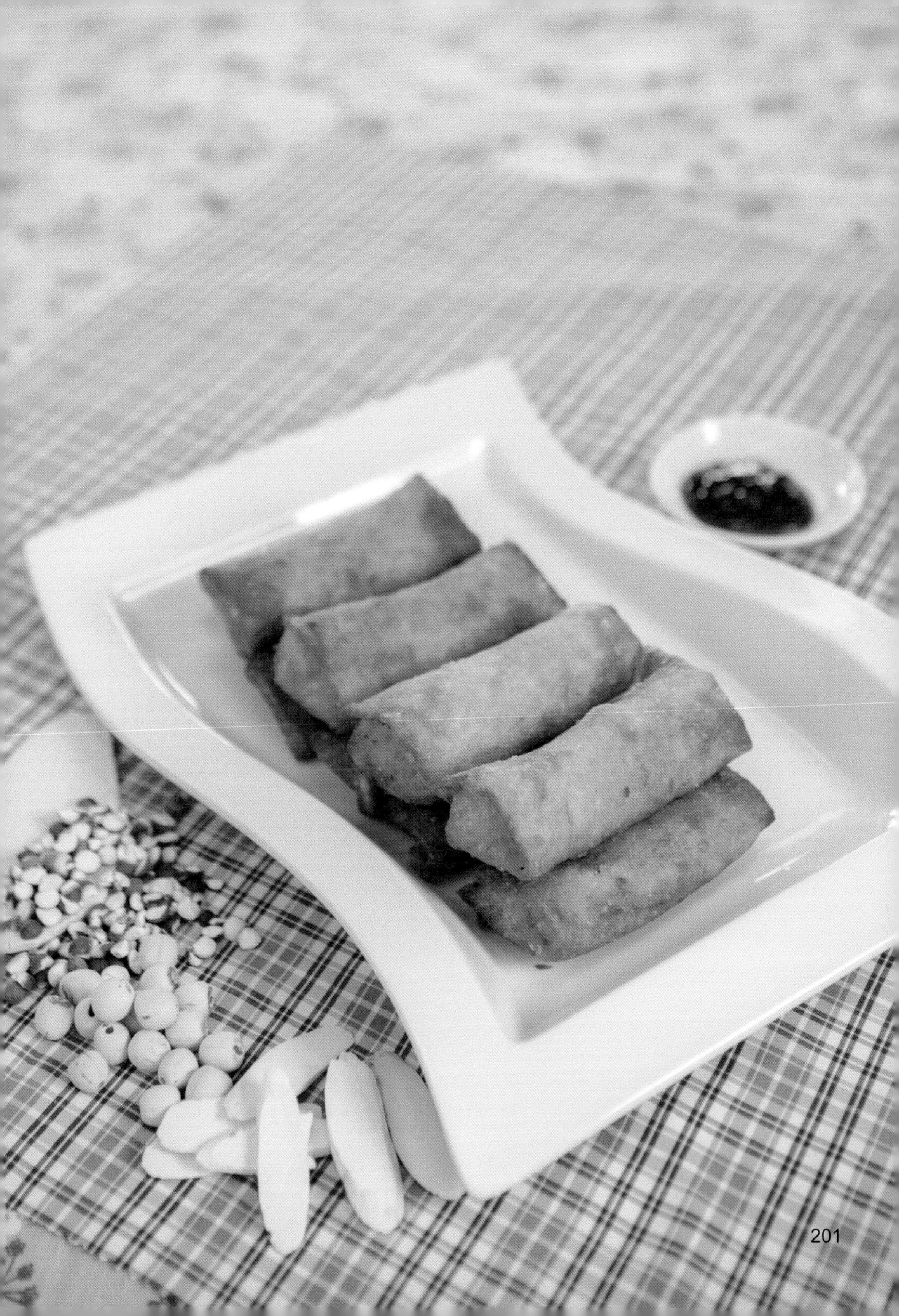

補脾胃燒賣

藥材

當歸2錢、黨參3錢、石斛2錢、茯苓3錢、蓮子5錢、芡實5錢、枸杞子3錢

食材

新鮮山藥20克，豬絞肉38克，香菇30克，鮮蝦仁150克，洋薯60公克，中筋麵粉300克，食鹽、胡椒、糖適量

作法

1.將中筋麵粉加150cc熱水，揉成麵糰，蓋上保鮮膜放置20-30分鐘，揉至光滑狀態，再分成適當大小（每個8-10克），擀成麵皮。

2.將當歸、黨參、石斛放入鍋中，加一碗水煎成剩八分，過濾出藥汁備用，藥渣丟棄。

3.山藥、茯苓、蓮子、芡實洗淨，蒸熟備用。

4.洋薯去皮洗淨，切小塊。香菇泡軟切丁。

5.將山藥、茯苓、蓮子、芡實、蝦仁、絞肉、洋薯、香菇丁、枸杞子放在一起，加入藥汁及食鹽、胡椒、糖拌勻，成為內餡。

6.用麵皮包適量內餡，做成燒賣狀，放入蒸鍋蒸熟即可食用。

功效

開胃健脾、補腎固精、利水滲濕。

Note

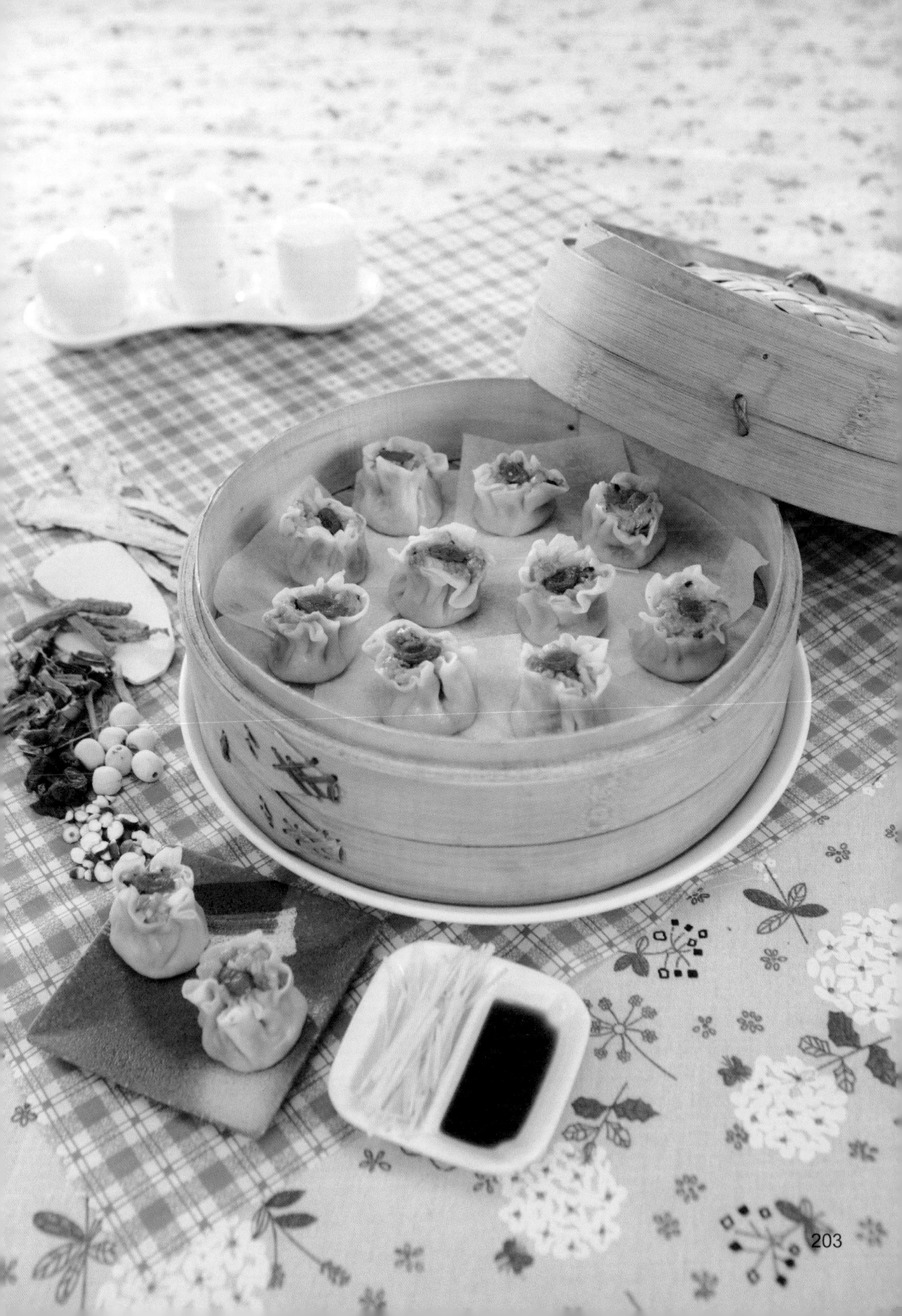

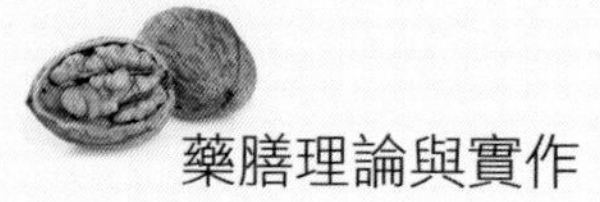

薏苡仁紫米粥

藥材

薏苡仁150克、桂圓肉60克

食材

黑糯米180克、紅豆75克、冰糖60克

作法

1.薏苡仁、黑糯米、紅豆先用水洗過，再用水浸泡4小時備用。

2.將薏苡仁、黑糯米、紅豆蒸1小時後，再加入桂圓肉、冰糖及水，水要淹過食材2公分左右，再蒸1小時（不能用煮的，會焦掉）即可。

功效

補充體力，除濕利尿。

Note

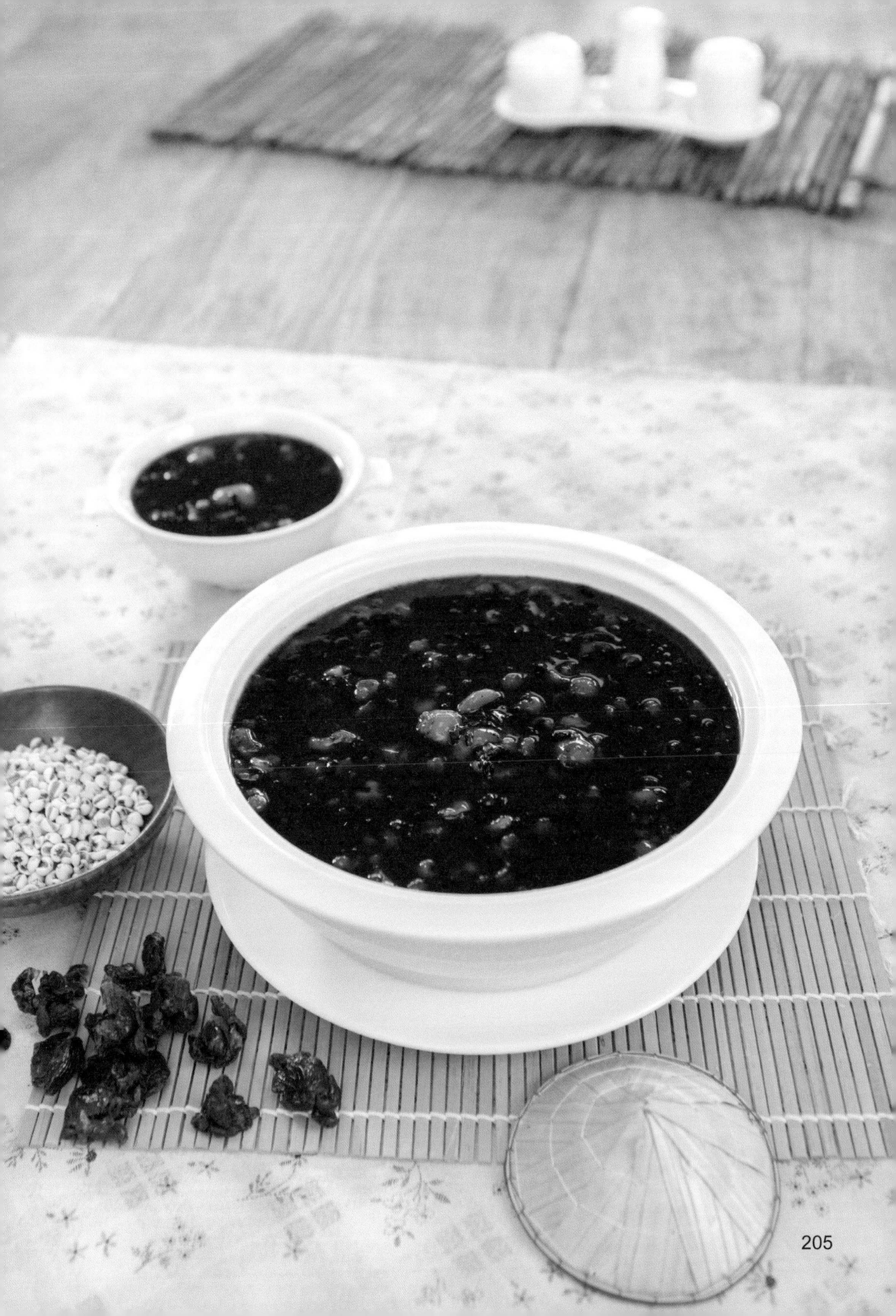

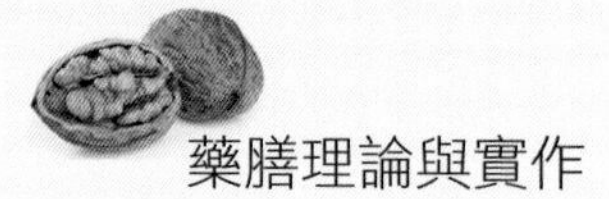

天麻素全鮮

藥材

白朮3錢、黃耆5錢、黃精2錢、天麻5錢

食材

豆包300克，豆腐皮2張，海苔3張，紅蘿蔔100克，芹菜100克，黑木耳50克，太白粉、鹽、糖及胡椒粉適量

作法

1. 白朮、黃耆、黃精、天麻放入鍋中，加一碗水煎成剩八分，過濾出藥汁備用，藥渣丟棄。
2. 豆包撕碎，用豆腐皮及海苔包塑成魚的形狀，蒸15分鐘取出，在上面劃幾刀，再用中高溫油炸到金黃色，備用。
3. 紅蘿蔔、芹菜、黑木耳切成絲。
4. 紅蘿蔔絲、芹菜絲、黑木耳絲放入鍋中，加少許鹽、糖、胡椒粉拌炒，再加入藥汁，然後用太白粉水勾芡，淋在炸好的素魚上面，即可食用。

功效

補氣益智。

Note

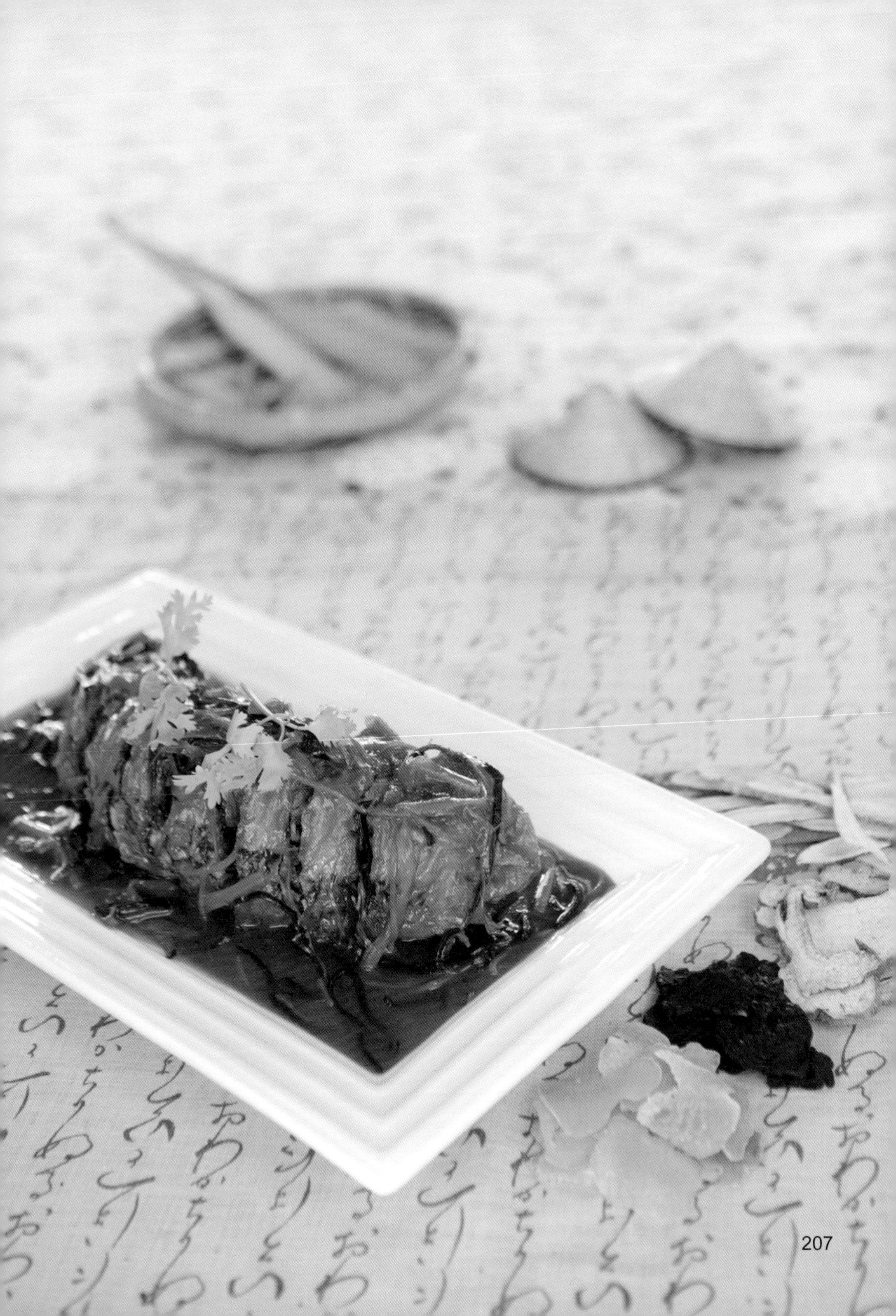

養生益智魚

藥材

天麻3錢、當歸2錢、川芎2錢、熟地黃2錢、黃耆3錢、紅棗4錢（剪破）、黨參3錢

食材

石斑魚1條（約800克）、竹筍30克、洋蔥40克、紅蘿蔔30克、黑木耳40克、冬粉1把、鹽1克、糖2克、白胡椒粉1克、米酒 5cc、醋2cc、太白粉適量

作法

1. 天麻切薄片，先用熱水泡軟備用。當歸、川芎、熟地黃、黃耆、紅棗、黨參放入鍋中，加一碗水煎成剩七分，過濾出藥汁備用，藥渣丟棄。
2. 將石斑魚洗淨，魚身劃上刀紋置於盤中，魚上面放天麻，放入大鍋或蒸籠用大火蒸8分鐘。用筷子插入魚身最厚的地方（一般是魚頭下方），如筷子能輕鬆穿過，表示熟透了，如果還沒熟就多蒸2分鐘，再試一次。最後將煮熟的魚取出。
3. 將竹筍、洋蔥、紅蘿蔔、黑木耳切絲，加入冬粉、鹽、酒、糖、白胡椒粉、醋、藥汁煮熟後，用少許太白粉勾芡，淋到魚上面即可食用。

功效

補血、益智、增強體力。

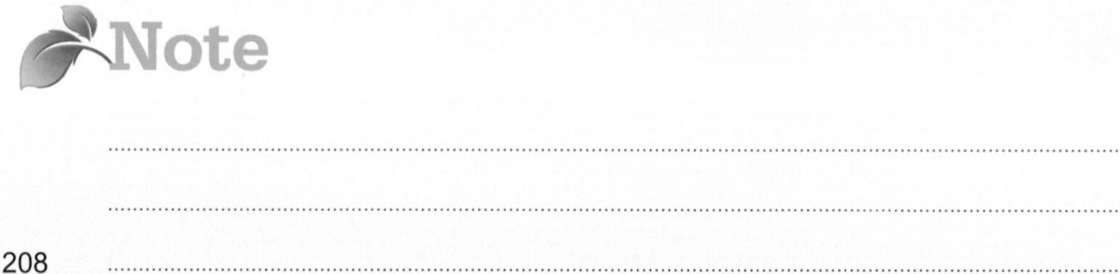

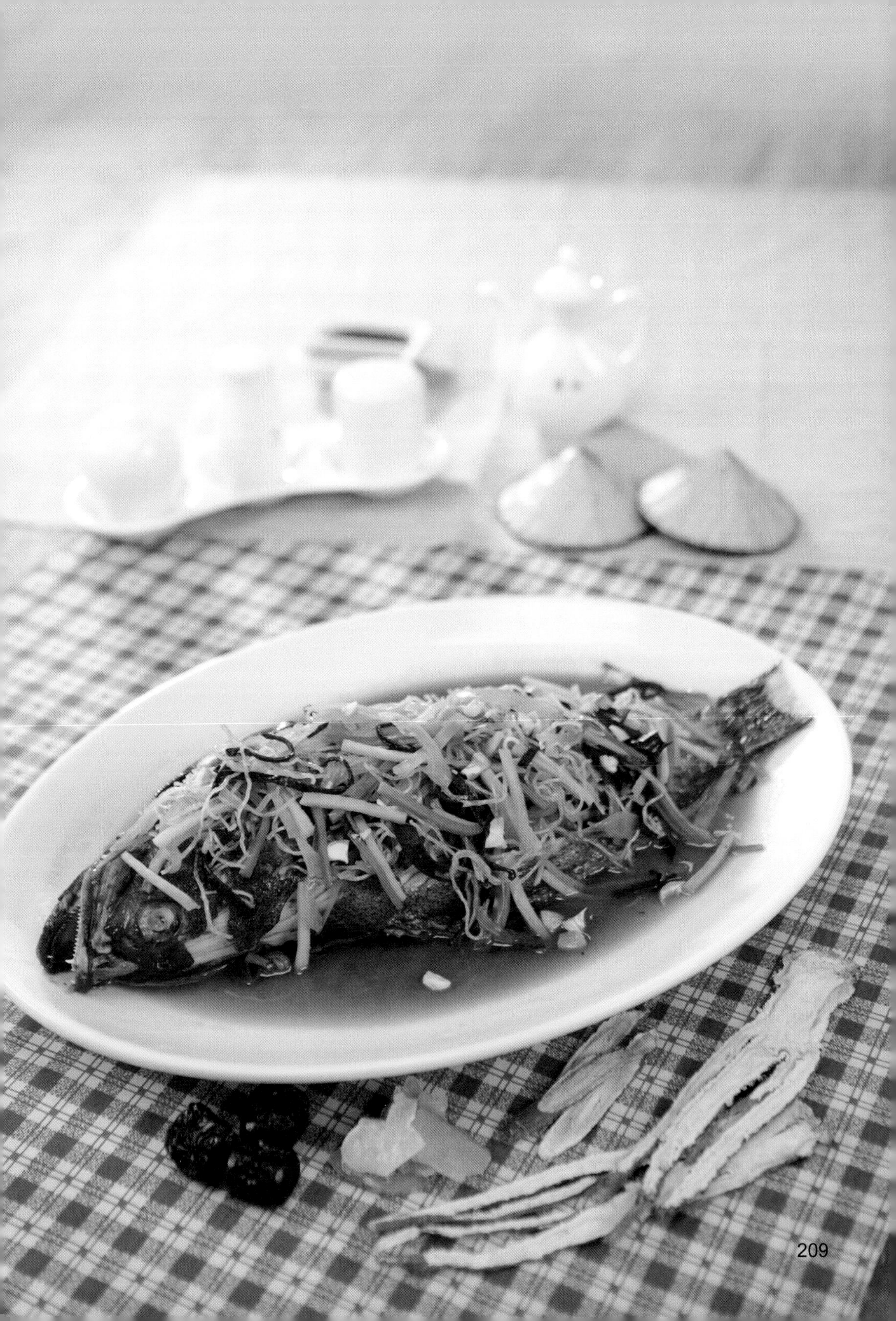

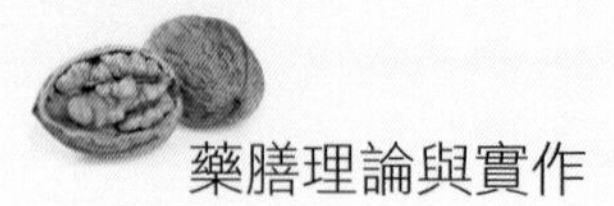

養肝健脾魚

藥材

天麻2錢、柴胡3錢、茯苓2錢、白朮2錢、黃耆3錢、當歸1錢半、熟地黃2錢、川芎1錢、木瓜1錢、紅棗3錢（剪破）、黨參2錢

食材

石斑魚肉片900克、松子仁23克、茭白筍23克、洋蔥53克、黑木耳53克、青椒10克、紅椒10克、黃甜椒10克、新鮮山藥40克、米粉100克、地瓜粉少許、調味料（鹽、白胡椒粉、糖、酒、醋）適量、太白粉適量

作法

1.天麻先用少許熱水浸泡3小時備用。
2.將所有藥材放入鍋中，加3碗水煎煮至剩1碗半的藥汁，濾出藥汁備用，藥渣丟棄。
3.起油鍋，米粉放入油鍋中炸好，鋪於瓷盤上。松子放入油鍋中炸酥，瀝乾油備用。石斑魚肉片沾地瓜粉炸熟，放在米粉之上。
4.茭白筍、新鮮山藥、洋蔥、黑木耳、青椒、紅椒、黃甜椒切丁，氽燙備用。
5.起油鍋，加入切成丁的配料、藥汁、調味料煮熟，用太白粉水勾芡後倒在魚肉上方，再灑上松子仁即可。

功效

疏肝健脾，增強體力。

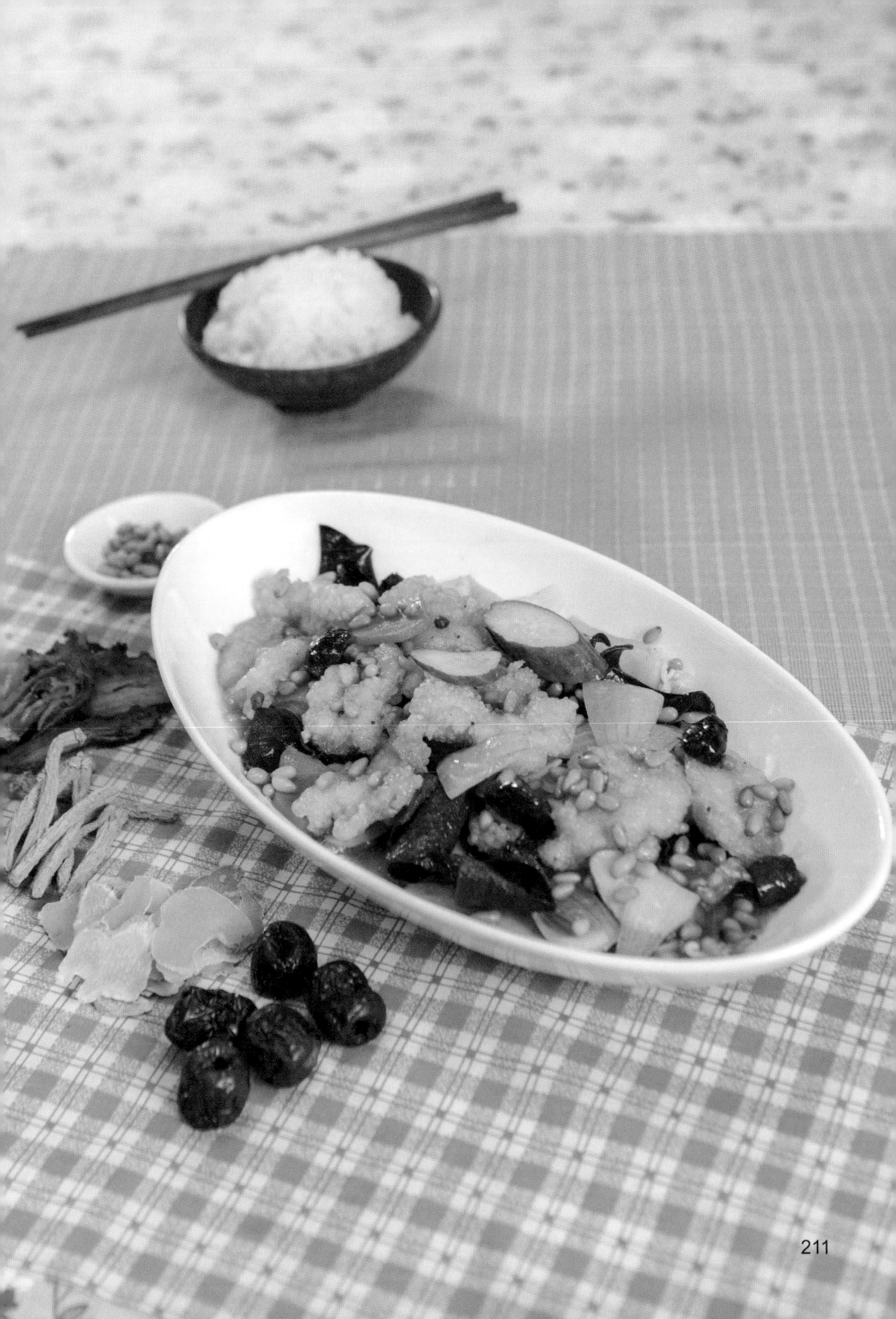

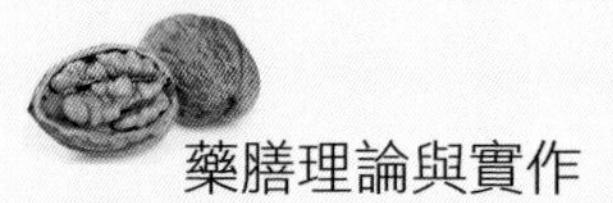

益智石斑魚

藥材

炒白朮2錢、黃耆6錢、黃精2錢、吉林參鬚2錢、黨參2錢、天麻4錢（切細片）

食材

石斑魚1條、薑絲12克、蔥花10克、香油適量

作法

1. 將石斑魚洗淨，魚身劃紋，放置於瓷盤上備用。
2. 白朮、黃耆、黃精、吉林參鬚、黨參放入鍋中，加2碗水熬煮剩成1碗藥汁，濾出藥汁備用，藥渣丟棄。
3. 將天麻用少許熱水泡3小時，將天麻片與薑絲排於魚上面。
4. 天麻汁和藥汁淋在魚身上，將魚放入鍋中蒸熟，取出瓷盤後灑上蔥花、淋上一點香油即可食用。

功效

醒腦益智。

Note

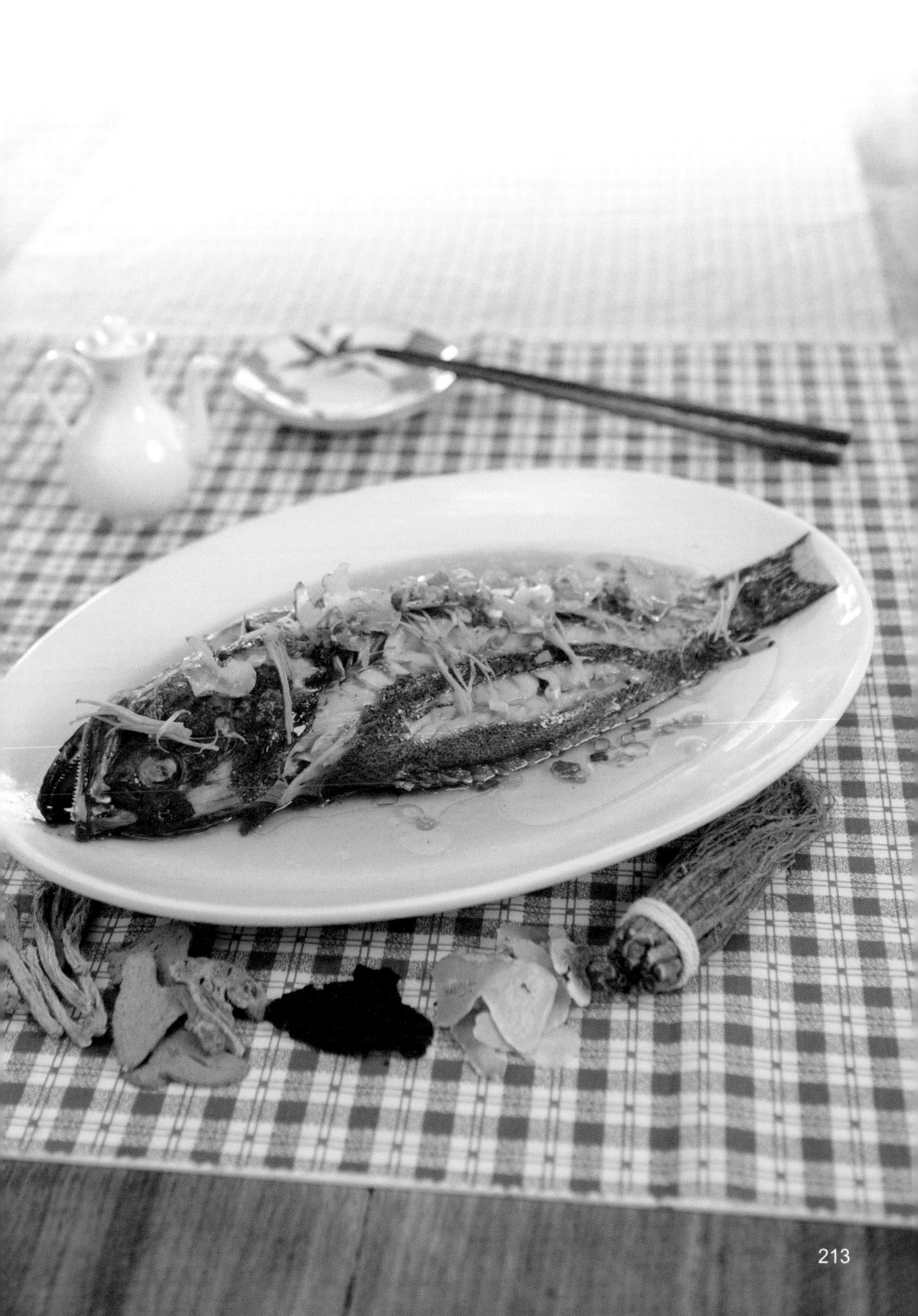

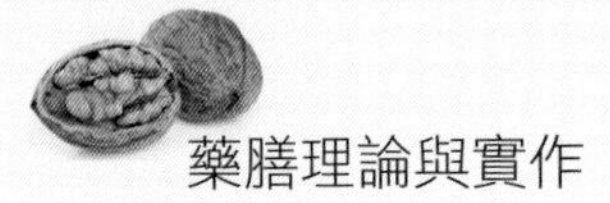

四神豬肚湯

藥材

芡實8錢、茯苓4錢、當歸1小片、湘蓮子2兩

食材

豬肚600克、薏苡仁45克、新鮮山藥75克、米酒及鹽適量

作法

1.將蓮子和薏苡仁洗淨後，用冷水浸泡備用。

2.豬肚用水沖洗乾淨；燒一鍋滾燙的水，把水澆在豬肚上，以淹沒過豬肚為好，稍等兩分鐘，把水倒掉。用小刀刮掉脂肪。用一大把粗鹽把豬肚裏外搓洗一次，洗淨後，再用鹽重複搓洗一遍；用兩茶匙的地瓜粉或太白粉，加一點沙拉油，把豬肚裏外揉洗，並保持五分鐘，再用清水沖洗乾淨備用。

3.將洗淨的豬肚切片放入大砂鍋內，加水至八分滿，再加新鮮山藥、茯苓、芡實、當歸，用大火煮沸後，改用小火煮40分鐘。

4.在大砂鍋內再加入已用冷水浸泡過之蓮子和薏苡仁，用小火煮至豬肚爛熟，加少許米酒及鹽調味即可食用。

功效

醒腦益智。

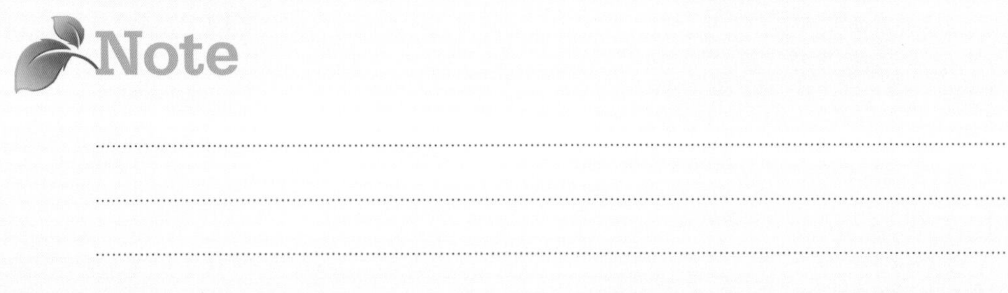

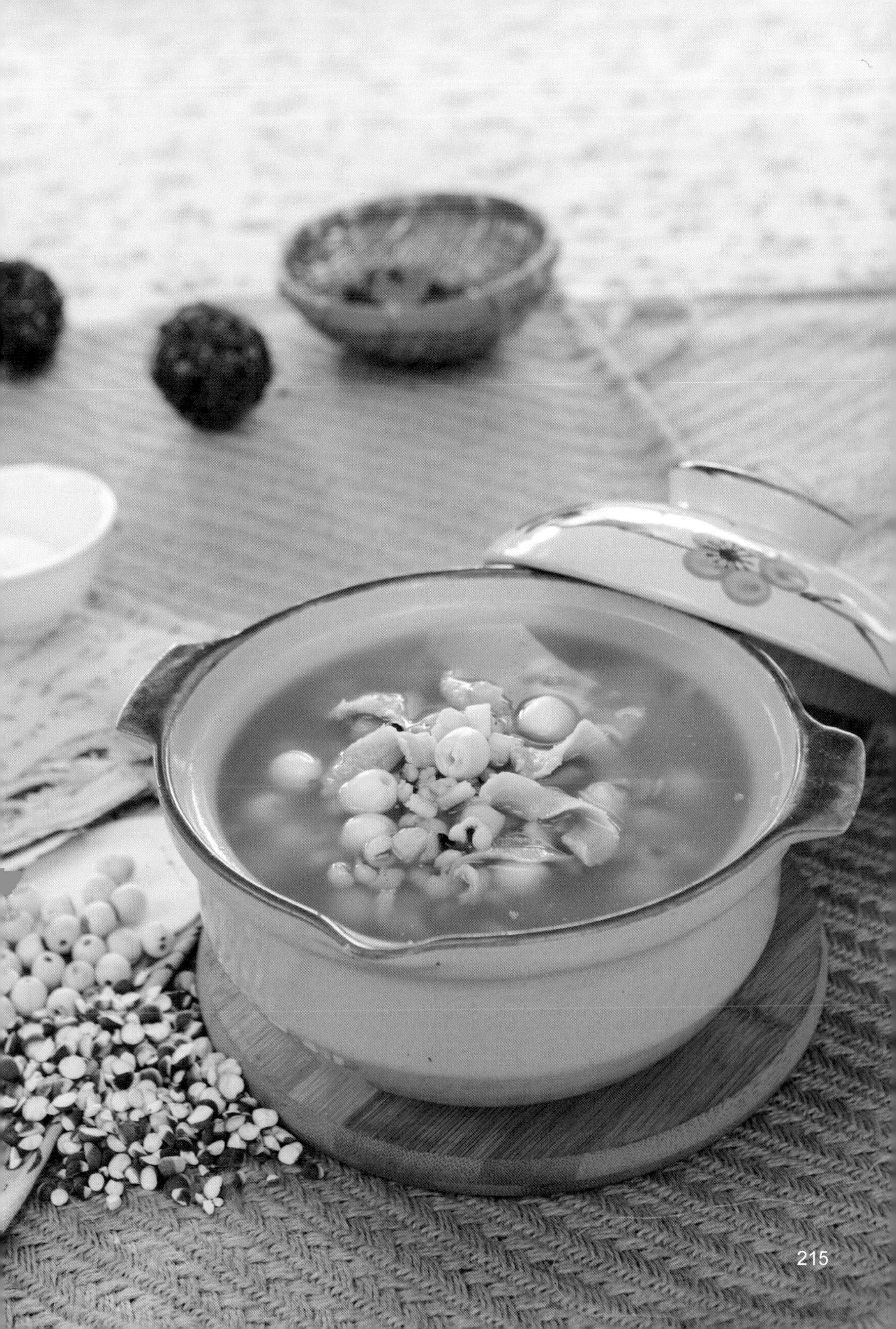

理氣養生湯

藥材

柴胡3錢、甘草4分、黃耆3錢、陳皮2錢、川芎2錢、黨參4錢、大茴香5分、小茴香5分、枸杞子4錢、玉竹2錢、佛手1錢

食材

海參160克、花枝50克、小排骨80克、豬蹄筋100克、青木瓜400克、薑絲8克、蔥8克、米酒20cc、糖10克、醬油10cc、香油10cc、鹽適量

作法

1.將所有藥材放入鍋中，加3碗水煮到剩1碗半的藥汁，濾出藥汁備用，藥渣丟棄。
2.海參、花枝、小排骨切塊，豬蹄筋切條，汆燙一下備用。青木瓜切塊。
3.起油鍋放入蔥、薑爆香，加入小排骨炒一下，再加入豬蹄筋、海參、花枝、青木瓜、藥汁、米酒、糖、醬油、香油、鹽及適量水，大火煮滾，轉小火燉煮至排骨熟爛即可食用。

功效

疏肝理氣，開胃健脾。

Note

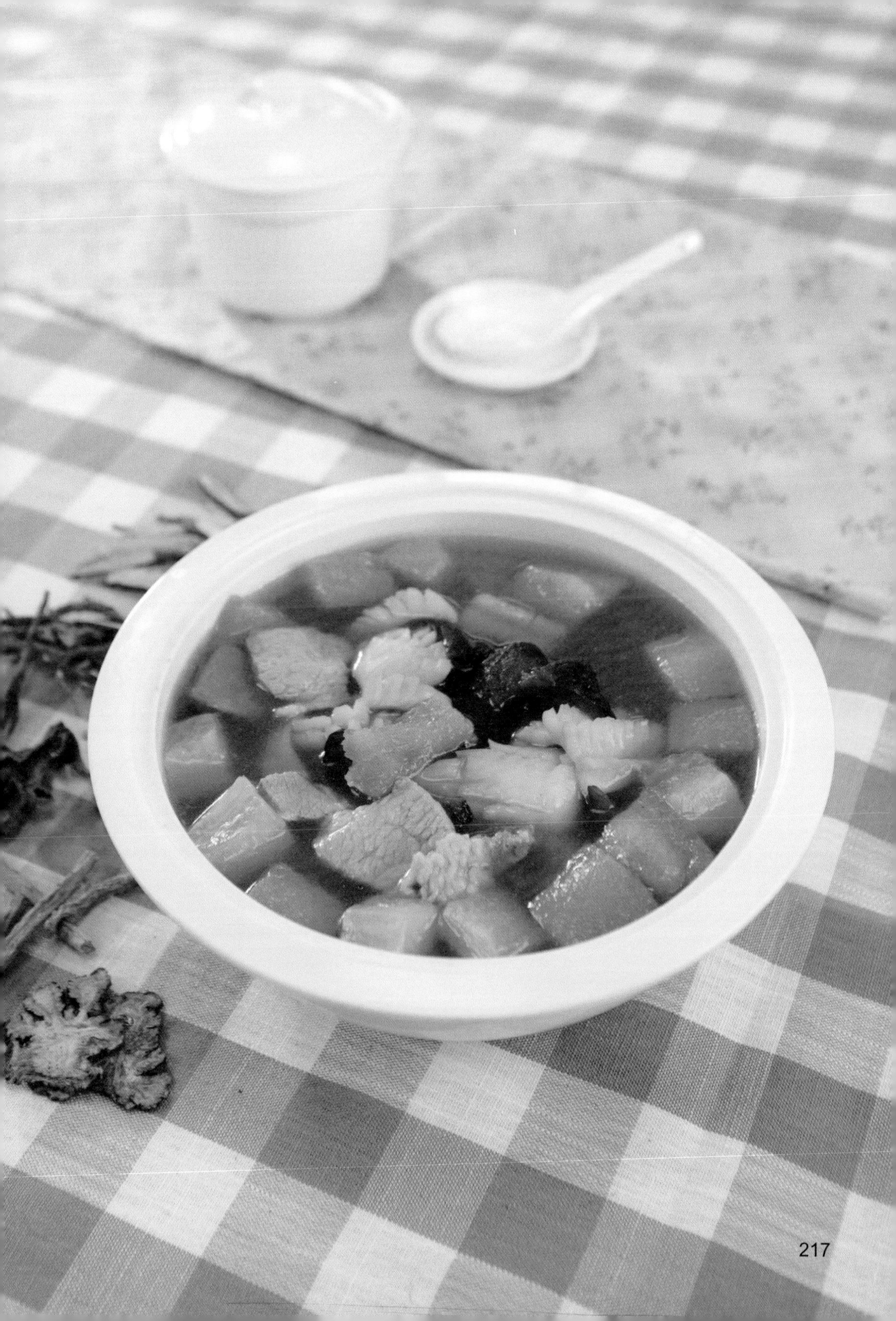

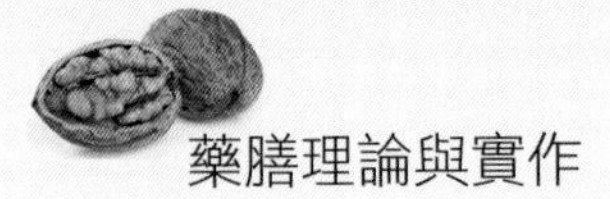

美容養生露

藥材

吉林參鬚3錢、黃耆4錢、黨參4錢、玉竹2錢、枸杞子4錢

食材

生松子仁20克、黑芝麻115克、花生150克、糙米600克、西谷米200克、核桃120克、鮮奶150cc，細砂糖60克、冰糖50克

作法

1.吉林參鬚、黃耆、黨參、玉竹放入鍋中，加入2碗水，用大火煮滾後，再開小火熬煮50分鐘，過濾出藥汁備用，藥渣丟棄。
2.生松子仁用小火炸過，炸時一直攪拌，稍呈金黃色時馬上撈起，再用冰糖糖炙，放冷備用。
3.黑芝麻、花生、糙米、枸杞子分別用水泡半天，將四者混和加水用果汁機打成漿汁。
4.西谷米在煮開的水中一邊煮，一邊輕輕攪拌到成透明色，即可撈起備用（注意：西谷米不能用冷水攪拌，會溶化掉）。
5.鍋內放入適量水煮開，加入細砂糖溶化，核桃切碎備用。
6.將藥汁、芝麻花生糙米枸杞漿及西谷米緩緩倒入鍋內，攪成糊狀，煮熟，倒入鮮奶拌勻，上灑松子仁與碎核桃即可食用。

功效

美容養顏，增強體力。

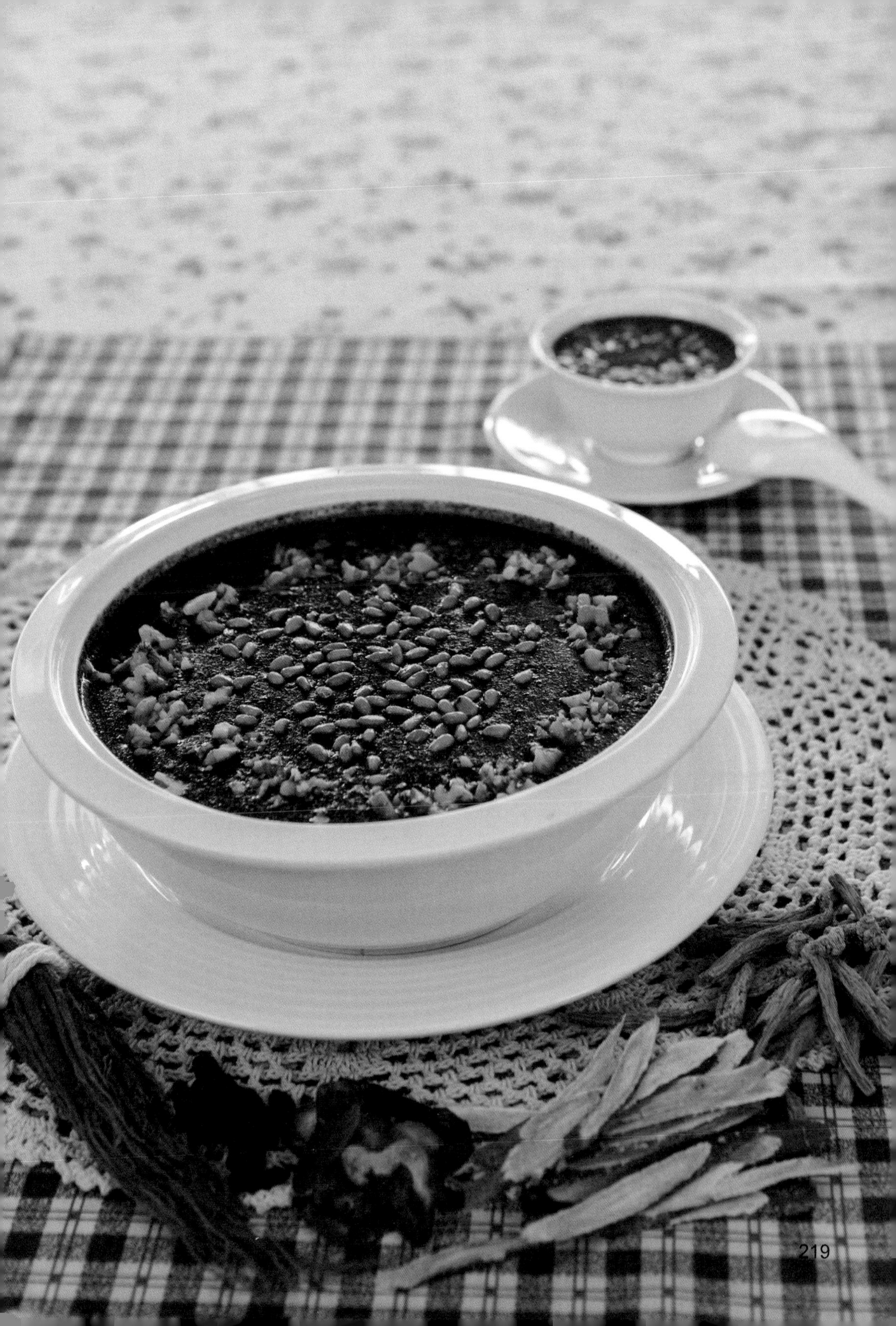

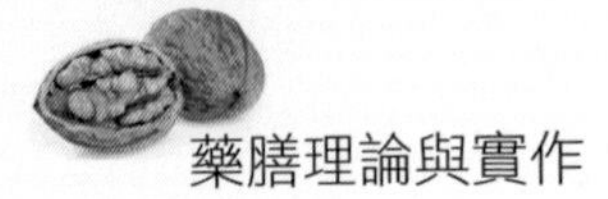

桑貞西米露

藥材

桑椹子2錢、女貞子2錢、紅棗4錢（去核）、黨參3錢、玉竹2錢

食材

核桃20克、黑糯米150克、西谷米75克、花生醬15克、椰奶15克、煉乳15克、冰糖60克

作法

1.桑椹子、女貞子放入鍋中，先加8碗水煮4小時，再與紅棗、黨參、玉竹一起煮成剩4碗藥汁，濾出藥汁備用，藥渣丟棄。核桃用料理機打成末狀備用。

2.鍋中加水燒滾後加入西谷米，邊煮邊攪拌至西谷米熟，過濾出西谷米備用。

3.黑糯米洗淨，加水浸泡4小時，加適量水以果汁機打成黑糯米漿。

4.把藥汁再加入1碗水煮滾後，加入黑糯米漿、花生醬及冰糖，小火煮熟，邊煮邊攪拌。

5.食用前放入150克西米露，淋上椰奶、煉乳，灑上核桃末即可食用。

功效

滋補強身、延年益壽。

Note

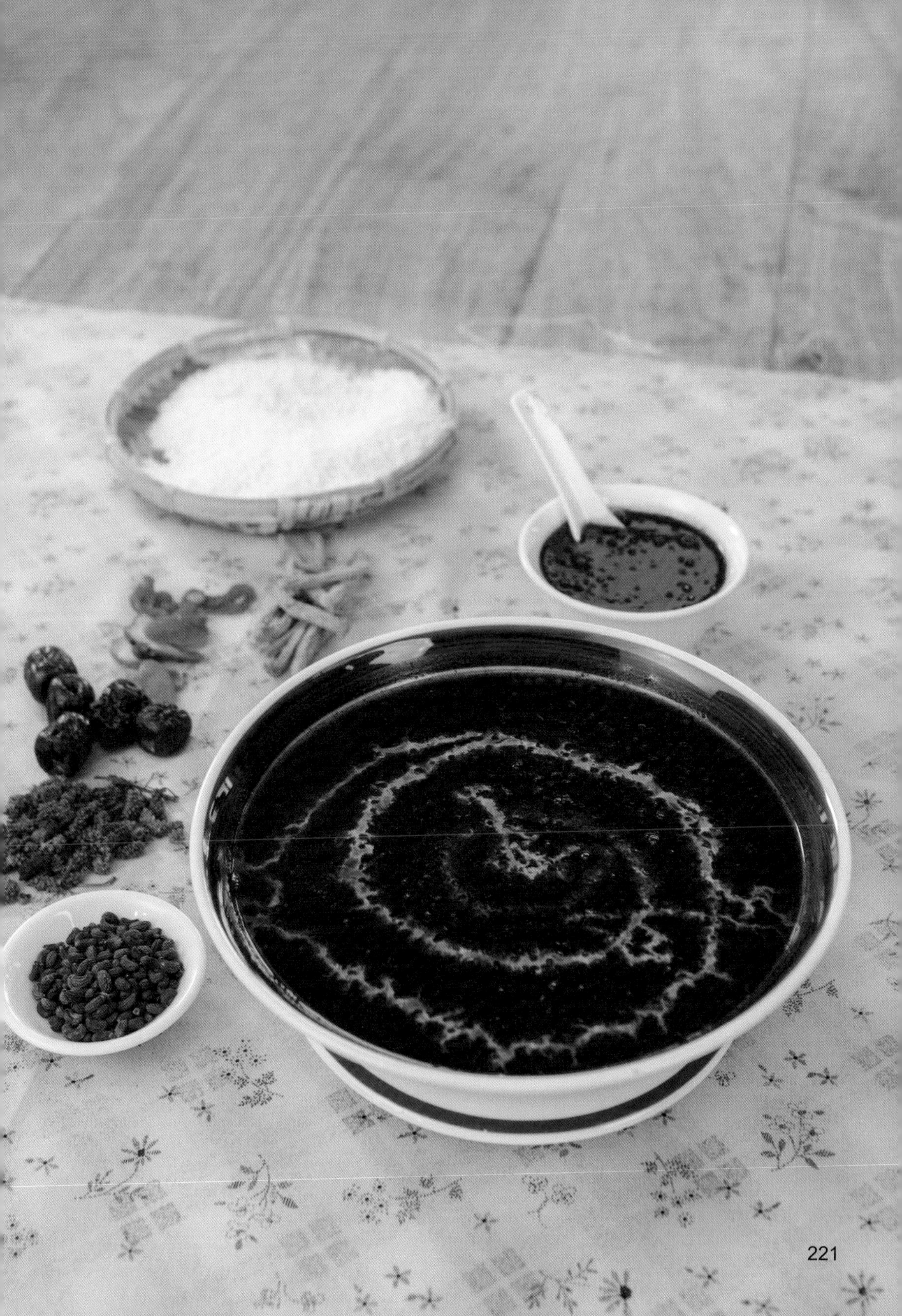

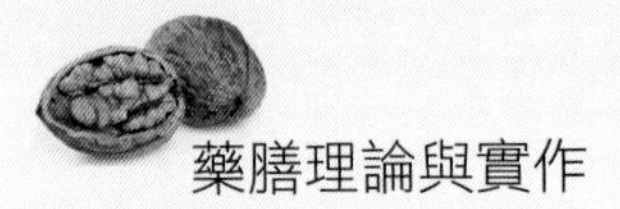

逍遙神仙燒賣

藥材

甘草5分、茵陳蒿1錢、黃耆2錢、白朮2錢、陳皮1錢、黨參4錢、柴胡3錢、玉竹2錢、枸杞子4錢

食材

新鮮山藥4兩、魚漿75克、鮮蝦仁60克、芹菜40克、香菜8克、韭黃25克、老薑1小塊、蔥1根、中筋麵粉200克、糯米粉100克、高粱酒10cc、鹽適量

作法

1.甘草、茵陳蒿、黃耆、白朮、陳皮、黨參、柴胡、玉竹放入鍋中，加入200cc水，用大火煮滾後再轉小火煮40分鐘，過濾出藥汁備用，藥渣丟棄。

2.新鮮山藥去皮蒸熟後壓成泥，加入糯米粉、麵粉，加適量水拌勻，搓揉成糰備用。

3.約2/3分量蝦仁切成小丁，韭黃、蔥、芹菜、香菜、薑切末，與魚漿、枸杞子加在一起，加入藥汁、高粱酒及適量的鹽，拌勻成為餡料。

4.山藥糰先分成小塊，擀成麵皮，包入餡料，作成燒賣狀，燒賣開口放上蝦仁，放入蒸籠蒸熟，即可食用。

功效

清肝疏膽。可改善肝膽濕熱、鬱結引起的濕疹、皮膚搔癢、帶下、發黃等症。

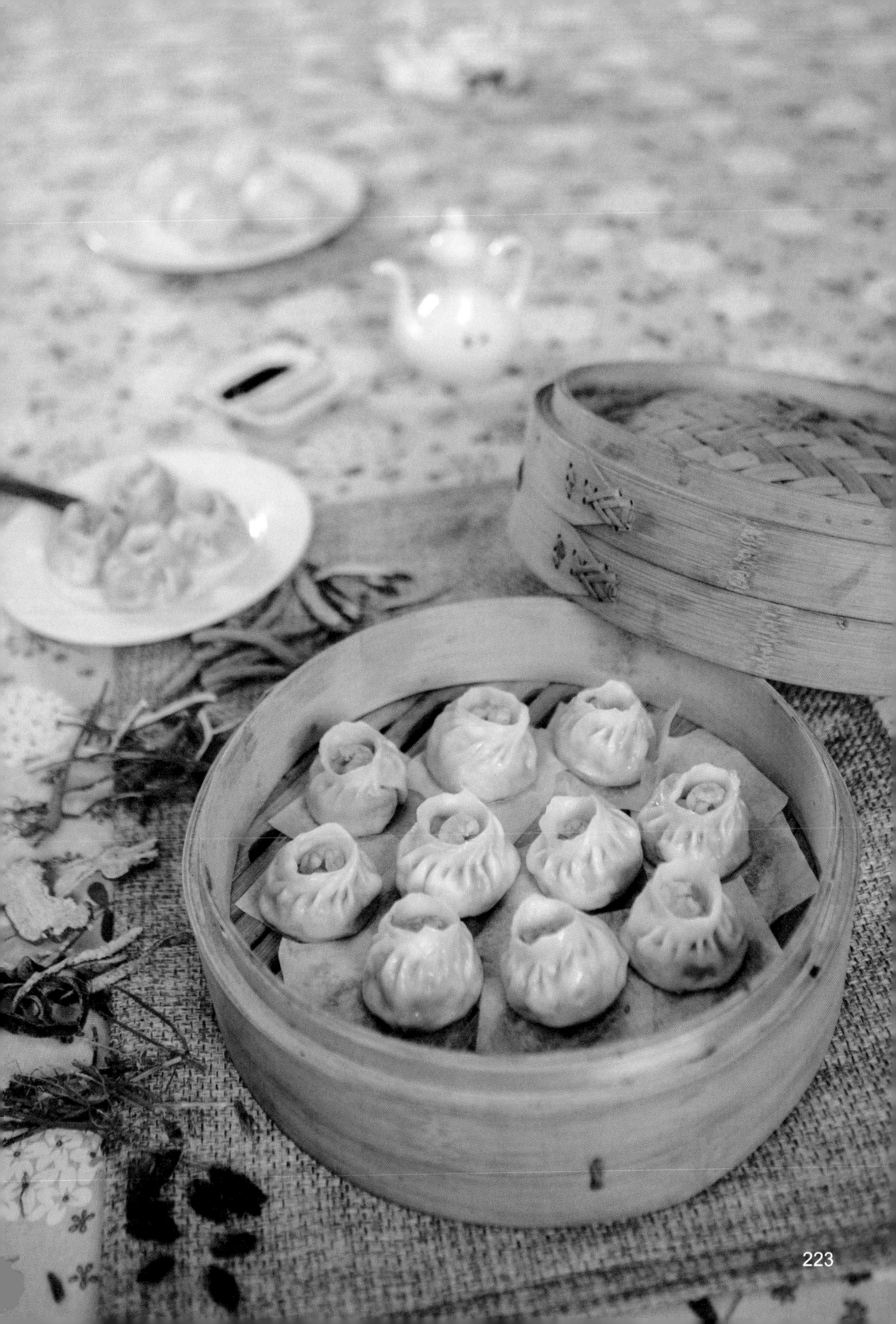

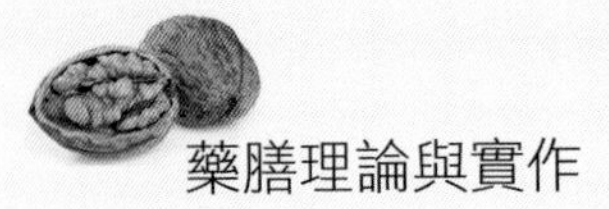

養生補血芋棗

藥材

當歸1錢、熟地黃2錢、川芎1錢、炒白芍1錢、黃耆4錢、黨參2錢、玉竹2錢、枸杞子3錢

食材

芋頭300克、糯米粉100克、茯苓粉45克、棗泥60克、奶油20克、糖粉40克

作法

1. 當歸、熟地黃、川芎、炒白芍、黃耆、黨參、玉竹放入鍋中，加兩碗水熬成剩一碗藥汁，過濾出藥汁備用，藥渣丟棄。
2. 芋頭蒸熟後搗成泥，備用。
3. 起油鍋，將芋頭加藥汁炒香收汁，放冷，加入枸杞子、棗泥、奶油及糖粉攪勻備用，做成餡料。
4. 糯米粉、茯苓粉加少許水拌成糰，再分切小塊，壓扁作成餡皮。
5. 取餡皮包入餡料，滾動成橢圓形，接合處朝下，放入油鍋炸熟即可食用。

功效

補血、提高免疫力，適合貧血的人食用。

Note

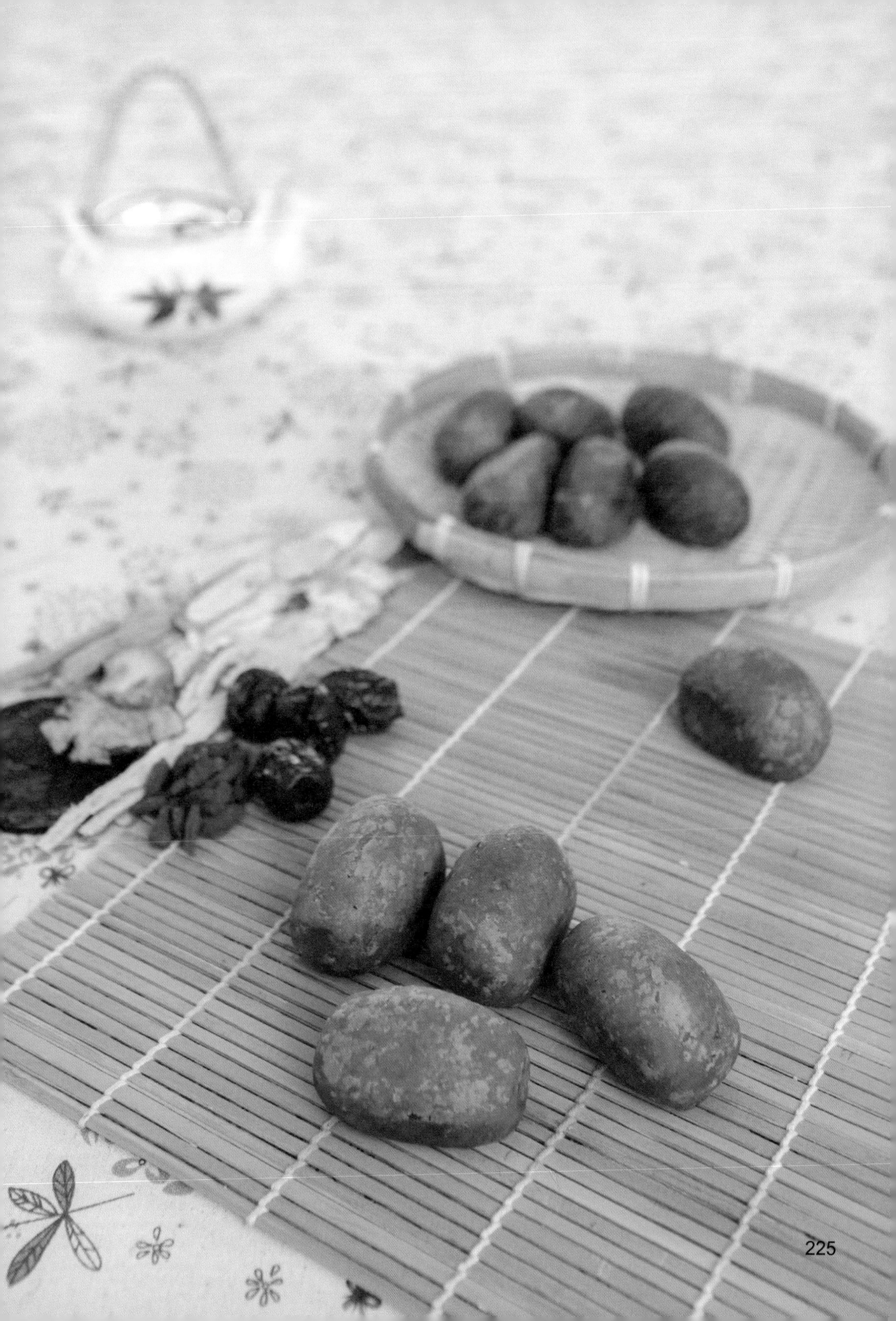

藥膳醉雞

藥材

高麗參鬚2錢、枸杞子3錢、當歸1錢

食材

仿雞腿1支、紹興酒100cc、食鹽15克、冰糖5克、米酒8cc、醬油3cc、蔥1支、薑7克

作法

1.將蔥與薑拍裂，放入煮滾水鍋內，再加米酒8cc、食鹽7克，再將雞腿肉放進鍋內（雞腿先斷筋），蓋上鍋蓋，待水滾後轉中小火煮5分鐘，關火燜5分鐘後，取出雞腿肉，湯汁備用。
2.將高麗參鬚、當歸用滾熱水浸泡1小時備用。枸杞子用滾熱水浸泡備用。
3.將取出的雞腿肉放入另一個玻璃鍋內，加入600克冰塊、100cc紹興酒、高麗參鬚、當歸（包括浸泡的藥汁）、食鹽8克、醬油、冰糖，再加上煮雞腿的湯汁，使湯汁淹過雞腿肉，拌勻好後再用保鮮膜密封玻璃鍋，放進冰箱浸泡冷藏一天。
4.取出雞腿肉切塊放在瓷盤上，排好後上面撒上枸杞子，藥汁淋在雞腿肉上即可食用。

功效

補血、提高免疫力，適合貧血的人食用。

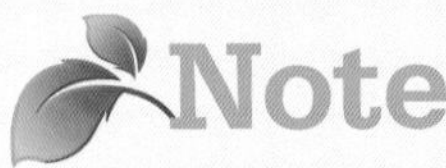

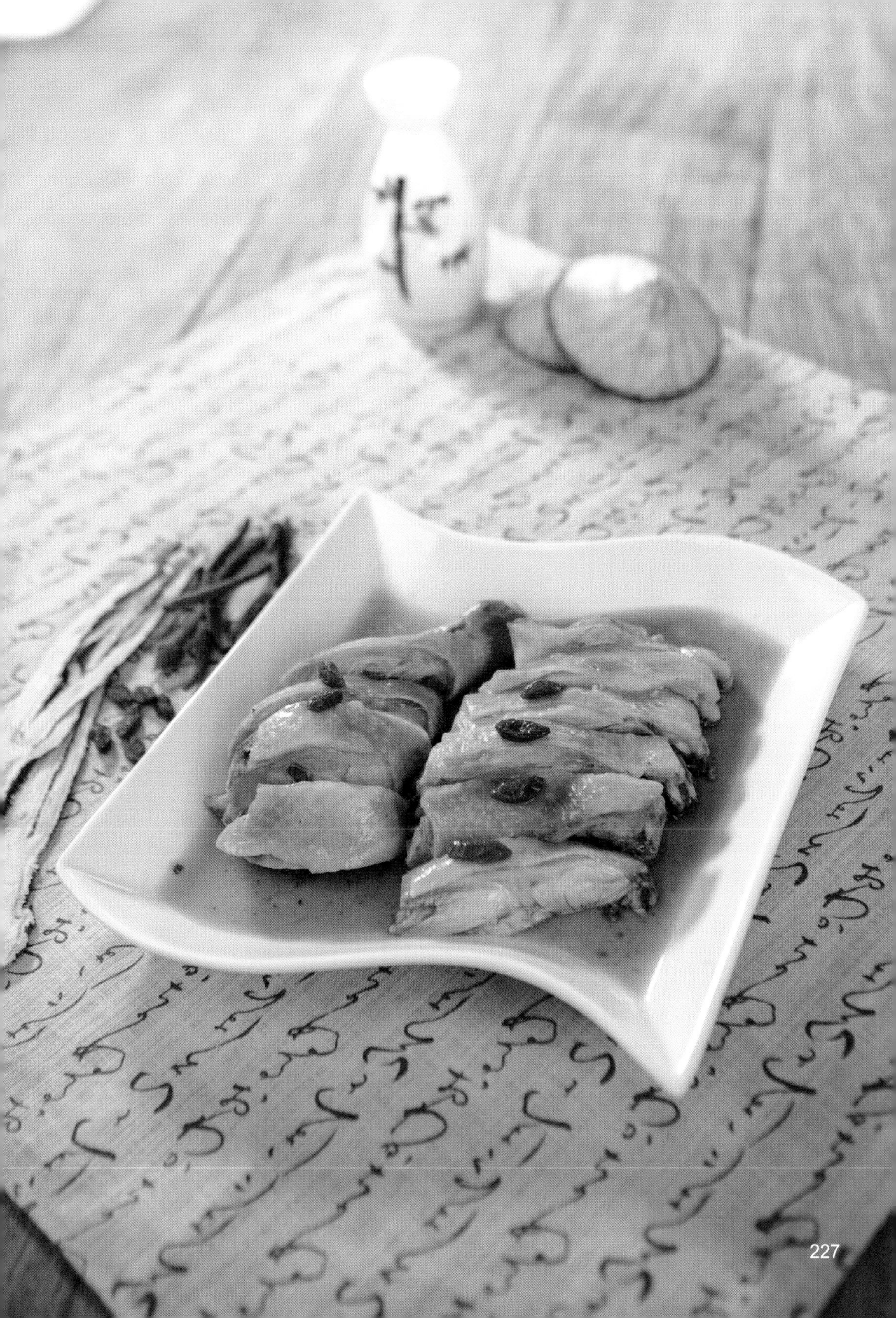

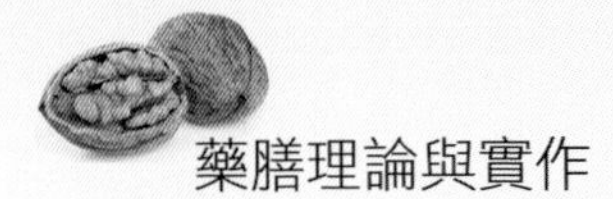

漢方雙拼膳

藥材

A：黨參5錢、陳皮3錢、紅棗5錢（去核）、山楂1錢、甘草5分

B：烏梅4錢、桂枝3錢、八角茴香0.5錢、小茴香0.5錢、胡椒1錢

食材

鯛魚片500克、雞柳500克、香橙汁40cc、青江菜40克、砂糖5克、醋10cc、蜂蜜10克、白芝麻3克、鹽8克、醬油4cc、蠔油4cc、五香粉2克、香油2cc、米酒10cc、薑片8克、辣椒2克、蒜3克、土雞蛋2粒、麵包粉60克、太白粉適量、地瓜粉適量

作法

1.將藥材A放入鍋中，加1碗水，開大火煮滾後，轉小火煮30分鐘，過濾出藥汁備用，藥渣丟棄。

2.將藥材B放入鍋中，加1碗水，開大火煮滾後，轉小火煮30分鐘，過濾出藥汁備用，藥渣丟棄。

3.將青江菜用熱水燙熟，舖於盤子中間。

4.鯛魚片用蒜（切片）、辣椒（切小片）、醬油醃30分鐘備用。

5.雞柳用米酒、鹽3克、薑片、五香粉、蠔油、香油醃30分鐘備用。

6.取出鯛魚片，將每片魚片先沾裹上太白粉後，再沾裹上蛋液，最後沾裹上麵包粉，並用手輕壓使其沾緊。熱鍋後加入適量的沙拉油，將油溫燒熱至約120℃後轉小火，再將魚片放入鍋中，以小火炸至金黃色，即可將魚片撈出瀝乾，放在盤子的一邊。

7.雞柳沾裹地瓜粉，放入150~160℃的油鍋中，炸至金黃色撈起，放在盤子的另一邊。

8.將作法1之藥汁加入香橙汁、鹽2克、砂糖5克煮滾，用太白粉水勾薄芡後，淋在鯛魚片上。

9.將作法2之藥汁加入蜂蜜、醋、鹽3克煮滾，用太白粉水勾薄芡後，淋在雞柳上。

10.最後灑上白芝麻粒即可。

功效

幫助消化、開胃、促進新陳代謝。

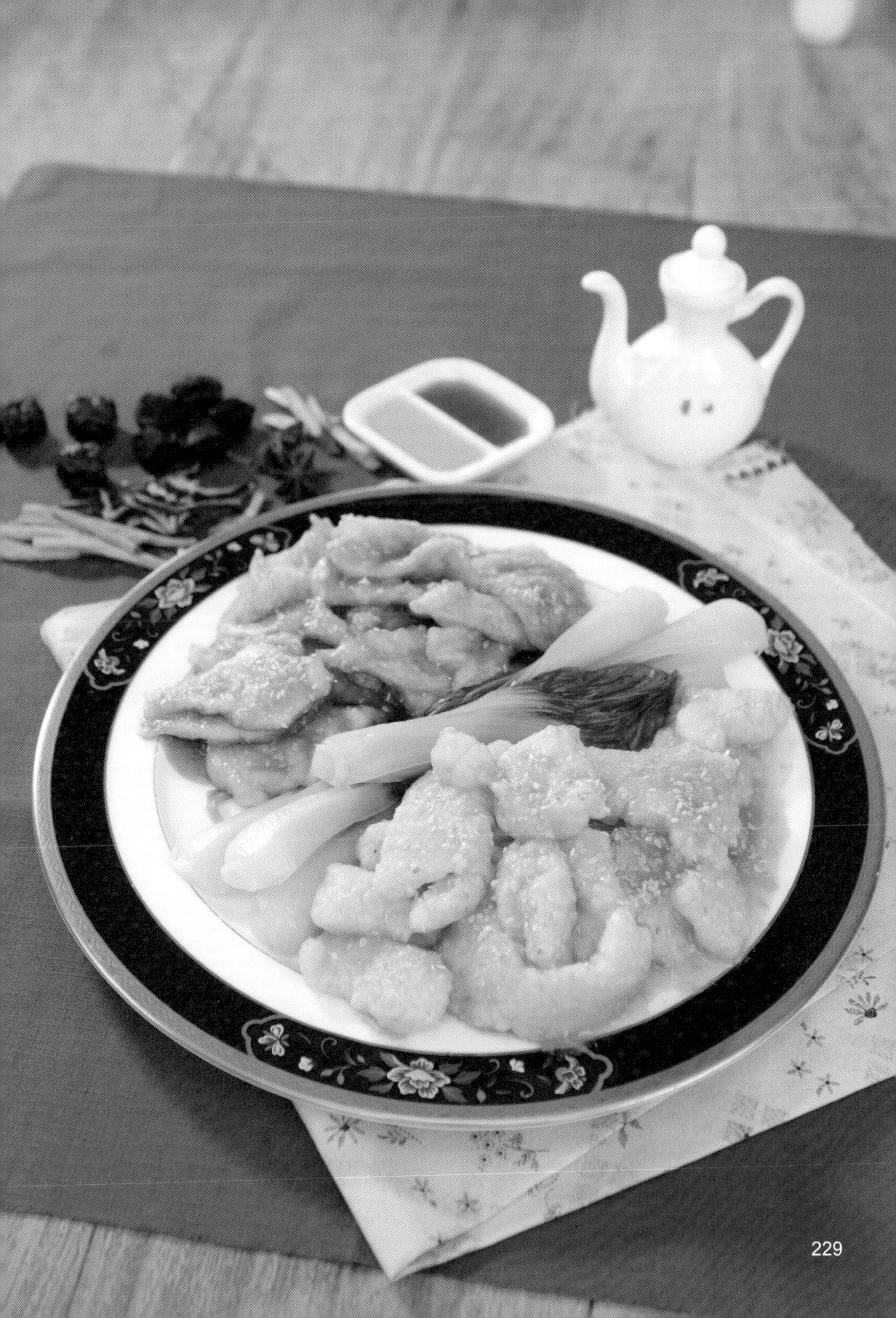

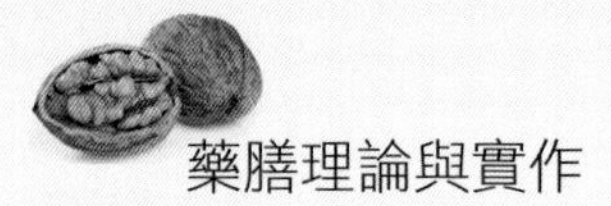

藥膳四君餃

藥材

黨參2錢、茯苓2錢、白朮1錢、甘草5分、黃耆3錢、紅棗3錢（去核）、枸杞子2錢

食材

鮮干貝8粒、鮮蝦仁50克、香菇4朵、絞肉150克、芹菜23克、洋薯75克、蒜頭11克、蔥酥11公克、咖哩粉30克、山藥粉300克、中筋麵粉300公克、調味料適量

作法

1. 黨參、茯苓、白朮、甘草、黃耆、紅棗放入鍋中，加2碗水熬煮成剩1碗藥汁，過濾出藥汁備用，藥渣丟棄。
2. 山藥粉、中筋麵粉加入適量藥汁揉成糰，切成小塊，擀成薄皮狀。
3. 干貝及蝦仁切丁，香菇、芹菜、洋薯、蒜頭切碎備用。
4. 將絞肉及香菇、芹菜、洋薯、蒜頭、蔥酥下油鍋爆香，加入調味料、藥汁、枸杞子及咖哩粉，煮熟作成咖哩餡。
5. 山藥皮包入咖哩餡及鮮干貝、蝦仁，捏成三角形狀餃子，蒸熟即可食用。

功效

補脾健胃、強化體質。可改善脾胃功能不良、發育不良及中氣虛弱等。

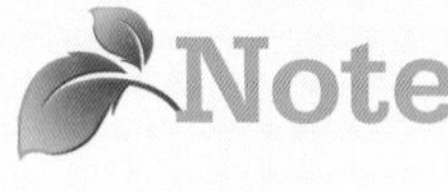

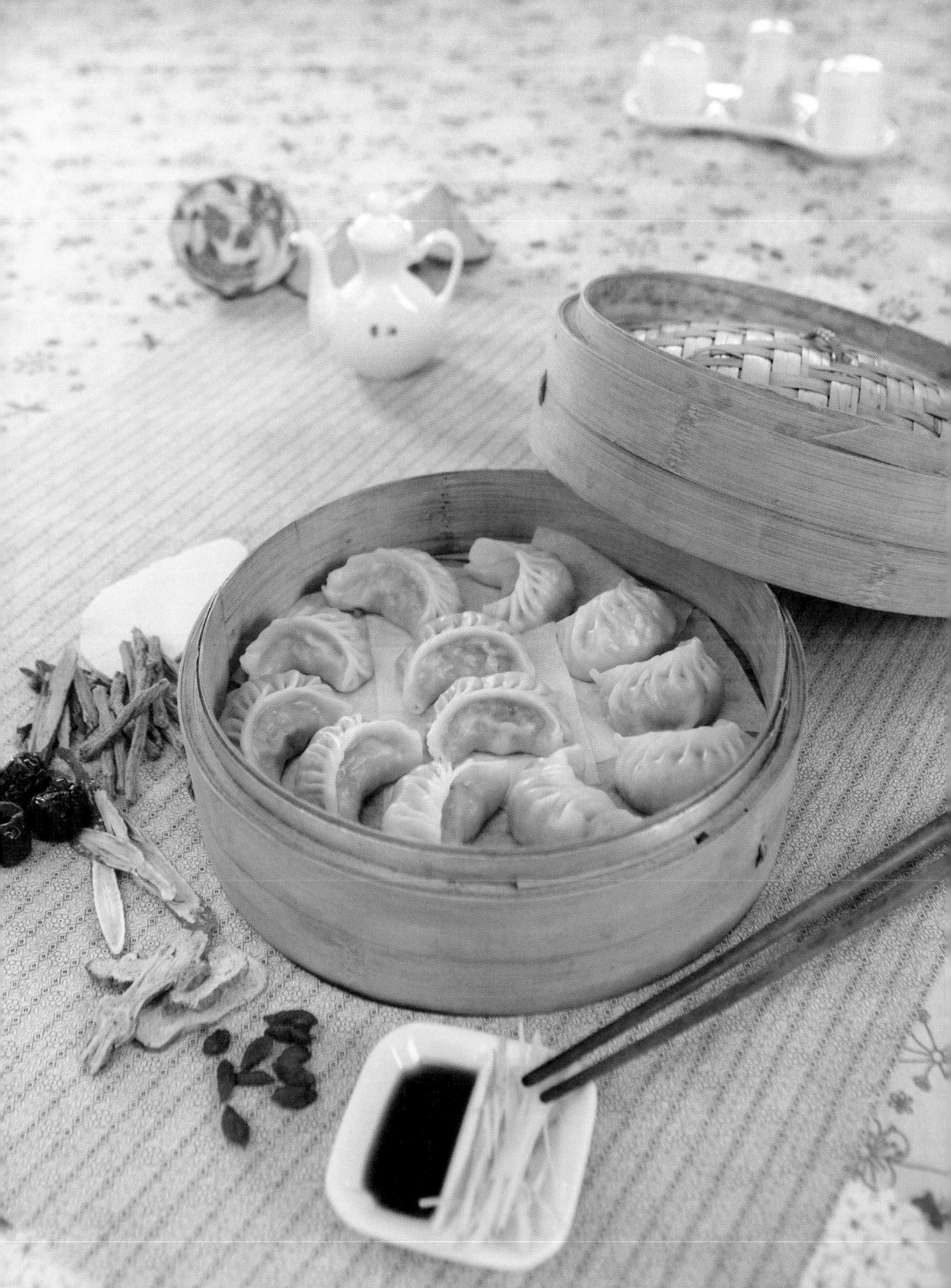

補氣養生蟳

藥材

桂枝3錢、當歸3錢、黃耆7錢、紅棗5錢（剪破）

食材

紅蟳4隻、紅蘿蔔100克、綠竹筍1支、金茸40克、香菇3朵、蔥花70克、米酒20cc、醬油3cc、食鹽3克

作法

1. 在鍋內放入桂枝、當歸、黃耆、紅棗，加入水600cc，用大火煮滾後，再用小火煮約50分鐘，用濾網過濾出藥汁後，藥汁備用，藥渣丟棄。
2. 紅蘿蔔、綠竹筍、香菇切絲，紅蟳切塊備用。
3. 紅蟳放在瓷盤上，擺上紅蘿蔔、綠竹筍、香菇、金茸、米酒、醬油及食鹽，淋上藥汁，放入電鍋蒸熟後，取出後再灑上蔥花，並淋上少許熱油即可食用。

功效

補元氣，增強體力。

Note

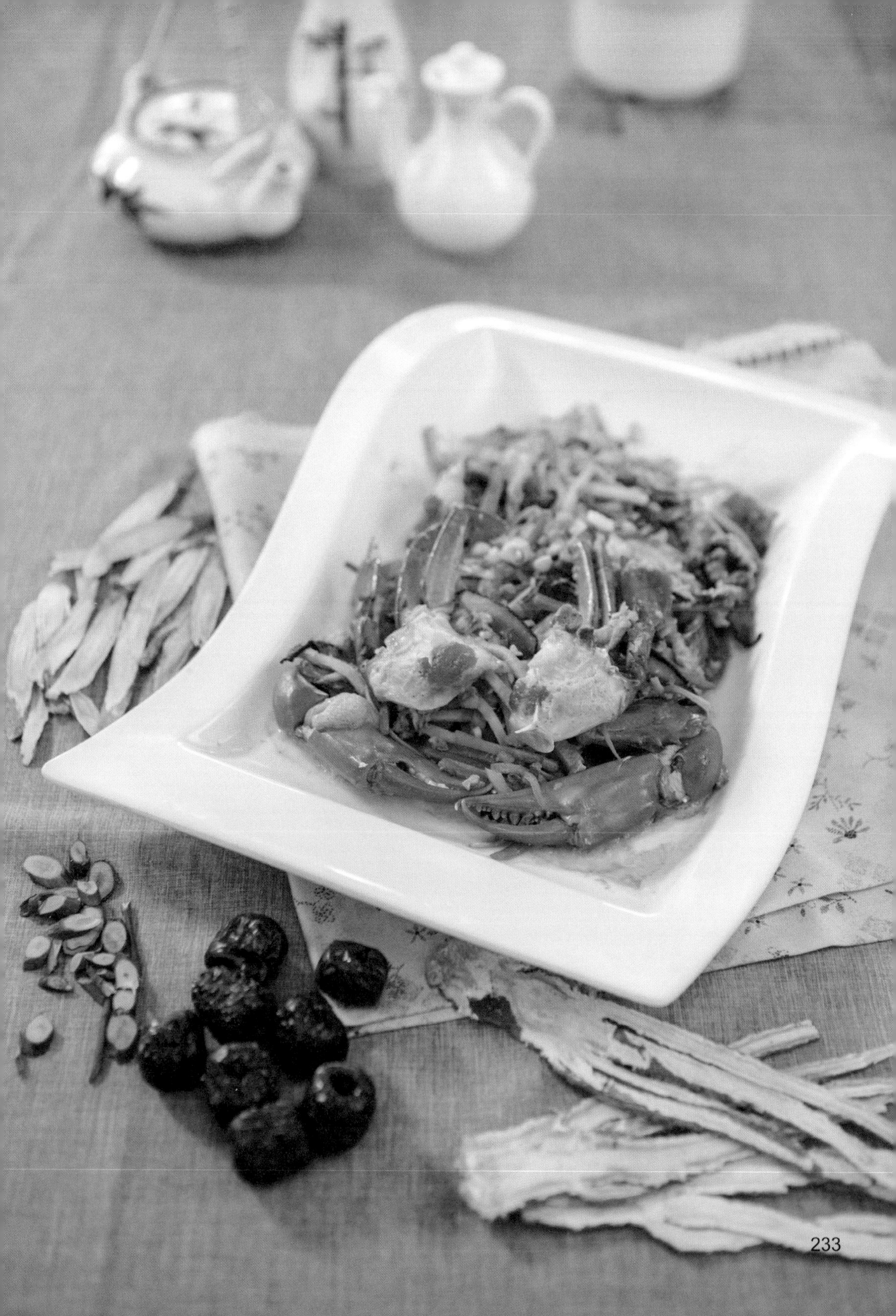

補腎明目圓

藥材

金菊花2錢、熟地黃2錢、山茱萸2錢、山藥2錢、牡丹皮1錢、茯苓2錢、黨參2錢、枸杞子2錢

食材

蝦仁300克、絞肉240克、香菇6朵、草菇2朵、韭黃150公克、豆乾75克、紅蘿蔔75克、酵母粉10克、中筋麵粉500克、調味料適量

作法

1.金菊花、熟地黃、山茱萸、山藥、牡丹皮、茯苓、黨參放入鍋中，加2碗水熬煮成剩1碗藥汁，過濾出藥汁備用，藥渣丟棄。
2.香菇、草菇、韭黃、豆乾、紅蘿蔔等洗淨，切細。
3.起油鍋，將蝦仁、絞肉、香菇、草菇、韭黃、豆乾、紅蘿蔔等炒香，加藥汁、枸杞子及調味料炒至收汁，成為餡料。
4.麵粉加溫水及酵母粉揉成糰，待發酵後，分成小塊，擀成包子皮備用。
5.取包子皮包入適量餡料，並捏成小包子狀，放置蒸籠內，蒸10分鐘即可食用。

功效

滋陰明目、補腎固精。

Note

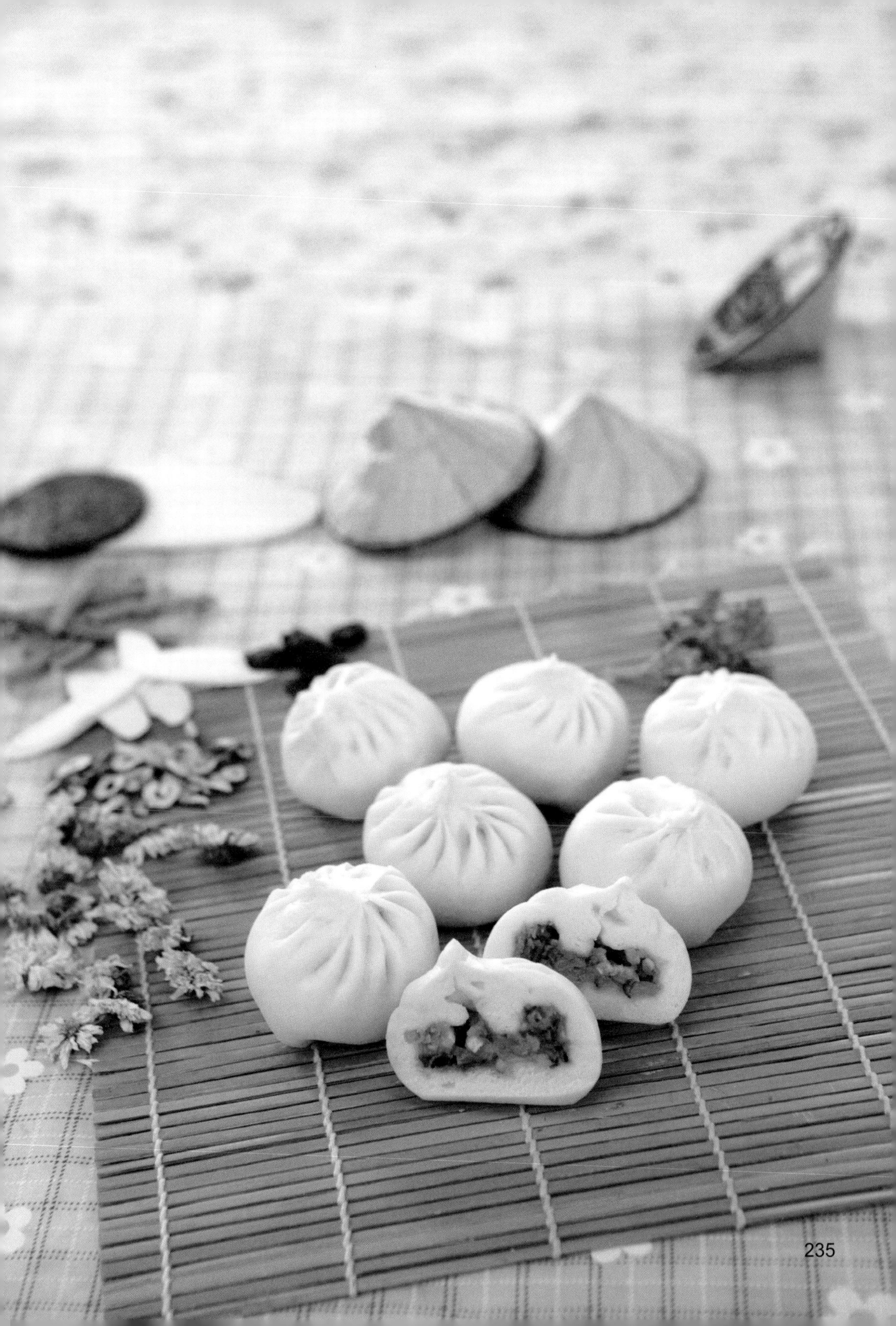

漢方土雞燉湯

藥材

當歸4錢、熟地黃1兩、花旗參片3錢、玉竹3錢、白芍藥3錢、蜜甘草1錢

食材

土雞1隻、薑1兩、米酒20cc、鹽3克、胡椒粉1克

作法

1. 當歸、熟地黃、花旗參片、白芍藥、蜜甘草、玉竹放入鍋中，加水300cc，用大火煮滾後，轉小火煮50分鐘，過濾出藥汁備用，藥渣丟棄。
2. 土雞洗淨剁塊，薑切塊，放入電鍋內鍋，加入藥汁及米酒、鹽、胡椒粉，用電鍋蒸熟即可食用。

功效

補腎強身，增強體力，延年益壽。

Note

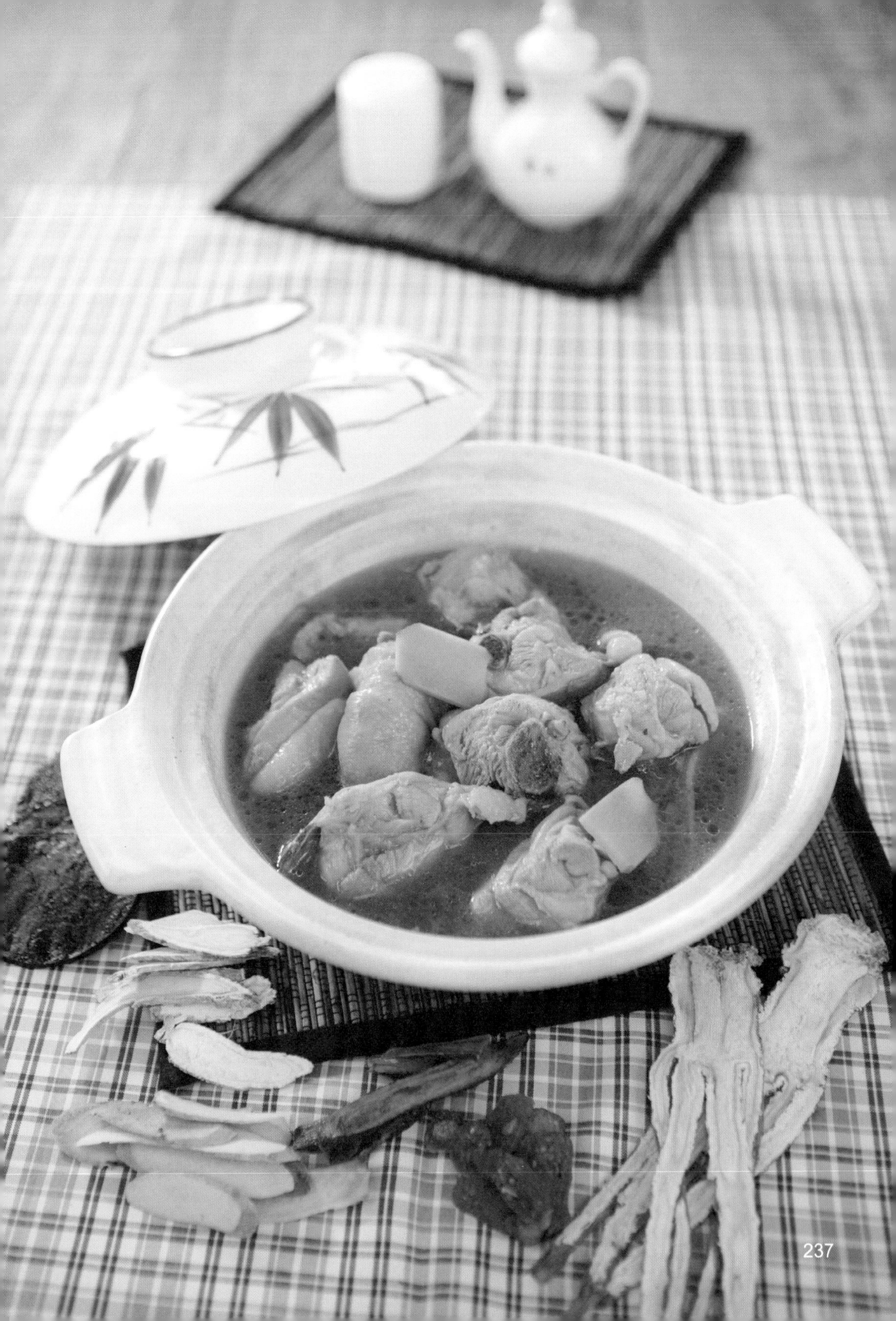

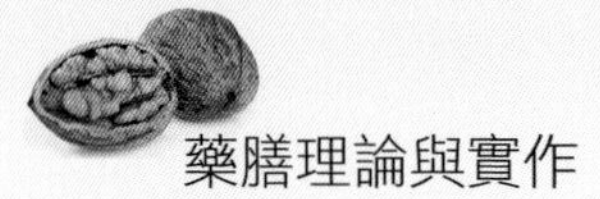

養生五行羹

藥材

枸杞子8錢、白果8錢、蘆薈1.5兩

食材

新鮮山藥粉20克、蝦仁75克、菠菜1斤、嫩豆腐45克、香菇2朵、老薑3克、土雞蛋蛋白100克、玉米粉50克、太白粉適量、調味料適量

作法

1. 菠菜洗淨切小段，放入果汁機內，加水750cc，用果菜機打成汁，備用。
2. 將蛋白、玉米粉、新鮮山藥粉加入菠菜汁中，攪拌均勻。起油鍋，加熱至油溫滾，倒入菠菜汁油炸，快速攪拌，成為顆粒狀，撈起後泡冷水，成為菠菜泥。
3. 將蝦仁煮熟切塊，蘆薈去皮，與嫩豆腐、老薑同切成小塊，香菇切絲，備用。
4. 將蝦仁、蘆薈、嫩豆腐、老薑、香菇、菠菜泥及白果一起加適量水煮熟後，加適量調味料調味，再以太白粉水勾芡成羹狀後，灑入枸杞子即可。

功效

養顏美容、鎮咳止喘、補血、明目。可改善貧血、便秘、失眠。

Note

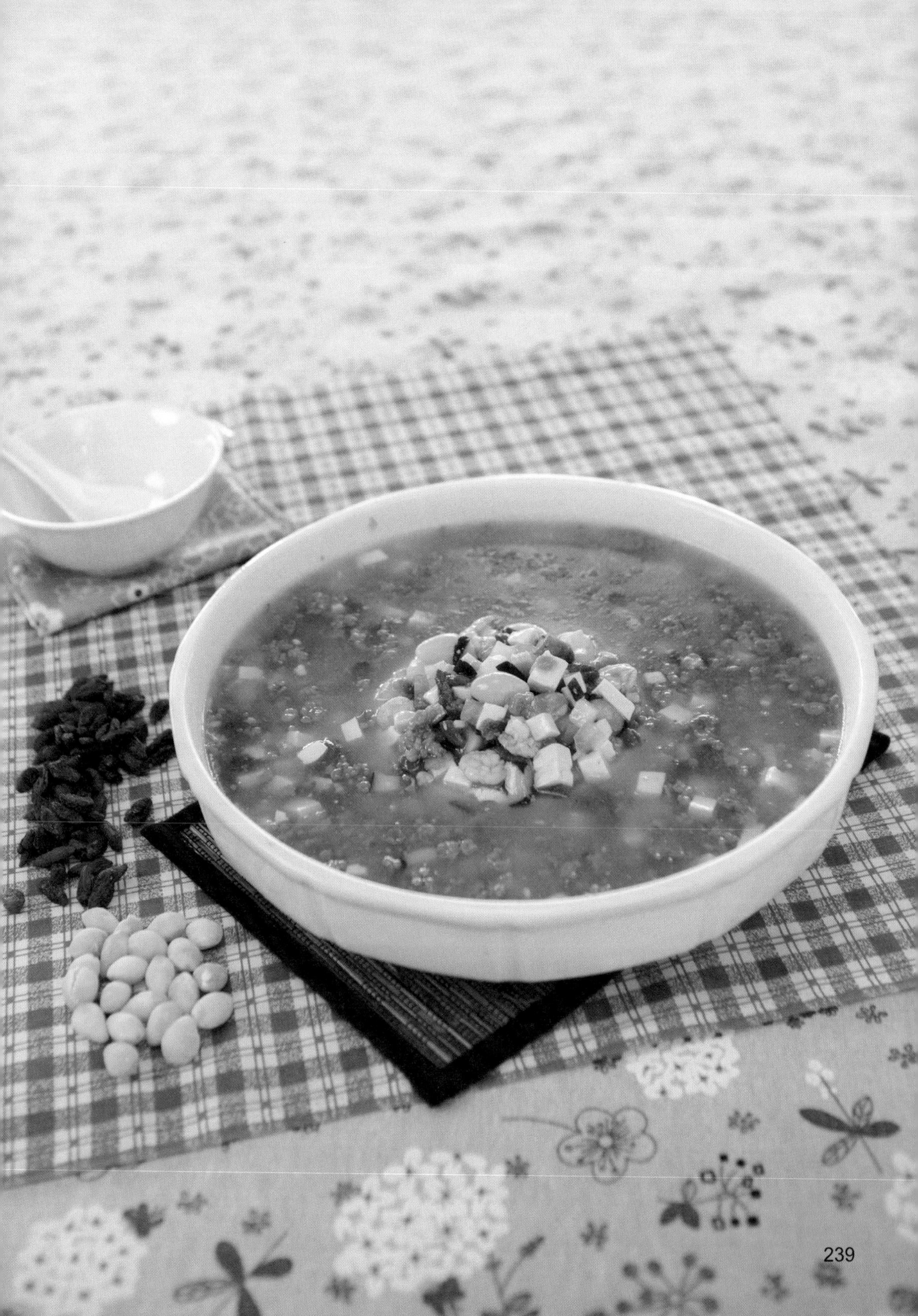

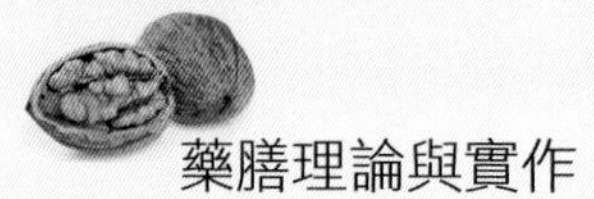

附註

以上介紹之藥膳食譜DIY，乃是以臨床中醫藥學之學術角度來加以說明，在學術上藥膳可以多多加以研究，也可以用在自己及親朋好友的保健上。但若是將藥膳用在商業行為上，依據行政院衛生署中醫藥委員會之解釋，則將藥膳歸類在「食品」而加以管理，另依藥事法之規定，「非藥物不得宣稱療效」，否則會被處以高額的罰款，這是我們在從事藥膳製作時要特別注意的地方，以免觸法。

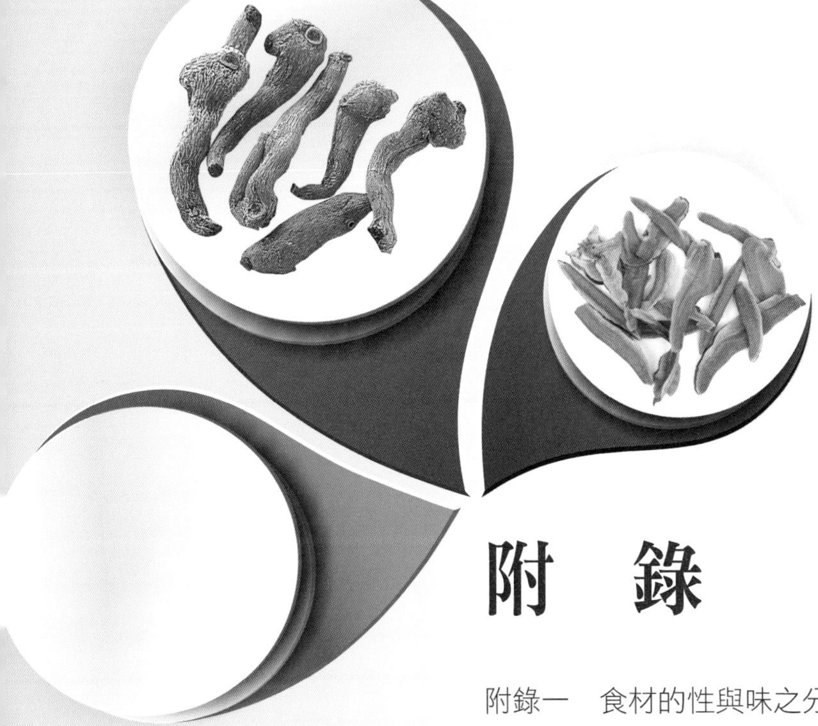

附　錄

附錄一　食材的性與味之分類表

附錄二　食物酸鹼性分類表

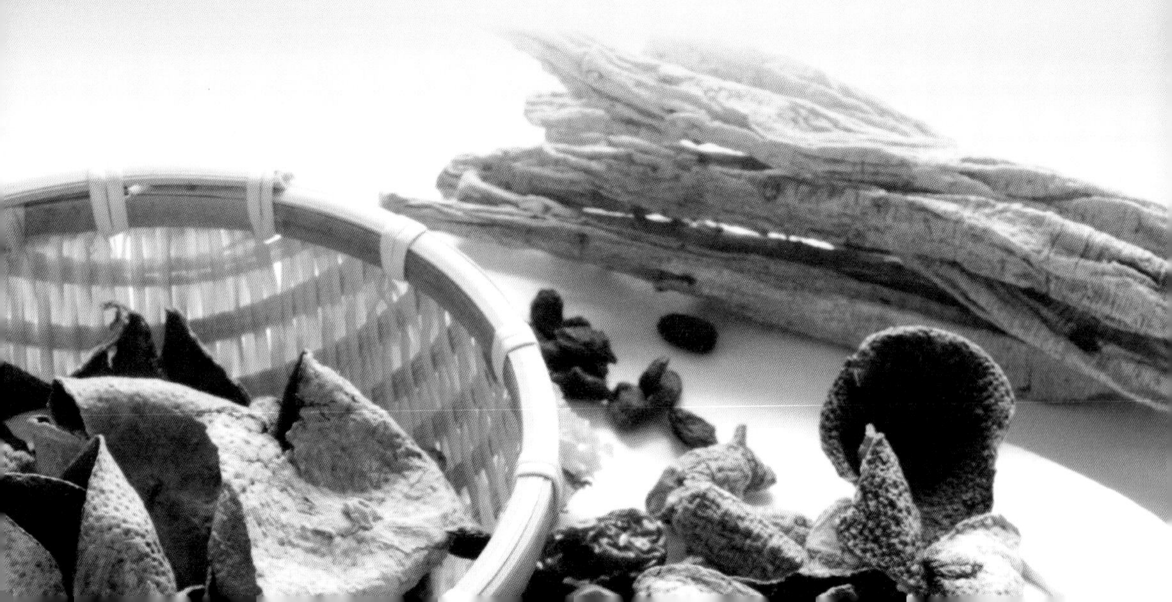

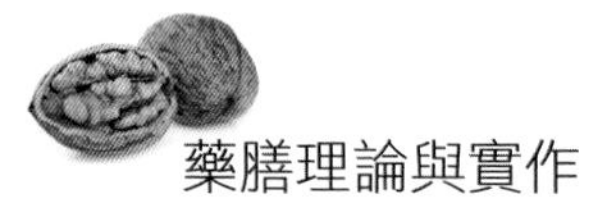

附錄一　食材的性與味之分類表

食物的「性味」作用

性別	作用	適應症	食物名稱
寒性	具鎮靜消炎作用	熱性體質和病證	蕹菜、茭白、竹筍、藕、黃瓜、苦瓜、馬齒莧、苦菜、蕨菜、冬瓜、竹笙、荸薺、紫菜、海帶、海藻、西瓜、甜瓜、香蕉、甘蔗、柿子、柚子、奇異果、田螺、蟹、淡豆豉、醬、食鹽等。
涼性	鎮靜消炎	熱性體質和病證	大麥、小麥、蕎麥、粟米、薏苡仁、綠豆、莧菜、水芹、菠菜、金針菇、萵苣、油菜、苜蓿、白蘿蔔、茄子、絲瓜、橙、柑、橘、蘋果、梨、枇杷、兔肉、豬皮、青蛙、雞蛋、鴨蛋、茶葉、麻油等。
熱性	具暖身及興奮作用	寒性體質與寒證	辣椒、胡椒、榴槤、核桃等。
溫性	較熱性之效力稍弱，亦具溫暖身體作用	寒性體質與病證	糯米、韭菜、南瓜、芫荽、洋蔥、大蒜、芥菜、生薑、蔥白、杏仁、桃、石榴、梅子、櫻桃、龍眼、荔枝、大棗、栗子、豬肝、豬肚、羊肉、雞肉、海參、鮑魚、淡菜、草魚、鱔魚、鰱魚、蛇肉、蝦、羊奶、花椒、茴香、酒、醋、紅糖等。
平性	無寒熱之分，具滋養強壯效果	介於寒涼和溫熱，適應於一般體質，或寒涼、熱性病證的人都可選用	粳米、玉米、蠶豆、豌豆、扁豆、黑豆、黃豆、赤小豆、花生、白菜、椰菜、甘藍、椿葉、胡蘿蔔、甘薯、山藥、茼蒿、薺菜、大頭菜、馬鈴薯、芋頭、香菇、木耳、白木耳、豬肉、牛肉、鴨肉、鵝肉、鵪鶉、烏賊、銀魚、鯧魚、鯽魚、鯉魚、鰻魚、黃魚、青魚、龜、鱉、橄欖、無花果、李、葡萄、蓮子、芡實、白果、牛奶、雞蛋黃、鴿蛋、鵪鶉蛋、黑芝麻、蜂蜜、白糖、冰糖等。

味別	作用	適應症	食物
酸味	收斂固澀	汗出不止、咳喘、腹瀉、遺尿、頻尿或遺精等	赤小豆、李子、梅子、橘子、梨子、葡萄、枇杷、荔枝、奇異果、橄欖、檸檬、木瓜、芒果、柳橙、桃子、石榴、柚子、鱒魚、醋等。
苦味	消炎、固堅、瀉下、燥濕	發炎、火氣大患者	苦瓜、萵苣、蕪菁、椿葉、荷葉、海藻、杏仁、白果、豬肝、茶葉、酒、醋等。
甘味	補虛、緩和、滋養、強壯	體弱患者	粳米、糯米、高粱、大麥、小麥、蕎麥、粟米、玉蜀黍、薏苡仁、豌豆、綠豆、黃豆、赤小豆、蠶豆、扁豆、黑豆、水芹、莧菜、白菜、甘藍、蕹菜、菠菜、茼蒿、洋蔥、萵苣、茭白、油菜、竹筍、苜蓿、白蘿蔔、胡蘿蔔、芋、藕、甘薯、山藥、冬瓜、絲瓜、黃瓜、南瓜、茄子、金針菇、紫菜、木耳、蘑菇、白木耳、香蕈、甘蔗、香蕉、柿子、李子、橘子、梨子、桑椹、蘋果、橄欖、櫻桃、葡萄、枇杷、龍眼、荔枝、奇異果、椰子、西瓜、甜瓜、白果、菱、蓮子、落花生、桃子、胡桃、柚子、芒果、栗子、荸薺、豬肉、羊肉、牛肉、兔肉、鹿肉、雞肉、鵝肉、雀肉、蝦、田螺、銀魚、鯧魚、鯉魚、鯽魚、草魚、鰱魚、鰻魚、鱔魚、黃魚、鵪鶉、龜、鱉、蛇肉、青蛙、牛乳、羊乳、鴿蛋、鵪鶉蛋、雞蛋、鴨蛋、蜂蜜、糖、酒、茴香、茶葉、黑芝麻、麻油等。
辛味	發散、行氣、活血	外感及氣血瘀滯患者	水芹、茼蒿、洋蔥、韭菜、芥菜、大蒜、芫荽、油菜、蔥白、白蘿蔔、芋頭、金針菇、辣椒、生薑、花椒、茴香、酒等。
鹹味	緩和、瀉下、軟堅、散結	便秘	粟米、大麥、莧菜、紫菜、海藻、海帶、豬肉、豬髓、豬腎、豬蹄、豬心、狗肉、鴨肉、海蜇、海參、蟹、鮑魚、烏賊、龜、田螺、淡菜、醬油、食鹽等。

附錄二 食物酸鹼性分類表

酸性食品

強酸性食品	蛋黃、乳酪、甜點、白糖、金槍魚、比目魚等。
中酸性食品	火腿、培根、雞肉、豬肉、鰻魚、牛肉、麵包、小麥等。
弱酸性食品	白米、花生、啤酒、章魚、通心粉、蔥、巧克力等。

鹼性食品

弱鹼性食品	紅豆、蘋果、甘藍菜、豆腐、包心菜、油菜、梨子、馬鈴薯等。
中鹼性食品	大豆、番茄、香蕉、草莓、蛋白、梅子乾（由梅子所釀造成的各式蜜餞）、檸檬、菠菜、海苔、紫菜等。
強鹼性食品	葡萄、茶葉、海帶、柑橘類、柿子、黃瓜、胡蘿蔔、甜菜根等。

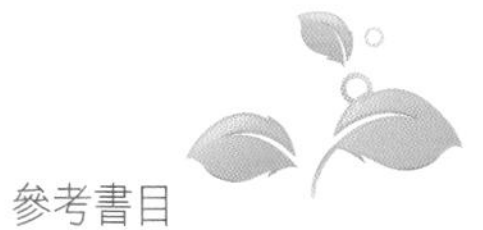

參考書目

SOLEDA等（2005），《漢方美容DIY》，奧諾詩出版社。

文光圖書公司編（1992），《中醫各家學說釋義》，文光圖書公司。

王松洲（1986），《本草備要速記歌訣精編》，立得出版社。

王緒前編著（2017），《李時珍說藥》，積木文化出版社。

中國藥膳研究會（2005），《中國藥膳培訓教材》，知音出版社。

中國醫藥學院醫師群（1991），《中藥匯通》，生命醫學雜誌社。

中華民國中藥商業公會全國聯合會（2006），《快樂藥膳：50道開懷解憂、天然養生的中藥食療活用食譜》，葉子出版股份有限公司。

史瑞吉、鄭振鴻（2000），《四季調養藥膳》，聯經出版公司。

宇妥．元丹貢布原著，紫圖編繪（2006），《圖解四部醫典》，陝西師範大學出版社。

汪昂（1986），《醫方集解》，立得出版社。

汪昂原著，楊維傑譯著（2005），《湯頭歌訣譯解》，志遠書局。

宋品萱（2007），《美人藥膳》，葉子出版股份有限公司。

李時珍原著，楊維傑譯著（1999），《瀕湖脈學譯解》，志遠書局。

李時珍原著，御史編譯（2008），《本草綱目：天下第一藥典》，大地出版社。

李靜姿（2006），《漢方體質新美人》，方智出版社。

吳永志（2008），《不一樣的自然養生法》，原水文化出版社。

吳愛薇（1995），《藥膳精華》，禾馬文化公司。

周彝君（2004），《藥膳理論與實作》，國立高雄餐旅學院中廚系教材。

周彝君、陳嘉謨編撰（2006），《藥膳理論與實作》，國立高雄餐旅學院。

周彝君、何建彬編撰（2011），《藥膳理論與實作》，國立高雄餐旅學院。

周彝君、劉典謨編撰（2016），《藥膳理論》，國立高雄餐旅大學。

凌一揆（2002），《中藥學》，知音出版社。

《高雄市立中醫醫院藥膳集》（1~8冊）（1998~2002）。

康金龍、蘇美華（2017），《四季養生素食藥膳》，葉子出版股份有限公司。

郭家樑（1982），《食醫食補》，眾文圖書公司。

郭家樑（1986），《食療醫話》，眾文圖書公司。

啟業書局編（1983），《中藥臨床應用》，啟業書局。
啟業書局編（1991），《中醫名詞術語大辭典》，啟業書局。
彭銘泉編著（1997），《中國藥膳學》，文光圖書有限公司。
蔡東湖等（2002），《藥膳總論》，國立空中大學。
楊維傑（1996），《養生食療寶典》，遠流出版事業股份有限公司。
翁惠美編（1999），《藥性大辭典》，祥一出版社。
樂覺心（2005），《同仁堂中醫養生精華》，東京依芙出版社。
顏正華（1998），《中藥學》，知音出版社。
蘇奕彰（2007），《飲食療法中醫典籍彙編》，行政院衛生署。

藥膳理論與實作

編 著 者／周彝君、何建彬、劉典謨
出 版 者／揚智文化事業股份有限公司
發 行 人／葉忠賢
總 編 輯／閻富萍
地　　址／新北市深坑區北深路三段 260 號 8 樓
電　　話／02-8662-6826
傳　　真／02-2664-7633
網　　址／http://www.ycrc.com.tw
E-mail／service@ycrc.com.tw
ISBN／978-986-298-285-3
初版一刷／2018 年 2 月
定　　價／新台幣 380 元

國家圖書館出版品預行編目（CIP）資料

藥膳理論與實作 / 周彝君, 何建彬, 劉典謨
編著. -- 初版. -- 新北市 : 揚智文化,
2018.02
面； 公分

ISBN 978-986-298-285-3（平裝）

1.中藥材 2.藥膳 3.食譜

414.3 107001662